妇产科疾病
诊治要点

李佳琳 主 编

中国纺织出版社有限公司

图书在版编目（CIP）数据

妇产科疾病诊治要点 / 李佳琳主编. —— 北京：中
国纺织出版社有限公司, 2021.1

ISBN 978-7-5180-8290-2

Ⅰ.①妇… Ⅱ.①李… Ⅲ.①妇产科病－诊疗 Ⅳ.
①R71

中国版本图书馆CIP数据核字（2021）第016178号

责任编辑：樊雅莉　　　责任校对：高　涵　　　责任印制：王艳丽

中国纺织出版社有限公司出版发行

地址：北京市朝阳区百子湾东里A407号楼　邮政编码：100124

销售电话：010 — 67004422　传真：010 — 87155801

http://www.c-textilep.com

中国纺织出版社天猫旗舰店

官方微博 http://weibo.com/2119887771

唐山玺诚印务有限公司印刷　　各地新华书店经销

2021年1月第1版第1次印刷

开本：889×1194　1／16　印张：10.75

字数：317千字　定价：88.00元

编 委 会

前　言

　　随着近年来医学模式的转变及传统医学观念的不断更新，妇产科学的许多诊疗理论和技术也发生了日新月异的变化。为了传递全新的实用性知识，提高妇产科学领域的诊疗水平，并规范医疗行为，更好地保障我国妇女的健康，编者组织临床一线的妇产科医护工作者编写了本书。

　　本书重点阐述妇产科常见疾病的诊断和治疗，针对助产技术也做了相关介绍，内容深入浅出，条理清楚，资料新颖，涵盖面广，科学实用，适合各级医院的妇产科医师及相关科室医护人员参考阅读。

　　参与本书编写的人员既有具备丰富临床经验的专家、业务骨干，也有优秀的一线青年医师，他们在繁忙的工作之余，将多年的临床实践体验和实际工作需求进行整合，精心撰稿，力争全书内容的系统性和创新性。但是由于参编人数较多，文笔不尽一致，加上编写时间有限，书中难免存在疏漏和不足之处，恳请广大读者提出宝贵意见和建议。

编　者

2020 年 12 月

目　录

第一章

妇科常见症状

第一节　白带异常

白带是指女性外阴和阴道所排出的分泌物，由于分泌物多呈白色，故称白带。白带来源于女性生殖道，有生理性和病理性之分。在正常情况下，女性阴道和外阴经常有少量分泌物以保持其湿润，此为生理性白带。分泌物增多或性状异常则为病理性白带。虽然如此，女性对白带的感觉往往因人而异，有的患者白带增多但无自觉不适，无意就医；另一些人则虽白带不多，仅因外阴部潮湿而惶惑不安，急于求治。故在诊治过程中，必须首先区分生理性白带和病理性白带，并对引起病理性白带的各种有关疾病进行鉴别，从而做出正确处理。

一、病史要点

临床应详细询问以下各点。

（1）白带异常出现的时间，与月经周期及性生活有无关系，是否已绝经。

（2）白带及其性状，有无腥臭或恶臭味。

（3）是否伴有外阴瘙痒、尿频、尿痛及其他症状如腹痛、停经或月经紊乱等。

（4）发病前是否使用过公用浴盆、浴巾，公用浴池，游泳池或有不洁性生活史。

（5）同性别家人中有无类似的白带增多情况。

（6）目前是否放置宫内节育器。

（7）近期是否服用过雌激素类药物，是否有阴道用药或药液灌洗阴道史。

（8）有无全身性疾病，如心力衰竭、糖尿病等慢性疾病。

二、体检及妇科检查重点

1. 外阴检查

注意外阴、大腿内侧及肛周有无皮损、发红、水肿、湿疹或赘生物，观察前庭大腺开口处及尿道口有无充血、分泌物，挤压尿道旁腺有无脓性分泌物外溢。

2. 阴道检查

观察白带是来源于外阴、阴道、宫颈还是宫颈管内，注意白带的量、颜色和性状。检查阴道壁有无红肿、出血点、结节、溃疡或赘生物，宫颈有无充血、糜烂、肥大、撕裂、内膜外翻、息肉或赘生物以及宫颈管内有无块状物突出。

3. 双合诊和三合诊检查

除阴道炎外，其他妇科疾病如子宫黏膜下肌瘤、子宫内膜癌、输卵管癌均可引起白带增多，故应常规进行双合诊和三合诊检查，了解子宫的位置与大小，特别是附件有无包块和压痛。

三、重要辅助检查

根据病史及检查所见白带特征和局部病变情况，可选用下述相应辅助诊断方法，以便作出诊断。

1. 悬滴法或培养法找阴道毛滴虫

用无菌棉签自阴道后穹隆涂抹少许阴道分泌物，置入载玻片上预置的一小滴生理盐水中，立即在低倍显微镜下观察有无活动的滴虫；也可将白带放入装有 2~3mL 生理盐水的小瓶中，混匀后取一小滴于玻片上进行观察。悬滴法未能找到滴虫者可采用培养法，但需时较长且操作复杂，一般极少采用。

2. 涂片法或培养法找念珠菌

取可疑白带作涂片，固定后用革兰染色，置油镜下观察，可见成群革兰阳性孢子和假菌丝。如涂片阴性，可用培养法找芽孢和菌丝。

3. 涂片法找线索细胞

取阴道分泌物置于涂片上，加数滴生理盐水均匀混合，通过革兰染色，在油镜下观察找寻线索细胞。所谓线索细胞即阴道复层扁平上皮脱落的表层细胞边缘黏附大量颗粒状物，以致细胞边缘原有棱角消失。此类颗粒状物即为阴道加德纳菌等厌氧菌，故在涂片找到线索细胞即找到了诊断细菌性阴道疾病的依据。

4. 胺试验

取阴道分泌物少许置玻片上，加入 10% 氢氧化钾溶液 1~2 滴，立即嗅到一种鱼腥味为胺试验阳性，多提示有细菌性阴道疾病存在。

5. 涂片法及培养法找淋球菌

淋球菌多藏匿于前庭大腺、尿道旁腺和宫颈腺体内，但以宫颈管内腺体的阳性率为最高。取材时先揩净宫颈表面分泌物，以小棉签置入宫颈管内 1.0~1.5cm 处，转动 1~2 周，并停留 1min，然后取出棉签做涂片或培养。涂片经革兰染色后，油镜下检验如见中性粒细胞内有成对革兰阴性双球菌为阳性，但涂片法阳性率低，故目前均主张对女性淋病的诊断采用培养法。

6. 沙眼衣原体检测

可取宫颈管分泌物作吉姆萨染色，在光镜下观察寻找包涵体，但阳性率不高。培养法确诊可靠，因技术条件要求高，目前临床很少采用。以单克隆抗体荧光标记或用酶来直接检查标本中的沙眼衣原体抗原是一种快速诊断法，已有试剂盒。此外，也可用间接血凝试验、荧光抗体试验或 ELISA 法检查血清中的抗体。

7. 支原体培养

可取宫颈管分泌物培养，检测支原体。但目前多认为支原体阳性诊断价值不大。

8. 宫颈刮片细胞学或 TCT 细胞学检查

应常规进行，可发现宫颈癌前病变或早期宫颈癌。TCT 法检查可靠性高，但价格较昂贵。

9. 活体组织检查

对宫颈、阴道或外阴等部位赘生物或有恶变可疑者均应取活检以明确诊断。如能在阴道镜检下对宫颈或阴道可疑病变部位取活检则更为准确。

10. 分段诊断性刮宫

凡分泌物来自颈管内或其以上部位者，应行分段诊断性刮宫，先刮宫颈管，后刮宫腔，将刮出组织分别送检。

四、生理性白带的鉴别

在对病理性白带进行鉴别前，临床应首先认识正常女性的生理性白带。

生理性白带是女性生殖器在适量内源性或外源性雌激素作用下形成的分泌物，包括：①外阴双侧前庭大腺分泌的少量无色透明黏液，用以保持前庭部黏膜潮润，性兴奋可促使黏液分泌有所增加。②外阴部汗腺、皮脂腺的极少量分泌物。③阴道黏膜分泌物混有脱落的阴道扁平上皮细胞及正常寄生在阴道内的多种需氧菌和厌氧菌，一般以阴道杆菌为主。由于阴道上皮细胞内含有丰富的糖原，阴道杆菌可将糖原转化为乳酸，因而阴道分泌物呈酸性(pH≤4.5)，其量可在性兴奋时显著增加。④宫颈管腺体分泌的碱性蛋清样高度黏性液体，其中混有极少量颈管柱状上皮细胞。⑤黄体晚期子宫内膜分泌的极少量碱性液。生理性白带呈白色糊状，高度黏稠，无腥臭味，量少，一般仅沉积于阴道后穹隆部，但其量和性状可随妇女年龄及卵巢分泌激素的变化而有所改变。

1. 新生儿白带

胎儿的阴道和宫颈管黏膜受到胎盘分泌的雌激素影响而增生，出生前阴道内有较多分泌物积聚。出生后因其体内雌激素水平急剧下降，增生的上皮脱落并随阴道内积聚的分泌物排出体外，故新生儿在出生后最初 10d 内外阴有较多无色或白色黏稠分泌物；少数新生儿由于子宫内膜随雌激素水平下降而剥脱，还可出现撤退性出血，故其白带为粉红色或血性，甚至有少量鲜血流出。

2. 青春期白带

随着青春期的到来，卵巢的卵泡开始发育，在卵泡分泌的雌激素影响下，少女于初潮前 1~2 年开始常有少量黏液样白带，可持续至初潮后 1~2 年排卵性月经周期建立时为止。

3. 育龄期白带

育龄期女性在每次月经周期的排卵前 2~3d，由于体内雌激素水平逐渐上升达高峰，宫颈管腺体分泌的黏液增多，此时可出现稀薄透明的黏性白带；在月经来潮前 2~3d，因盆腔充血，多有较黏稠的白带出现。

4. 妊娠期白带

在妊娠期，特别是从妊娠 3~4 个月开始，由于雌、孕激素水平显著上升，阴道壁的分泌物及宫颈腺体分泌的黏液均增加，往往有较多黏厚白带排出。

5. 产褥期白带

产后最初数天有较多血液排出，称血性恶露；继而排出物中有较多坏死内膜组织，内含少量血液，呈淡红色，称浆液性恶露；产后 2~3 周始排出的为退化蜕膜组织、宫颈黏液、阴道表皮细胞及细菌的混合物，色泽较白，称白色恶露，也称产褥期白带，可持续至产后 4~6 周甚至更晚。

6. 外源性雌激素所致白带

使用己烯雌酚或雌激素制剂治疗闭经或功能失调性子宫出血等妇科疾病可促使宫颈管和阴道分泌物增加而出现白带。

五、病理性白带的鉴别

（一）根据白带性状进行鉴别

1. 透明黏性白带

其性状与生理性白带相同，类似鸡蛋清，但量显著增多，远远超出正常生理范围，一般多见于慢性宫颈炎、宫颈管内膜外翻、卵巢功能失调、阴道腺病或宫颈高分化腺癌的患者。

2. 白色或灰黄色泡沫状白带

为滴虫性阴道炎的特征，可伴有外阴瘙痒。

3. 凝乳状白带

呈白色豆渣状或凝乳状，为念珠菌性阴道炎的特征。患者常伴有严重外阴瘙痒或灼痛。妊娠、糖尿病、长期使用抗生素、肾上腺皮质激素或免疫抑制剂为念珠菌感染的高危因素。

4. 脓性白带

色黄或黄绿，质黏稠呈脓样，多有臭味，一般为化脓性细菌感染所致，常见于滴虫性阴道炎、急性或亚急性淋菌性宫颈炎和阴道炎、急性衣原体宫颈炎、萎缩性阴道炎，也可见于子宫内膜炎、宫腔积脓或阴道内异物残留等情况。

5. 灰白色腥味白带

白带呈灰白色，稀薄，有腥臭味，特别是在性交后腥臭味更剧。一般为细菌性阴道病所引起。

6. 血性白带

白带中混有血液，应警惕宫颈癌、子宫内膜腺癌等恶性肿瘤的可能性。但宫颈息肉、黏膜下肌瘤、萎缩性阴道炎也可导致血性白带。放置宫内节育器引起者也较多见。

7. 水样白带

持续流出淘米水样白带应考虑晚期宫颈癌、阴道癌或黏膜下肌瘤伴感染。阵发性排出淡黄色或淡红色水样液有输卵管癌的可能。输卵管积水患者偶有间歇性清澈的水样排液。

（二）引起白带增多的常见疾病

生殖系统不同部位的疾病均可引起白带增多，其中除因外阴疾病引起者诊断多无困难不予介绍外，其余介绍如下。

1. 滴虫性阴道炎

由阴道毛滴虫感染所致，为常见的阴道感染之一。除通过性交传播外，还可通过浴室、便器、共用浴巾、内衣裤间接传染。

（1）阴道分泌物异常增多，呈稀薄泡沫状或脓性。

（2）轻度外阴瘙痒。

（3）阴道壁充血，有时可见散在黏膜下红色出血点。

（4）阴道分泌物镜检可见活动毛滴虫。

2. 念珠菌性阴道炎

为目前我国最多见的阴道感染。正常女性阴道内可寄生有白色念珠菌，当阴道内环境改变，如孕妇阴道内糖原增多、应用皮质激素或大量使用广谱抗生素等引起阴道内菌群失调时，念珠菌大量繁殖即可发病。

（1）阴道排出物为干酪样或豆渣样，黏厚，无臭味。

（2）外阴、阴道严重瘙痒，外阴红肿，排尿时灼热感，性交可使症状加剧。

（3）检查时可见阴道内有豆渣样白色分泌物覆盖于黏膜表面，擦净后见黏膜充血、水肿。

（4）阴道分泌物镜检找到念珠菌孢子和假菌丝。

3. 细菌性阴道病

是由阴道加德纳菌和其他厌氧菌及需氧菌混合感染引起的非特异性阴道炎。阴道分泌物增多，呈灰白色，质稀薄，有腥臭味，性交后更明显，但也可能无白带增多。检查可嗅到分泌物呈鱼腥味。分泌物稀薄，黏着于阴道壁，易擦去。阴道黏膜外观正常。阴道分泌物胺试验呈阳性，镜检下可找到线索细胞。

以上 3 种常见阴道炎的鉴别方法，见表 1-1。

表 1-1　滴虫性阴道炎、念珠菌性阴道炎和细菌性阴道病的鉴别

项目	滴虫性阴道炎	念珠菌性阴道炎	细菌性阴道病
阴道分泌物性状	灰黄或黄绿色，量大，均质，黏度低，常呈泡沫状	白色，凝乳状，黏稠，黏附于阴道壁	灰白色，均质，黏度低，易揩净
阴道分泌物 + 10% KOH	偶有鱼腥味	无臭味	鱼腥味
阴道黏膜	普遍发红，宫颈或阴道壁可见点状出血斑	普遍发红	正常
阴道 pH	5.5 ~ 5.8	4.0 ~ 5.0	5.0 ~ 5.5
外阴红肿	不一定	常见	无
外阴瘙痒	轻至重度	剧烈	无
阴道分泌物涂片	活动毛滴虫	念珠菌孢子和菌丝	线索细胞

4. 老年性阴道炎

又称萎缩性阴道炎，是由于雌激素水平过低和继发感染所致，常见于绝经后、卵巢切除后或盆腔放射治疗后的妇女。

（1）阴道有少量黄色或血性白带，伴阴部烧灼痛和性交痛。

（2）常伴有尿频、尿痛等不适。

（3）检查见阴道黏膜菲薄、充血、皱襞消失，有出血斑点，甚至表浅破损。

5. 阿米巴性阴道炎

常继发于肠道阿米巴病，原发于阴道者几乎没有。

（1）大量阴道分泌物，呈血性、浆液性或黄色脓性黏液，有腥味。

（2）外阴、阴道因分泌物刺激而有疼痛、不适。

（3）患者曾有腹泻或痢疾史。

（4）检查可见外阴、阴道有溃疡，溃疡边缘隆起，基底有黄色坏死碎片，易出血。

（5）分泌物涂片检查或培养找到阿米巴滋养体，溃疡活检可找到原虫。

6. 阴道内异物残留

术后或产后阴道内残留纱布未取出或长期安放子宫托均可引起脓性白带，伴有奇臭味。妇科检查时即能发现。

7. 阴道癌

原发性阴道癌少见，一般多继发于宫颈癌。因阴道无腺体，故大多为鳞状上皮细胞癌，极少数为腺癌。

（1）40 岁以上，特别是绝经后发病者为多。

（2）早期为无痛性阴道出血，晚期继发感染，有脓血性分泌物。

（3）检查病变多位于阴道上 1/3 的阴道壁，形态不一，表现为硬块、结节、溃疡或菜花状生长，接触性出血明显。

（4）取病变组织活检可证实，但必须排除宫颈癌的存在。

8. 急性宫颈炎

临床上淋球菌可引起急性宫颈炎和宫颈管内膜炎。此外，在产褥期内链球菌、葡萄球菌等化脓性细菌感染也可引起急性宫颈炎。

（1）阴道有大量脓性分泌物排出。

（2）宫颈充血、水肿，宫颈管内见大量黄绿色脓性分泌物。

（3）淋球菌感染时，常同时并发有阴道黏膜充血、水肿。

（4）若淋球菌由宫颈管上升，可引起急性淋球菌性输卵管炎。

9. 慢性宫颈炎（包括慢性宫颈管内膜炎）

宫颈阴道部黏膜为单层光滑呈鲜红色柱状上皮覆盖时仍为正常宫颈，一般无症状。但当其表面呈沙粒状甚至乳突状不平时则可导致白带增多，称慢性宫颈炎。但必须通过宫颈刮片、阴道镜检甚至宫颈活检除外宫颈上皮内瘤变和早期宫颈浸润癌的存在。

（1）宫颈阴道部黏膜部分呈沙粒状或乳突状鲜红色，表面有较多黏稠白色分泌物覆盖。白带常规有白细胞，但无致病微生物发现。

（2）宫颈管外口处乳白色或黄白色黏液分泌物增多，不易拭净，一般为慢性宫颈管内膜炎。白带常规检查有白细胞增多，若找到淋球菌或细胞内衣原体包涵颗粒时，应分别确诊为慢性淋球菌宫颈炎或慢性衣原体宫颈炎。

10. 宫颈结核

一般继发于子宫内膜结核和输卵管结核，患者多有肺结核病史。

（1）早期有接触性出血。

（2）阴道有脓血性分泌物。

（3）妇科检查发现宫颈颗粒状糜烂或溃疡形成，也可呈菜花状，接触性出血明显。但肉眼观察，难以与宫颈癌区分。

（4）宫颈活检镜下找到结核结节即可证实，并可除外宫颈癌。

11. 宫颈癌

多发生于 40 岁左右的妇女，但近年此病有年轻化趋势。以鳞状上皮细胞癌为多，少数为腺癌。

（1）早期宫颈癌有接触性出血。

（2）中、晚期宫颈癌特别是晚期宫颈癌有大量脓血性白带，有奇臭味。

（3）晚期宫颈鳞状上皮细胞癌外观呈结节状、菜花状或火山口状溃疡，质脆易出血。

（4）宫颈腺癌可能仅有宫颈呈桶状增大、质硬，表面光滑或轻度糜烂。

（5）宫颈黏液腺癌可分泌大量稀薄透明黏液性白带，需长期用卫生垫。

（6）宫颈组织活检是最后的确诊方法。

12. 急性子宫内膜炎

一般多发生于产后、自然流产、人工流产或宫腔内安放节育器后。宫腔内有退化绒毛残留，更易诱发感染。

（1）有分娩或宫腔手术史，可能伴低热。

（2）宫腔分泌物多呈赭色。

（3）若无绒毛组织残留，一般在用抗生素治疗后分泌物会逐渐消失。

13. 子宫黏膜下肌瘤伴感染

一般见于脱出至颈管或阴道内的有蒂黏膜下肌瘤。

（1）患者月经量过多。

（2）阴道有大量脓性分泌物。

（3）妇科检查在阴道内或宫颈管口处见到球状质实块状物，表面为坏死组织覆盖。块状物有蒂与宫颈管或宫腔相连。

14. 慢性子宫内膜炎

子宫内膜炎大多为急性，慢性子宫内膜炎极少见，仅绝经后老年性子宫内膜炎可能为慢性。若宫腔内分泌物排出不畅时，可导致宫腔积脓。

（1）老年妇女宫颈管内有少量水样液体流出。

（2）若宫颈管粘连，液体流出不畅时，宫腔积脓，子宫增大，B超见宫腔内有液性暗区。给予雌激素治疗和扩张宫颈管后，脓液排净，症状可消失。

（3）一般均应作分段诊断性刮宫排除子宫内膜癌。

15. 子宫内膜癌

近年发病率显著上升，多见于绝经前后妇女。

（1）早期有不规则阴道出血。

（2）晚期并发有血性白带。

（3）检查子宫增大。

（4）分段诊断性刮宫可明确诊断。

16. 输卵管积水

输卵管慢性炎症引起积水，但其远端完全阻塞。当积液较多时，经宫腔排出体外。

（1）患者有不育史。

（2）偶有阵发性阴道排液，排出液体多为水样。

（3）B超检查在排液前可见到子宫附件处有液性暗区，排液后暗区消失。

17. 原发性输卵管癌

是罕见的疾病，一般好发于40~60岁妇女，多为单侧发病。

（1）间歇性腹痛和阴道排液，一般是每次腹痛后立即有阴道排液。

（2）排出的液体为淡黄色水样或为血性水液。

（3）妇科检查可扪及一侧附件有包块，直径一般为3~6cm不等。

（4）盆腔B超在子宫一侧附件处见到回声不均的液性包块。

（5）在排出的水液中偶可找到癌细胞。

第二节 下腹痛

下腹痛是妇科最常见的症状之一，其病因复杂，既可是妇科疾病所致，也可由内、外科及泌尿科疾病引起。因此，要全面考虑，详细询问病史，仔细进行腹部及盆腔检查，并进行必要的辅助检查。首先应排除妇科以外的疾病，如急性阑尾炎、肾结石绞痛、泌尿道感染、结肠炎等。临床上根据起病缓急，可分为急性下腹痛和慢性下腹痛。

一、病史要点

（1）腹痛起病的缓急，有无诱因。

（2）应了解腹痛的部位，最早出现或疼痛最明显的部位常提示为病变部位。注意疼痛的性质、程度及发展过程。剧烈绞痛提示可能有脏器缺血或扭转，持续性疼痛多为炎症。

（3）注意腹痛与月经的关系及婚姻、生育状况。

（4）注意腹痛的伴随症状及放射部位，如剧烈绞痛伴恶心、呕吐多为卵巢肿瘤蒂扭转；伴畏寒、发热提示有炎症；伴肛门坠胀、晕厥和休克提示腹腔内出血。

（5）既往有无盆腔手术史、类似腹痛发作史及治疗情况。

二、体检及妇科检查重点

1. 一般检查

首先应注意观察患者面部表情是否痛苦，面色是否苍白，同时检测患者的血压、脉搏、呼吸、体温、心肺等全身情况。如患者病情危重，有休克表现，提示有盆腔内出血的可能。

2. 腹部检查

观察腹部是否隆起、对称，有无手术瘢痕及腹壁疝；触诊应轻柔，从疼痛的远处开始，逐渐向疼痛的中心移动，注意有无肌紧张及反跳痛，有无腹部包块，压痛的程度及范围，压痛最明显处可能是病变所在，还应注意肝脾是否肿大；叩诊如有浊音或移动性浊音，提示腹腔内积液或积血可能，注意叩诊时肠曲鼓音所在位置，如有腹部包块则鼓音偏向一侧，如有腹腔积液或积血则鼓音位于腹中部；听诊注意肠鸣音有无增强或减弱。

3. 妇科检查

未婚女性注意处女膜是否完整，有无裂孔，无裂孔者是否呈紫蓝色膨出；阴道是否充血，有无异常分泌物，阴道后穹隆有无饱满感或触痛；宫颈有无举痛，宫颈管内是否有组织物；子宫位置、大小、形态、压痛、活动度及有无漂浮感；双附件有无增厚、压痛、肿块，如有肿块则注意其大小、形状、质地、压痛及活动度。

三、重要辅助检查

1. 血常规

红细胞及血红蛋白明显下降提示有腹腔内出血的可能，白细胞及中性粒细胞明显升高提示有炎症存在。

2. 血、尿 hCG

尿 hCG 阳性或血 hCG 升高提示腹痛与妊娠有关，如异位妊娠伴腹腔内出血。

3. 尿常规

脓尿提示为泌尿系统感染。

4. 阴道后穹隆穿刺或腹腔穿刺

如疑有腹腔内出血或盆腔感染伴盆腔积脓者，应做阴道后穹隆穿刺或腹腔穿刺，抽出不凝血者提示有腹腔内出血，抽出脓性液体应考虑化脓性炎症，必要时应将穿刺液涂片进行检查和细菌培养。

5. 盆腔 B 超检查

应常规行 B 超检查，了解子宫大小、形态及附件情况。B 超可以区分宫内、外妊娠，有无盆腔包块及包块性质。

6. 腹腔镜检查

根据诊断需要可行腹腔镜检查，在直视下诊断输卵管妊娠、输卵管炎症、脓肿或肿瘤。

7. 其他检查

根据需要可行血 CA125、AFP 测定，进行诊断性刮宫、CT 或 MRI 等检查。

四、急性下腹痛的鉴别诊断

急性下腹痛是妇科常见症状，起病急，发展快，病情重，病情变化迅速，延误诊断可能对患者造成严重后果。对急性下腹痛严重伴休克者，在重点询问病史和体检后，应迅速做出诊断，并行抢救。

（一）异位妊娠

是妇科常见急腹症，95% 为输卵管妊娠。下腹痛是其主要症状，腹痛轻重不等，重者可伴失血性休克，抢救不及时可导致死亡。

（1）大多有停经史，停经时间在 12 周以内，以 6~8 周为多见。

（2）停经后有不规则阴道流血，出血量一般少于月经量。

（3）输卵管妊娠早期可有下腹隐痛，发生流产或破裂时，可出现急性下腹痛，常伴肛门坠胀。

（4）检查患者可有面色苍白，血压下降，脉搏快而弱，四肢冰冷等失血体征。

（5）腹部检查下腹压痛，反跳痛，但肌紧张不明显，出血多时可有腹部膨隆，移动性浊音阳性。

（6）妇检宫颈举痛，阴道后穹隆饱满，子宫饱满，可能有漂浮感，附件区可触及包块，压痛，界限不清，质软。

（7）血、尿 hCG 阳性。

（8）B 超检查见宫内无胚囊，子宫外可见胚囊或不均质回声包块，盆腹腔内有液性暗区。

（9）如有腹腔内出血可疑时，阴道后穹隆穿刺抽出不凝固血液即可确诊。

（二）急性盆腔炎

急性盆腔炎是妇女内生殖器官炎症的总称，包括急性子宫内膜炎及子宫肌炎、急性输卵管炎、输卵管卵巢炎、急性盆腔腹膜炎、盆腔脓肿等。腹痛是其主要症状之一。

（1）常于宫腔手术后、产后、流产后或经期及月经后发病。

（2）急性持续性下腹疼痛，伴畏寒、发热。阴道充血，分泌物增多，可呈脓性。

（3）妇科检查宫颈举痛明显，阴道后穹隆触痛，子宫及双侧附件区压痛，可能扪及盆腔压痛及包块。

（4）血白细胞及中性粒细胞增高，部分可出现中毒颗粒，血细菌培养可能为阳性。

（5）B 超检查盆腔内可能有不规则包块。

（6）阴道后穹隆穿刺可抽出脓液，涂片见大量白细胞，培养可为阳性。

（三）卵巢肿瘤蒂扭转

卵巢肿瘤蒂扭转是妇科常见急腹症。多见于瘤蒂较长、瘤体中等大小、活动度大的卵巢肿瘤，如成熟型畸胎瘤。可见于任何年龄，但好发于生育期。

（1）以往可有类似下腹痛史。

（2）突然出现一侧下腹持续性剧烈疼痛，常在体位改变后发生，伴恶心、呕吐，疼痛可放射至同侧腰部、下肢及会阴部。若发病时间长，肿瘤坏死继发感染，患者可出现发热。

（3）检查发现患侧下腹压痛，有肌紧张及反跳痛，肿瘤大者下腹可扪及包块。

（4）妇科检查在子宫旁可触及包块，张力较大，边界清楚，压痛剧烈，肿瘤蒂部压痛最明显。

（5）辅助检查可有血白细胞升高。盆腔 B 超见子宫一侧有肿块，形态规则，边界清楚。

（四）原发性痛经

一般见于青年女性，初潮时无痛经，多在月经来潮数次后出现。

（1）月经来潮第1～第2天下腹阵发性痉挛痛或坠痛，剧痛时多难以耐受。

（2）盆腔检查无器质性疾病。

（3）盆腔B超无异常发现。

（五）卵巢子宫内膜异位囊肿破裂

卵巢子宫内膜异位囊肿破裂为卵巢子宫内膜异位囊肿内压力增高，使囊壁破裂，囊内容物流入腹腔，刺激腹膜所引起的急性下腹痛，多在经期或月经前后发病。

（1）性成熟期妇女，有痛经、不孕史。发病前曾诊断盆腔子宫内膜异位症。

（2）检查可有发热、全腹压痛、反跳痛、肌紧张。

（3）盆腔检查子宫大小正常或稍增大，多固定后倾。双侧附件区增厚，压痛，可扪及不活动囊性包块。

（4）辅助检查有血白细胞及中性粒细胞升高。血、尿hCG阴性。B超检查可见盆腹腔积液，盆腔内囊块。阴道后穹隆穿刺可抽出巧克力样液。

（六）卵泡囊肿或黄体囊肿破裂

成熟卵泡或黄体破裂时可有出血，出血多时可发生急性腹痛甚至伴休克，以黄体囊肿破裂为多见，常在经前（黄体期）或月经第1～第2天发病；少数为卵泡破裂，一般在月经周期的中间（排卵期）发生。

（1）生育年龄妇女多见。

（2）突然出现一侧下腹痛，检查腹部有压痛、反跳痛，患侧明显，出血多时可有移动性浊音。

（3）妇科检查阴道后穹隆饱满，宫颈举痛，子宫正常大小，附件区压痛，患侧明显。

（4）血、尿hCG阴性，B超检查可见盆腹腔内有积液，阴道后穹隆穿刺可抽出不凝血。

（七）子宫穿孔

在人工流产、诊刮、清宫术、放环或取环术时，因器械损伤子宫，造成子宫甚至其他内脏穿孔，引起急性腹痛。

（1）在宫腔手术时发生急性下腹痛。

（2）术中器械进入子宫腔有无底感或超过原测子宫长度时，即应考虑为穿孔。

（3）穿孔时一般内出血少。如穿孔后损伤肠管、大网膜，则出现发热、全腹疼痛、腹肌紧张等腹膜炎症状。如不及时剖腹探查，可导致感染性休克。

（八）卵巢肿瘤破裂

恶性肿瘤可因瘤细胞浸润卵巢包膜发生破裂。破裂后肿瘤内容物流入盆腔引起急性下腹痛。少数卵巢良性囊肿可因挤压、性交发生破裂。

（1）原有卵巢肿瘤史。

（2）突发剧烈的腹痛，多伴恶心、呕吐。

（3）检查腹肌紧张，压痛、反跳痛，叩诊有移动性浊音。

（4）妇科检查扪及盆腔包块，压痛明显。

（九）子宫肌瘤

子宫肌瘤一般不引起腹痛，子宫肌瘤红色变性或有蒂浆膜下肌瘤扭转时可出现急性剧烈下腹痛。

（1）有肌瘤病史。

（2）突然出现急性下腹痛，可有恶心、呕吐、发热。

（3）妇科检查扪及盆腔包块，有压痛，结合B超检查不难诊断。

（十）人工流产术后宫腔粘连

人工流产术后因搔刮过度和（或）伴宫腔感染可引起宫颈管粘连或宫腔粘连、狭窄。之后月经来潮时，可因经血不能排出甚至倒流至腹腔，引起急性下腹痛。

（1）人工流产术后无月经来潮，但有阵发性下腹疼痛，伴肛门坠胀。

（2）检查下腹部有压痛及反跳痛。

（3）妇科检查可见宫颈举痛，子宫增大、压痛，附件区压痛。

（4）宫腔探针不能顺利进入宫腔，当用力探入宫腔后即有黯红色血液流出。

五、慢性下腹痛的鉴别诊断

慢性下腹痛又称盆腔疼痛，是妇女常见主诉之一。除生殖系统病变外，泌尿、肠胃系统病变，甚至单纯心理因素均可导致疼痛。因此，确诊下腹痛的病因有时是十分困难的，现仅列举妇科常见疾病所致下腹疼痛的有关鉴别方法。

（一）慢性盆腔炎

慢性盆腔炎是引起慢性下腹痛最常见的原因，常因急性盆腔炎未能彻底治愈，病程迁延所致，但也可无急性炎症的发病过程。慢性盆腔炎包括慢性输卵管炎、输卵管积水、输卵管卵巢囊肿、慢性盆腔结缔组织炎等。

（1）患者除长期腹部坠胀、疼痛及腰骶部酸痛不适外，还有不孕、白带增多及神经衰弱等表现。当抵抗力降低时，易有急性或亚急性盆腔炎发作。

（2）妇科检查子宫多后倾、活动受限，宫旁组织增厚，部分患者可触及宫旁囊性包块，活动度差，轻压痛。

（3）已形成输卵管积水或输卵管卵巢囊肿时，B超检查可见一侧或双侧附件包块，多为囊性，部分为混合性。

（二）盆腔子宫内膜异位症

绝大多数异位病灶发生在卵巢、直肠子宫陷凹、子宫骶韧带、乙状结肠及直肠的浆膜面或直肠阴道隔等部位。见于生育年龄妇女。

（1）主要表现为继发性进行性痛经、性交痛、月经失调、不孕等。

（2）妇科检查子宫正常或稍大，常后倾固定，直肠子宫陷凹或宫骶韧带或子宫后壁下段可扪及触痛性结节，一侧或双侧附件处可触及囊块，不活动，多有压痛。

（3）B超检查可见附件区有囊性肿块，腹腔镜检查发现盆腔内有紫蓝色结节或卵巢巧克力囊肿。

（三）子宫腺肌病

多见于经产妇，约15%患者并发盆腔子宫内膜异位症。

（1）继发性进行性痛经，一般经量增多，经期延长。

（2）妇科检查可见子宫增大，质硬，触痛，后壁体征明显。

（3）B超提示子宫增大，但很少超过3个月妊娠大小。

（四）盆腔瘀血综合征

由慢性盆腔静脉瘀血引起的一系列综合征。

（1）主要有下腹部坠痛、酸胀及骶臀部疼痛，伴有月经过多、经期延长、性交痛、白带增多等表现；也可有尿频、尿痛及肛门坠胀、痔疮出血等膀胱、直肠刺激症状。久站、久坐后症状明显，平卧或抬高臀部后，症状减轻或消失。

（2）妇科检查可扪及子宫稍大或正常，多为后位，附件区可有压痛。

（3）腹腔镜或阴道彩色B超检查可明确诊断。

（五）结核性盆腔炎

（1）除腹痛外，多有长期发热、盗汗史。

（2）并发结核性腹膜炎时可扪及腹部柔韧感，压痛。腹腔积液征阳性。

（3）妇科检查可在盆腔内触及与子宫粘连且形态不规则的包块。

（4）血白细胞及中性粒细胞一般不升高。结核菌素试验阳性甚至强阳性。

（5）子宫内膜病理检查是诊断子宫内膜结核最可靠的依据。诊断困难时可行腹腔镜检查取活检证实。

（六）卵巢恶性肿瘤

卵巢恶性肿瘤是女性生殖器官三大恶性肿瘤之一，多见于绝经期前后的妇女，早期不易发现。

（1）早期一般无症状，一旦出现腹痛、下腹包块、食欲不振、消化不良、体重下降已属卵巢癌的晚期。

（2）腹部检查可能触及肿块，腹腔积液征阳性。

（3）妇科检查可扪及盆腔结节性实质包块，固定，不活动。

（4）血 CA125 一般 >200kU/L。

（5）盆腔 B 超见囊实不均、界限不清的包块。

（七）术后粘连

术后粘连是下腹疼痛的原因之一，20% ~50% 盆腔术后慢性下腹疼痛患者与盆腔粘连有关。

（1）持续性腹部钝痛，伴阵发性加剧。重者可有不全甚至完全性肠梗阻以致出现剧烈腹痛。

（2）盆腔检查子宫活动度可能受限，宫旁组织增厚或扪及不规则包块。

（3）腹腔镜检查是诊断术后粘连性腹痛的可靠手段。

（八）残留卵巢综合征

全子宫或次全子宫切除后，保留一侧或双侧卵巢后出现的下腹疼痛。

（1）一般见于因子宫肌瘤、盆腔子宫内膜异位症、子宫腺肌病或功能失调性子宫出血而行全子宫或次全子宫切除术后。

（2）子宫切除后将卵巢固定于阴道残端或宫颈残端者发生率较高。

（3）常伴有深部性交痛。

（4）妇科检查可能扪及有压痛的卵巢。

（5）B 超检查可发现卵巢增大。

（九）卵巢残余物综合征

由于盆腔内粘连严重，解剖不清，在手术切除子宫及双侧附件后，仍残留有少许卵巢皮质未能切净所导致的术后下腹痛。

（1）一般见于慢性盆腔炎、广泛粘连的子宫内膜异位症手术后，特别是有多次盆腔手术史，最终将双侧附件切除者。

（2）术后出现持续性下腹痛，也可能为周期性下腹痛，但无发热。

（3）盆腔 B 超检查及妇科盆腔检查可能发现盆腔内有囊块。

（4）血雌激素水平 >40pg/mL。

（5）有些患者周期服用避孕药可缓解疼痛。

第三节　阴道出血

阴道出血是指除正常月经以外的生殖系统出血，是妇科疾病中较常见的症状之一。出血的部位可在外阴、阴道、宫颈、宫体和输卵管，但以子宫出血最为常见。

一、病史要点

（一）仔细询问阴道出血的表现特征

（1）出血的时间和病程。

（2）出血量的多少。

（3）出血有无规律，是否为周期性或持续性或不规则的间歇性出血。

（4）与月经的关系，是否为月经中期出血，或月经前后出血，或与月经不能分辨。

（5）出血前有无停经及停经时限。

（二）伴随症状

（1）有无腹痛，腹痛出现的时间、部位、性质、程度以及是否向他处放射。

（2）发热。

（3）白带增多，出血前或出血间期白带的性状，有无恶臭等。

（4）有无尿路刺激症状和消化道症状，如腹胀、腹泻、肛门坠胀、排便困难等。

（5）腹部包块，发现的时间，包块的部位、大小、质地等。

（6）有无贫血的症状。

（三）诱因

阴道出血前有无外伤（尤其是骑跨伤）、性交、宫颈上药或物理治疗、精神创伤、环境变迁、服用避孕药或抗凝药物等。

（四）治疗情况

是否接受过内分泌药物治疗（药品名称、剂量、用药时间及效果）、诊断性刮宫或病灶活检（何时、何地及病检结果）。

（五）月经史

出血前的月经情况，有无痛经。已绝经者，应询问绝经年龄。

（六）婚育史

婚姻状况（有无性生活），孕产次，末孕时间，有无葡萄胎病史，是否避孕及避孕方式。

（七）既往病史

有无甲状腺功能亢进症，甲状腺功能减退症，高血压，糖尿病，血液病和慢性心、肝、肾疾病等。

（八）家族史

有无糖尿病、高血压和恶性肿瘤史。

二、体检及妇科检查重点

1. 一般情况

除测量患者的体温、脉搏、呼吸、血压外，尚需注意患者的精神与营养状况、皮肤黏膜有无瘀斑、全身浅表淋巴结有无肿大。

2. 头、颈部检查

有无突眼、眼睑水肿和甲状腺肿大。

3. 胸部检查

按常规检查心、肺体征。

4. 腹部检查

注意是否膨隆，肝脾大小，有无包块及包块的部位、大小、质地、活动度、压痛等，有无移动性浊音。

5. 妇科检查

（1）外阴：注意有无充血、水肿、外伤、血肿或赘生物。

（2）阴道：黏膜是否充血或出血，有无溃疡、肿块或损伤。性交后发生阴道大出血者，应注意观察阴道后穹隆有无撕裂伤。

（3）宫颈：注意表面是否光滑，有无糜烂、息肉或赘生物，质地是否坚硬，有无接触性出血。宫口是否扩张等。

（4）宫体：注意位置、大小、形态是否规则，质地、活动度等。

（5）双侧附件：注意有无增厚、压痛或包块（位置、大小、质地、是否活动、有无压痛），直肠子宫陷凹及骶韧带有无结节及压痛。

三、重要辅助检查

1. 实验室检查

血、尿常规检查（有阴道出血时，应查清洁尿）。生育年龄患者常需行尿或血 hCG 检测，以排除妊娠或与妊娠有关的疾病。根据情况有的尚需行甲状腺功能、肝功能、肾功能、凝血功能及性激素和促性腺激素测定。

2. 宫颈细胞学检查

有性交出血或宫颈有糜烂、息肉和触血者，需行此项检查，可协助诊断早期宫颈癌。

3. 超声诊断

（1）B 超（经腹或经阴道）：子宫出血者常需行盆腔 B 超检查，以了解子宫大小、形状、子宫内膜厚度、宫腔有无异常回声，附件有无包块及包块的性状，有无腹腔积液等。

（2）宫腔声学造影：当 B 超显示宫腔声像异常时，可行宫腔声学造影，即在 B 超下向宫腔注入无菌生理盐水 5～30mL，以增加宫腔声像对比度，可清楚显示宫腔是否规则、光滑、有无黏膜下子宫肌瘤和子宫内膜息肉或癌肿。

（3）多普勒彩色血流显像：可协助诊断子宫及盆腔包块病变的性质。

4. 活组织检查

（1）外阴、阴道和宫颈的病灶，可直接取活检，以明确诊断。怀疑绒毛膜癌者，切忌活检，因可发生难以控制的病灶大出血。

（2）子宫出血者，为明确诊断或止血，常需行诊断性刮宫（简称诊刮，一般限于已婚患者），刮出组织必须行病理检查。怀疑子宫内膜癌者，行分段诊刮，即先刮宫颈管，再探宫腔深度和刮取子宫内膜组织，然后分别标明标本来源后，送病理检查，以协助诊断子宫内膜癌的临床分期。

5. 内镜检查

（1）宫腔镜检查：当 B 超显示宫腔回声异常，或拟诊功能失调性子宫出血（简称功血）久治无效时，需行宫腔镜检查，以明确宫腔有无病变，如黏膜下肌瘤、内膜息肉、癌肿等。

（2）腹腔镜检查：妇科检查或 B 超发现盆腔包块，或拟诊多囊卵巢综合征、子宫内膜异位症者，行腹腔镜检查可明确诊断。

四、鉴别诊断

（一）幼儿期阴道出血

（1）生殖系统恶性肿瘤：如阴道或宫颈的葡萄状肉瘤、卵巢颗粒细胞瘤等。

（2）外阴、阴道炎症。

（3）外伤（外生殖器）。

（4）性早熟。

（5）阴道异物。

（二）青春期阴道出血

（1）无排卵性功血：最常见。

（2）血液病。

（3）甲状腺功能亢进症。

（4）生殖系统恶性肿瘤。

（5）外阴、阴道损伤。

（三）生育期阴道出血

（1）与妊娠有关的疾病：如流产、异位妊娠、葡萄胎等。

（2）炎症：急性阴道炎、宫颈炎和子宫内膜炎，宫颈糜烂、息肉，慢性盆腔炎，子宫内膜结核等。

（3）肿瘤：子宫肌瘤、宫颈癌、子宫内膜癌、滋养细胞瘤、子宫肉瘤、卵巢颗粒细胞瘤、卵泡膜细胞瘤和阴道恶性肿瘤等。

（4）子宫内膜异位症和子宫腺肌症。

（5）生殖器官损伤。

（6）功血。

（7）多囊卵巢综合征。

（8）宫内节育器（IUD）出血：放置宫内节育器引起的子宫出血。

（四）围绝经期和绝经后阴道出血

（1）功血。

（2）肿瘤：宫颈癌、子宫内膜癌、生殖系统肉瘤、卵巢颗粒细胞瘤和卵泡膜细胞瘤、外阴癌、阴道癌、绒毛膜癌和输卵管癌等。

（3）炎症：老年性阴道炎、萎缩性子宫内膜炎、尿道肉阜等。

五、常见疾病的诊断要点

（一）流产

（1）通常为已婚育龄妇女。

（2）出血前先有停经史，且停经时间多在 3 个月以内。

（3）出血量初始较少，随流产过程发展而增多。

（4）伴不同程度的下腹痛。

（5）宫颈着色，子宫增大变软。

（6）尿和血 hCG 增高。

（7）B 超示宫腔内有妊娠囊。

（8）各类型流产的鉴别，见表 1-2。

表 1-2　各种类型流产的鉴别诊断

临床表现	先兆流产	难免流产	不全流产	完全流产
阴道出血量	少	增多	大量	减少，渐停止
下腹胀痛	无或轻微	加剧	减轻	消失
组织物排出	无	无	有（部分）	有（全部）
宫颈口	闭	扩张	扩张或有组织物堵塞	闭
子宫大小	与孕周相符	相符或稍小	小于孕周	接近正常
B 超	宫腔内见孕囊和胚胎心管搏动	有或无心管搏动	宫腔异常回声	宫腔无异常回声

（二）输卵管妊娠

（1）常有慢性盆腔炎或不孕史。

（2）出血量少，但持续不净。

（3）多数病例出血前先有 6 周左右的停经史，部分患者可无停经。

（4）伴一侧下腹痛，有内出血时可出现肛门坠胀。

（5）如内出血多时，可有血压下降、脉搏增快等休克的表现，体检时下腹压痛，肌紧张不明显，移动性浊音阳性。

（6）妇科检查宫颈常有举痛，子宫大小正常或稍增大变软，一侧附件可扪及包块或压痛。

（7）血 hCG 增高。

（8）B 超检查宫腔内无妊娠囊，宫旁可见低回声区，若其中见胚芽和心管搏动可确诊。

（9）诊断性刮宫刮出组织病检多为蜕膜或呈 A-S 反应的子宫内膜，未见绒毛组织。

（10）阴道后穹隆穿刺：若抽出黯红色不凝血或少许陈旧血块可协助诊断。

（三）葡萄胎

（1）出血前已停经 3 个月左右。

（2）表现为不规则的间歇性出血，出血量时多时少，大量出血时常有水泡样组织排出。

（3）一般无明显腹痛。

（4）子宫明显增大变软，大多数较停经月份大。

（5）血 hCG 增高，明显高于相应妊娠月份的正常值范围。

（6）B 超显示扩大的宫腔内充满弥漫光点和小囊状液性暗区。宫旁的一侧或两侧有时可见中等大小多房囊肿（卵巢黄素囊肿）。

（四）子宫肌瘤

（1）患者多为中年妇女。

（2）主要表现为经期延长和经量增多，月经周期正常。

（3）病程长，患者常有不同程度的贫血。

（4）子宫增大，形状多不规则，质中等，包块较大时可在下腹部扪及。妇科检查时若向上推动包块，宫颈可随之上升。

（5）子宫黏膜下肌瘤从宫颈脱出后，阴道镜检查可见一鲜红色包块，表面光滑，质中等。包块蒂部周围可扪及一圈扩张的宫颈，宫体轮廓清楚可及，此点可与子宫内翻鉴别。

（6）B 超可协助诊断，诊断小的黏膜下肌瘤常需行宫腔声学造影或宫腔镜检查。

（五）子宫腺肌病

（1）患者多为中年妇女。

（2）主要表现继发性痛经，疼痛程度多呈进行性加剧。

（3）经量增多，伴经期延长。

（4）子宫增大，一般不超过 3 个月妊娠大小，质硬。

（5）B 超子宫增大，肌壁增厚，常以后壁为甚，回声不均，有的在增厚的肌壁内可见小的无回声区。

（六）子宫肉瘤

（1）多为 50 岁左右的围绝经期妇女。

（2）主要表现为不规则阴道出血，量可多可少。

（3）子宫增大、质软，宫颈口常扩张，有的可见息肉样或葡萄样赘生物从宫颈口脱入阴道。由于病程发展迅速，不久可在下腹部扪及增大的子宫包块，常伴有压痛。

（4）B 超显示子宫包块内回声不均，常因肿瘤局部坏死出血，而出现不规则的液性暗区，包块与子宫肌壁界限不清。彩超显示包块血流较丰富，子宫动脉血流阻力指数（RI）与脉冲指数（PI）均明显降低。

（5）诊断性刮宫或取宫颈口脱出组织病理检查可确诊。若肿瘤局限于肌壁内，尚未累及子宫内膜层，则诊刮取不到肿瘤组织，对诊断无意义。

（七）滋养细胞肿瘤（侵蚀性葡萄胎和绒毛膜癌）

（1）曾有葡萄胎、流产或分娩史。

（2）不规则阴道出血，量时多时少。

（3）常伴下腹胀痛。

（4）伴肺转移者，可出现咳嗽、咯血、胸痛，甚至呼吸困难。

（5）妇科检查子宫增大、质硬，表面可有结节或包块突出。当肿瘤浸润子宫浆膜时，局部常有压痛。并发阴道转移者，常于阴道侧壁和下段前壁见紫蓝色或紫红色结节突起，由于病灶内常有出血和坏死，故质地偏硬。当结节破溃后可发生阴道大出血。

（6）血 hCG 明显增高：通常葡萄胎清宫后 9 周下降至正常，少数在 14 周转阴，如果超过上述时限，就可能为侵蚀性葡萄胎。分娩、流产或异位妊娠后 1 个月，hCG 维持在较高水平，或一度下降后又上升，已排除妊娠物残留、再次妊娠、持续性异位妊娠后，可能为绒毛膜癌。

（7）肺转移者：胸部 X 线平片可见多个棉球状阴影，少数可为单个孤立的病灶影。

（8）B 超和彩超检查：子宫增大。若为侵蚀性葡萄胎，肌壁间可见蜂窝状无回声区和弥散光点。绒毛膜癌的包块可位于子宫肌壁间，为高回声团块，边界清但无包膜；彩超显示有丰富的血液信号和低阻力型血液频谱。

（9）葡萄胎清除后半年内发病者，多为侵蚀性葡萄胎，1 年后发病者多为绒毛膜癌。无葡萄胎病史者应诊断为绒癌。

（八）宫颈癌

（1）多为 35～50 岁的妇女。

（2）出血表现：初为性交出血，继而发展为不规则阴道出血，晚期当肿瘤坏死、脱落，可发生大量出血。

（3）白带增多：肿瘤继发感染后，白带呈淘米水样，有恶臭。

（4）妇科检查：早期宫颈病灶如糜烂，有接触性血，以后可见菜花样赘生物突出；有的宫颈增大如桶状，质硬。癌肿组织坏死、脱落后，局部形成溃疡或空洞。

（5）早期诊断：靠宫颈细胞学检查、阴道镜检查和宫颈活检，宫颈有赘生物者，直接取组织行病理检查可确诊。

（九）子宫内膜癌

（1）患者多为 50～60 岁。

（2）主要为绝经后不规则阴道出血，未绝经者表现为经期延长、经量增多。

（3）子宫增大，一般不超出 2 个月妊娠大小，质稍软。

（4）B 超示宫腔回声异常，绝经者子宫内膜厚度常达到或超出 5mm。

（5）分段诊刮病理检查可确诊。

（十）原发性输卵管癌

（1）多为已绝经妇女。

（2）常有慢性输卵管炎和不孕史。

（3）阴道血性排液或少量出血。

（4）常有一侧下腹胀痛。

（5）妇科检查于一侧宫旁扪及包块，表面较光滑。包块增大后可在腹部扪及。

（6）收集阴道排液行细胞学检查，可发现腺癌细胞。

（7）B 超显示子宫一侧有包块，其内回声不均，可见液性暗区（输卵管管腔积液）。

（8）腹腔镜检查可见输卵管增粗，有时输卵管伞部可见菜花样赘生物。

（十一）卵巢颗粒细胞瘤

（1）可见于任何年龄的妇女，但以 45～55 岁患者为多。

（2）表现为月经紊乱或不规则阴道出血。

（3）幼儿患者伴性早熟。

（4）妇科检查已绝经者阴道仍较红润，无明显萎缩。子宫稍增大，宫旁一侧可扪及实性包块，形状较规则，边界清楚，表面光滑，多数可活动。

（5）B 超显示子宫外包块为较均质的低密度回声，间有无回声的液性暗区。

（6）内分泌测定：E_2 明显增高，FSH、LH、T 均正常，P 在卵泡期水平。

（十二）子宫内膜异位症

（1）多见于生育年龄的妇女。

（2）表现为月经前后少量出血，或经期延长、经量增多。

（3）常伴痛经、不孕及性交痛。

（4）妇科检查子宫多后倾，活动受限，宫旁可扪及囊性包块，多为双侧，壁较厚，且因粘连而固定。骶韧带可扪及结节并有压痛。异位病灶位于直肠阴道隔者，常于阴道后穹隆处扪及瘢痕样小结节突出，质硬且有压痛，月经期结节表面的阴道壁黏膜可呈紫蓝色或有出血点。

（5）B 超显示卵巢子宫内膜囊肿的典型图像为子宫的后上方一侧或双侧有囊性包块，囊内为均匀分布的细小弱回声光点，多为单房。若囊内有新鲜出血时，也可出现液性暗区。

（6）腹腔镜检查可明确诊断。

（十三）老年性阴道炎

（1）均为绝经多年的老年妇女。

（2）表现为脓血性白带或少量出血。

（3）常伴外阴灼热或微痒。

（4）妇科检查阴道黏膜萎缩充血，常伴点状或片状出血，宫颈及宫体萎缩。

（5）取阴道分泌物检查未发现念珠菌、滴虫及淋球菌。

（十四）IUD 出血

（1）放置 IUD 的患者阴道出血，在除外其他疾病时，可能为 IUD 所致。

（2）多数表现为月经前后点滴出血或不规则出血。

（3）可伴腰酸乏力，下腹胀痛。

（十五）无排卵型功血

（1）多为青春期和绝经前期妇女。

（2）表现为月经周期紊乱，经期延长，经量多少不定。常先停经数周，继而阴道持续出血，量较多。

（3）除继发贫血外，无其他症状。

（4）妇科检查子宫大小正常或稍大。

（5）B 超盆腔无异常发现。少数于一侧卵巢上有一壁薄的单房囊肿，一般直径小于 5cm（卵泡囊肿）。

（6）已婚患者经前或出血 6h 内诊刮，子宫内膜为增生期、单纯性增生或复杂性增生。

（7）宫腔镜检查可排除宫腔内器质性疾病。

（十六）排卵型功血

（1）多发生于生育期妇女。

（2）患者有排卵，但黄体功能异常。

（3）常见有两种类型，黄体功能不足者表现为月经周期缩短，不孕。

（4）妇科检查子宫大小正常。

（5）B 超盆腔无异常发现。

（6）诊刮黄体功能不足者表现为分泌期腺体呈分泌不良。

（7）反应落后 2d，子宫内膜不规则脱落者表现为月经第 5 ~ 第 6 天。

（8）诊刮可见到呈分泌反应的内膜。

（9）或早孕时流产，子宫内膜不规则脱落者表现为月经周期正常。

（10）经期延长，经量增多。

（11）宫腔镜检查可排除宫腔内器质性疾病。

第二章

妇科急腹症

第一节 异位妊娠

正常妊娠时受精卵着床于子宫体腔内膜生长发育，若受精卵在子宫体腔以外着床称异位妊娠，又称宫外孕。异位妊娠根据受精卵种植的部位不同，分为输卵管妊娠、宫颈妊娠、卵巢妊娠、腹腔妊娠、阔韧带妊娠等，其中以输卵管妊娠最常见，占异位妊娠的 90% ~ 95%。异位妊娠是妇产科常见的急腹症之一，发生率约为 1%，并有逐年增高的趋势，是孕产妇主要死亡原因之一，一直被视为是具有高度危险的妊娠早期并发症。

一、输卵管妊娠

（一）概述

输卵管妊娠是指受精卵在输卵管的某一部分着床并发育，其中壶腹部最多见，占 50% ~ 70%；其次为峡部，占 25% ~ 30%；伞部、间质部妊娠较少见。

（二）病因

在正常情况下卵子在输卵管壶腹部受精，然后受精卵在输卵管内缓慢移动，经历 3 ~ 4d 的时间进入宫腔。任何因素促使受精卵运行延迟、干扰受精卵的发育、阻碍受精卵及时进入宫腔都可以导致输卵管妊娠。

1. 输卵管异常

输卵管异常包括结构和功能上的异常，是引起异位妊娠的主要原因。

（1）慢性输卵管炎：输卵管管腔狭窄，呈通而不畅的状态，影响受精卵的正常运行。

（2）输卵管发育异常：影响受精卵运送过程及着床。

（3）输卵管手术：输卵管妊娠保守性治疗、输卵管整形术、输卵管吻合术后，均可引起输卵管妊娠。

（4）输卵管周围疾病：不仅引起输卵管周围粘连，而且引起相关的内分泌异常，免疫异常以及盆腔局部前列腺水平异常，巨噬细胞数量异常使输卵管痉挛、蠕动异常。

2. 受精卵游走

卵子在一侧输卵管受精，经宫腔进入对侧输卵管后着床（受精卵内游走）；或游走于腹腔内，被对侧输卵管捡拾（受精卵外游走），由于游走时间较长，受精卵发育增大，故着床于对侧输卵管而形成输卵管妊娠。

3. 避孕失败

（1）宫内节育器：一旦带器妊娠则输卵管妊娠的可能性增加。

（2）口服避孕药：低剂量的纯孕激素不能有效地抑制排卵，却能影响输卵管的蠕动，可能引起输卵管妊娠。应用大剂量雌激素的事后避孕，如果避孕失败，输卵管妊娠的可能性增加。

4. 应用辅助生育技术

辅助生育技术如人工授精、促排卵药物、体外受精—胚胎移植、配子输卵管移植等应用后，输卵管妊娠的危险性增加。有报道施行辅助生育技术后输卵管妊娠的发生率约为5%。

5. 其他

内分泌异常、精神紧张、吸烟等也可导致输卵管蠕动异常或痉挛而发生输卵管妊娠。

（三）病理

1. 输卵管妊娠流产

多见于妊娠8~12周输卵管壶腹部妊娠。受精卵逐渐长大向管腔膨出，以发育不良的蜕膜组织为主形成的包膜难以承受胚胎的膨胀张力，胚胎及绒毛自管壁附着处分离，落入管腔。由于比较接近伞端，通过逆蠕动挤入腹腔，则为输卵管完全流产，流血往往不多。如受精卵仅有部分剥离排出，部分绒毛仍残留于管腔内，形成输卵管不全流产。

2. 输卵管妊娠破裂

多见于输卵管峡部妊娠，少数发生于输卵管间质部妊娠。输卵管峡部管腔狭窄，故发病时间较早，多在妊娠6周左右。绒毛侵蚀输卵管后穿破管壁，胚胎由裂口流出。输卵管肌层血管丰富，因此输卵管妊娠破裂的内出血较输卵管妊娠流产者严重，可致休克。也可反复出血，在阔韧带、盆腔和腹腔内形成较大的血肿。输卵管间质部局部肌肉组织较厚，妊娠可达12~16周才发生输卵管破裂，此处血管丰富，一旦破裂出血极为严重，可危及生命。

输卵管妊娠流产或破裂患者中，部分患者未能及时治疗，由于反复腹腔内出血，形成血肿，以后胚胎死亡，内出血停止，血肿机化变硬，与周围组织粘连，临床上称为陈旧性宫外孕。

（四）临床表现

输卵管妊娠的临床表现与病变部位、有无流产或破裂、发病缓急以及病程长短有关。典型临床表现包括停经、腹痛及阴道流血。

1. 症状

（1）停经：除输卵管间质部妊娠停经时间较长外，多数停经6~8周。少数仅月经延迟数日，20%~30%的患者无明显停经史，将异位妊娠时出现的不规则阴道流血误认为月经，或由于月经过期仅数日而不认为是停经。

（2）腹痛：95%以上患者以腹痛为主诉就诊。输卵管妊娠未发生流产或破裂前由于胚胎生长使输卵管膨胀而产生一侧下腹部隐痛或胀痛。当发生输卵管妊娠流产或破裂时，突感一侧下腹部撕裂样疼痛，常伴有恶心、呕吐。内出血积聚在子宫直肠陷凹，刺激直肠产生肛门坠胀感，进行性加重。随着病情的发展，疼痛可扩展至整个下腹部，甚至引起胃部疼痛或肩部放射性疼痛。血液刺激横膈，可出现肩胛部放射痛。

（3）阴道流血：多为不规则点滴状流血，量较月经少，色黯红，5%患者阴道流血量较多。流血可发生在腹痛出现前，也可发生在其后。阴道流血表明胚胎受损或已死亡，导致hCG下降，卵巢黄体分泌的激素难以维持蜕膜生长而发生剥离出血。一般常在异位妊娠病灶去除后才能停止。也有无阴道流血者。

（4）晕厥与休克：其发生与内出血的速度和量有关。出血越多、越快，症状出现越迅速、越严重。由于骤然内出血及剧烈腹痛，患者常感头晕眼花，恶心呕吐，心慌，并出现面色苍白，四肢发冷乃至晕厥，诊治不及时将死亡。

2. 体征

（1）一般情况：内出血较多者呈贫血貌。大量出血时脉搏细速，血压下降。体温一般正常，休克患者体温略低。病程长、腹腔内血液吸收时可有低热。如并发感染，则体温可升高。

（2）腹部检查：一旦发生内出血，腹部多有明显压痛及反跳痛，尤以下腹患侧最为显著，但腹肌紧张较轻。腹部叩诊可有移动性浊音，内出血多时腹部丰满膨隆。

（3）盆腔检查：阴道内可有来自宫腔的少许血液，子宫颈着色可有可无，停经时间较长未发生内出血的患者子宫变软，但增大不明显，部分患者可触及膨胀的输卵管，伴有轻压痛。一旦发生内出血宫颈有明显的举痛或摇摆痛，此为输卵管妊娠的主要体征之一，是因加重对腹膜的刺激所致。内出血多时后穹隆饱满触痛，子宫有漂浮感。血肿多位于子宫后侧方或子宫直肠陷凹处，其大小、形状、质地常有变化，边界可不清楚。病程较长时血肿与周围组织粘连形成包块，机化变硬，边界逐渐清楚，当包块较大、位置较高时可在下腹部扪及压痛的肿块。

（五）诊断要点

根据上述临床表现，有典型破裂症状和体征的患者诊断并不困难，无内出血或症状不典型者则容易被忽略或误诊。当诊断困难时，可采用以下辅助诊断方法。

1. 妊娠试验

β-hCG 测定是早期诊断异位妊娠的重要方法，动态监测血 hCG 的变化，对诊断或鉴别宫内或宫外妊娠价值较大。由于异位妊娠时，患者体内的 β-hCG 水平较宫内妊娠时低，正常妊娠时血 β-hCG 的倍增在 48h 上升 60% 以上，而异位妊娠 48h 上升不超过 50%。采用灵敏度较高的放射免疫法测定血 β-hCG，该试验可进行定量测定，对保守治疗的效果评价具有重要意义。

2. 超声诊断

已成为诊断输卵管妊娠的重要方法之一。输卵管妊娠的声像特点：①子宫内不见妊娠囊，内膜增厚。②宫旁一侧可见边界不清、回声不均匀的混合性包块，有时可见宫旁包块内有妊娠囊、胚芽及原始血管搏动，为输卵管妊娠的直接证据。③子宫直肠陷凹处有积液。由于子宫内有时可见假妊娠囊，易误诊为宫内妊娠。

3. 阴道后穹隆穿刺术或腹腔穿刺术

是简单可靠的诊断方法，适用于疑有腹腔内出血的患者。由于子宫直肠陷凹是盆腔的最低点，少量出血即可积聚于此，当疑有内出血时，可用穿刺针经阴道后穹隆抽吸子宫直肠陷凹，若抽出物为陈旧性血液或黯红色血液放置 10min 左右仍不凝固，则内出血诊断较肯定。内出血量少，血肿位置较高，子宫直肠陷凹有粘连时，可能抽不出血，故穿刺阴性不能否定输卵管妊娠的存在。如有移动性浊音，也可行腹腔穿刺术。

4. 腹腔镜检查

适用于早期病例及诊断困难者。大量内出血或休克患者禁用。近年来，腹腔镜在异位妊娠中的应用日益普及，不仅可用于诊断，而且可用于治疗。

5. 子宫内膜病理检查

目前很少依靠诊断性刮宫协助诊断，只是对阴道流血较多的患者用于止血并借此排除宫内妊娠。病理切片中见到绒毛，可诊断为宫内妊娠，仅见蜕膜未见绒毛有助于诊断异位妊娠。

（六）治疗纵观

1. 超声、血清 β-hCG、孕酮测定在异位妊娠诊治的进展

（1）研究发现彩超监测附件区包块血流信号对异位妊娠早期诊断和治疗的准确性更高，并对治疗方法的选择及其预后具有重要参考意义。彩色多普勒超声血流图（CDFI）不但提供血流空间信息，有直观性，直接显示病变的性质，而且能作精确定量估价。

宫腔内无孕囊是诊断异位妊娠的重要超声征象。超声见到宫内孕囊是可靠的妊娠征象，但必须与异位妊娠时因蜕膜反应引起宫腔积血形成的假孕囊鉴别：①假孕囊内无胚胎，无卵黄囊，更无胎心搏动。②假孕囊位于宫腔中央，似宫腔回声，真孕囊居于偏中央的位置，圆形或扁圆形。③假孕囊回声低且为单环；真孕囊回声偏高且为双环。④CDFI 示假孕囊内无血流信号；周边无环形滋养动脉血流信号。

Mahony 认为当宫内无孕囊而在附件区发现包块时，宫外孕发生的危险性高于 90%。大部分异位妊娠患者可在附件区发现包块，根据其症状的轻重、妊娠的转归可分为 4 种类型，且各有其不同的声像图

表现。①未破裂型：附件区可见类妊娠囊的环状高回声结构，内为小液性暗区，有时可见不均质的低回声包块，包块中心为囊性无回声区（孕囊）。②流产型：宫旁见边界不清的不规则小肿块，肿块内部呈不均质高回声和液性暗区，盆腔内可见少量液性暗区。③破裂型：宫旁肿块较大，边界不清晰，内部回声杂乱，不规则肿块内散在点状血流信号，有时可见类滋养层周围有血流频谱，盆腹腔内有大量液性暗区。④陈旧型：宫旁见边界不清的不规则实性肿块，肿块内部呈不均质中等或高回声，血流信号不丰富，子宫往往与包块分界不清，可有少量盆腔积液。

盆腔积液是常见的异位妊娠超声表现。表现为子宫直肠陷凹内不规则液性暗区，为出血所致，积液量可多可少，液体透声可好可差。若盆腔粘连严重，血液很少流入子宫直肠陷凹或被阻，可在髂窝三角内探及液性暗区，三角底部有肠管，随呼吸上下移动。

（2）正常妊娠时 hCG 和 β-hCG 的表达、约在受精第 6 天受精卵滋养层形成时合体滋养细胞开始分泌微量 hCG，在妊娠早期分泌量增加很快，1.7~2.0d 增长 1 倍，妊娠 9~13d hCG 水平明显上升，妊娠 8~10 周时达高峰，持续 1~2 周后迅速下降，妊娠中晚期以峰值 10% 的水平维持至足月，产后即明显降低，2 周内下降至正常水平。

异位妊娠时，增高幅度不如正常早孕大，且倍增时间延长，可长达 3~8d。经连续 2 次或 2 次以上测血 β-hCG，根据其滴度上升幅度，可鉴别宫内妊娠和异位妊娠。众多研究认为，如果间隔 48h 血 β-hCG 升高≤66% 者，应结合临床表现高度怀疑异位妊娠。由于水平变异范围较大，正常妊娠与异常妊娠血清水平有很大程度的交叉，所以血清 β-hCG 用于诊断异位妊娠是观察其倍增时间而不是其绝对值，单次测定所得到的绝对值意义不大。β-hCG 水平反映滋养细胞活跃的程度，其下降速度及包块变化反映药物作用的效果。

（3）β-hCG 可反映滋养细胞存活，而孕酮可以反映滋养细胞功能是否正常。孕酮在血液循环中的半衰期 <10min，而 β-hCG 为 37h。孕酮水平于孕 5~10 周相对稳定，异位妊娠时血孕酮值偏低，且与血 β-hCG 水平无相关性，所以在异位妊娠的诊断上只需单次测定，无需动态观察，将其作为一项异位妊娠早期诊断和治疗检测的实验指标具有特异性强、敏感性高的优点。尤其在末次月经不详的情况下，测定其值更有意义。

研究发现，血孕酮水平是影响药物治疗成功率的主要因素之一。异位妊娠药物治疗有效者血孕酮值明显降低，下降至正常水平的速度比血 β-hCG 快，当孕酮值 <1.5ng/mL 时不再需要进一步的药物或手术治疗。Dart 等以孕酮 <5ng/mL 作为诊断异位妊娠的标准，其诊断敏感性与特异性分别为 88% 与 44%，虽然诊断特异性较低，但对异常宫内妊娠的诊断敏感性和特异性高达 84% 与 97%。在异位妊娠患者选择药物治疗前监测血清孕酮水平，有助于选择合适的患者，提高药物治疗的成功率。

2. 无症状的早期输卵管妊娠处理

美国妇产科医师协会（ACOG，2004 年）根据妊娠试验和 B 超检查结果，判断无症状的早期输卵管妊娠，提出临床决策。

（1）血清 β-hCG≥1 500U/L：结合阴道 B 超结果分析。①子宫外见妊娠囊、胚芽或原始心管搏动，可以诊断输卵管妊娠。②子宫内未见妊娠囊等、附件处见肿块，可以诊断输卵管妊娠。③子宫内未见妊娠囊等、附件处无肿块，可考虑 2d 后复查血清 β-hCG 及阴道 B 超，若子宫内仍未见妊娠囊，血清 β-hCG 增加或不变，也可考虑诊断输卵管妊娠。

（2）血清 β-hCG <1 500U/L：阴道 B 超未见子宫内与子宫旁妊娠囊等、未见附件肿块，可考虑 3d 后复查血清 β-hCG 及阴道 B 超。①若 β-hCG 未倍增或下降，阴道 B 超仍未见子宫内妊娠囊等，可考虑即使宫内妊娠，也无继续存活可能（如囊胚停止发育、枯萎卵等），可按输卵管妊娠处理。②若 β-hCG 倍增，则可等待阴道 B 超检查见子宫内妊娠囊或子宫旁妊娠囊等。

3. 超声引导下局部注射药物治疗异位妊娠的进展

1987 年，Feichtinger 首先报道了超声引导下局部注射氨甲蝶呤（MTX）成功治疗异位妊娠。超声引导下局部注射药物治疗异位妊娠的目的是抑制或杀死滋养细胞，终止异位胚胎发育，并尽可能减小对正常输卵管组织结构的损伤。与手术相比患者痛苦小，费用少，对组织的损伤小；缺点是完全缓解时间较长，并且需要较长时间随访。与全身用药相比，不良反应小，适应证范围更广，可使用的药物种类更多，如氯化钾、高渗糖，如对肝肾功能不好者及宫内外同时妊娠想保留宫内胚胎者。

（1）适应证范围：应用超声引导下局部注射药物治疗异位妊娠的必需条件包括异位妊娠包块超声显示清晰，包块内可见孕囊或孕囊样回声，异位妊娠包块未破裂及无活动性出血，除此之外并无绝对禁忌。但有些因素对治疗的成功率有影响，①β-hCG：β-hCG 范围波动很大，从数百到数十万单位，但认为小于 5 000U/L 时成功率较高。②异位妊娠包块大小：一般小于 4cm，以 3cm 以下多见。③卵黄囊及胎心的存在与否：有待进一步研究。总体来讲，文献对这些因素的影响报道不太一致，可能与操作者的经验及病例的选择有关。

（2）治疗方法：一般在经阴道或经腹部超声引导下穿刺针进入孕囊，抽吸其内液体，再注入适量药物即可，抽出的囊液需送病理检测是否有绒毛结构。有存活胚胎者可直接刺入胎心。局部注射的药物文献报道过的有 MTX、氯化钾、高渗糖等，目前最常用的药物是 MTX 及氯化钾。药物剂量的应用原则是最低而有效，研究认为 1mg/kg 的 MTX 安全有效，而 0.5mg/kg 成功率只有 50%。将 MTX 溶解在生理盐水中，浓度 25mg/mL，氯化钾浓度为 20%。疗效的判定是根据 β-hCG 的下降情况。β-hCG 在几天内持续下降并逐渐至正常者为治疗成功。如下降缓慢、未下降或升高表明治疗无效，需要再次局部注射或全身用药或采取手术治疗。

（3）并发症及不良反应：大多数研究认为目前没有明显的并发症及不良反应，治疗后一小部分患者有腹部不适、腹痛，数天后缓解。少数患者因腹腔出血或治疗无效需外科手术治疗。但有认为 15% 的患者治疗后出现卵巢的多发囊肿，可能与注射 MTX 有关。

4. 药物保守治疗异位妊娠的进展

药物保守治疗异位妊娠作为一种非创伤性治疗方法，尽可能地保留了输卵管，为要求生育者提供了更多的受孕可能，且因不需开腹，易被患者接受。MTX 是目前应用最广泛、疗效肯定的药物，用于治疗输卵管以外部位的异位妊娠，如宫颈、卵巢、腹腔、阔韧带妊娠。对于这些复杂的异位妊娠，因为手术切除的困难和风险，MTX 通常被认为是第一线的药物。

由于米非司酮拮抗孕酮的作用，靶组织主要是含有高浓度孕酮受体的蜕膜组织，对其他组织细胞作用较弱，不会引起子宫、输卵管平滑肌的强烈收缩而导致妊娠的输卵管破裂，临床将其应用于异位妊娠的保守治疗。

药物治疗失败主要表现为腹痛持续存在、无缓解甚至有加重，妊娠囊增大，输卵管破裂，腹腔内出血量继续增多等，最终需要手术治疗。治疗失败的原因主要与 β-hCG 水平、是否有胎心搏动等有关。治疗前的水平越低或治疗后下降快者，成功率越高。Potter 等用 MTX 治疗 81 例异位妊娠患者，治疗前 β-hCG <1 000U/L 者成功率 >98%，治疗前 β-hCG 为 1 000~4 999U/L 者成功率为 80%，而 β-hCG >5 000U/L 成功率仅为 38%。有报道血清孕酮水平 35nmol/L 作为 MTX 治疗成功与否的临界值，大于此值者不宜行 MTX 治疗。

5. 腹腔镜治疗异位妊娠的进展

近期的前瞻性、随机性比较研究表明，腹腔镜手术比单次 MTX 注射更有效。腹腔镜手术优点为及时、准确、安全、易行、术后恢复快、盆腔粘连少，融诊断与治疗为一体。术后输卵管复通率及妊娠率，是输卵管妊娠保守治疗的关键问题，腹腔镜手术治疗明显高于剖腹手术及药物治疗。对于输卵管间质部妊娠，以往认为腹腔镜下治疗应慎重考虑，因易于出血，导致中转开腹。但近年来，国外不断有成功治疗的报道，以套圈套住妊娠部位边收紧边切开清除及妊娠部位底部缝扎后切开，这两种方法手术时间短、出血少。

因此建议有条件的医院将腹腔镜手术作为治疗异位妊娠的首选手术方法。只有并发腹腔内出血导致失血性休克，或严重盆腔粘连的患者，或医务人员无腹腔镜手术经验者，才采用剖腹手术。

6. 持续性异位妊娠（PEP）

PEP 多见于异位妊娠经保守性手术治疗时未将滋养细胞组织完全去除，使得其继续生长，血β-hCG 水平下降缓慢或升高，再次出现腹痛、腹腔内出血等，约半数患者需进一步治疗。保守性手术后血

β-hCG升高、术后3d β-hCG下降＜20%或术后2周β-hCG下降＜10%，即可诊断。持续性异位妊娠的发生率报道不一，在4%～10%，腹腔镜手术略高于开腹手术，与选择病例条件及术者手术经验有关。据报道发生率在经腹腔镜手术为5%～20%，而经腹手术为3%～5%。不同的研究得出相同的结论：输卵管妊娠手术患者与并发PEP者，术前血清β-hCG水平并无太大差异。

保守性手术时异位妊娠部位注射MTX 15mg，或保守性手术后24h内预防性单次MTX（1mg/kg）给药，可大大减少PEP的发生。对于保守性手术后第3天血β-hCG水平下降＜50%者，术后第7天仍未下降或上升，不管出现症状与否，应加以MTX治疗，避免再次手术。

保守性手术治疗后是否会发生PEP与孕龄、盆腔粘连、术前hCG、孕酮水平、滋养细胞活性及手术方式有关。为减少PEP，应：①术前详细询问病史，术前术后监测hCG水平，至少每周1次直至正常。②权衡早期异位妊娠保守性手术的利弊。③权衡行输卵管切除术或切开术的利弊。④尽可能避免将胚囊从输卵管伞端挤出。⑤预防性应用MTX或米非司酮。米非司酮竞争性地与早孕蜕膜组织孕激素受体结合抑制孕酮活性，使绒毛蜕变，蜕膜萎缩坏死，还能直接抑制滋养细胞增殖，诱导和促进其凋亡发生，对侵入输卵管深肌层、浆膜层及穿破肌层进入腹腔或术中散落入腹腔的滋养叶组织细胞仍有杀死作用。

7. 辅助生育技术后异位妊娠的治疗策略

随着生殖医学辅助生育技术的开展，从最早的人工授精到体外受精—胚胎移植（IVF-ET）或配子输卵管内移植（GIFT）等，均有异位妊娠发生，且发生率为5%左右，比一般原因所致异位妊娠发生率为高。辅助生育技术后异位妊娠发生的部位包括输卵管、宫颈、卵巢、腹腔，临床以输卵管部位为多见。其相关易患因素有：①输卵管炎症或异位妊娠史。②前次盆腔手术及输卵管整形。③子宫内膜异位症。④移植胚胎的技术因素。⑤胚胎移植后的子宫收缩引发。⑥置入胚胎的数量，移植2～6个胚胎后易发生异位妊娠，但移植数量与发生异位妊娠的确切关系尚不明了。⑦胚胎的质量，冷冻胚胎有一定比例遭损害的裂殖细胞，倾向于种植在输卵管。⑧激素环境影响。

IVF早期妊娠需要经验丰富的B超医师经阴道超声检查以排除异位妊娠并早期治疗。及早诊断和治疗IVF-ET术后的异位妊娠，尤其是宫内宫外同时妊娠显得尤为重要。宫内宫外同时妊娠已成为一个新问题越来越被临床医师所重视。手术切除输卵管是主要治疗方式。对于移植胚胎数目多，结合B超及术中探查可疑双侧输卵管同时妊娠者，可适当选择双侧输卵管切除术以免漏诊。由于IVF-ET术后宫内宫外同时妊娠及双侧输卵管同时妊娠概率增加，术中应仔细检查整个盆腔脏器，术后严密追踪血β-hCG水平。手术需由技术熟练者施术，动作轻柔，尽量减少触碰子宫，避免过多刺激宫缩引起流产，术后安胎措施也非常重要。此外，超声引导下局部注射药物治疗，如氯化钾，对宫内外同时妊娠想保留宫内胚胎者，也是可选择的治疗方法。

（七）治疗方案

输卵管妊娠的治疗方法有手术治疗和非手术治疗。根据病情缓急，采取相应处理。内出血多，出现休克时，应快速备血，建立静脉通道，进行输血、吸氧等休克治疗，并立即进行手术。快速开腹后，迅速以卵圆钳钳夹患侧输卵管病灶，暂时控制出血，同时快速输血输液，纠正休克，清除腹腔积血后，视病变情况采取根治性或保守性手术。对于无内出血或仅有少量内出血、无休克、病情较轻的患者，可采用药物治疗或手术治疗。近年来，由于阴道超声检查、血β-hCG水平测定的广泛应用，80%的异位妊娠可以在未破裂前得到诊断，早期诊断给保守治疗创造了条件。因此，目前处理更多地趋向于保守性治疗，腹腔镜微创技术和药物治疗已成为输卵管妊娠治疗的主流。

1. 手术治疗

是输卵管妊娠的主要治疗方法。如有休克，应在抗休克治疗的同时尽快手术，手术可开腹进行，也可在腹腔镜下进行。

（1）根治性手术：对无生育要求的输卵管妊娠破裂者，可行患侧输卵管切除。开腹后迅速找到出血点，立刻钳夹止血，再进行患侧输卵管切除术，尽可能保留卵巢。腹腔镜下可以使用双极电凝、单极电凝及超声刀等切除输卵管。输卵管间质部妊娠手术应做子宫角部楔形切除及患侧输卵管切除，必要时切除子宫。

休克患者应尽量缩短手术时间。腹腔出血多者可回收进行自体输血，但要求此类患者：①停经不超过 12 周，胎膜未破。②内出血不超过 24h。③血液未受污染。④镜检红细胞破坏率小于 30%。回收血操作时应严格遵守无菌原则，如无自体输血设备，每 100mL 血液加 3.8% 枸橼酸钠 10mL（或肝素 600U）抗凝，经 8 层纱布过滤后回输。为防止枸橼酸中毒，每回输 400mL 血液，应补充 10% 葡萄糖酸钙 10mL。

（2）保守性手术：主要用于未产妇，以及生育能力较低但又需保留其生育能力的妇女。包括：①年龄小于 35 岁，无健康子女存活，或一侧输卵管已被切除。②患者病情稳定，出血不急剧，休克已纠正。③输卵管无明显炎症、粘连，无大范围输卵管损伤者。

手术仅清除妊娠物而保留输卵管。一般根据病变累及部位及其损伤程度选择术式，包括输卵管伞端妊娠物挤出、输卵管切开妊娠物清除、输卵管造口（开窗）妊娠物清除及输卵管节段切除端—端吻合。

1）输卵管伞端妊娠物挤出术：伞部妊娠可挤压妊娠物自伞端排出，易导致持续性异位妊娠，应加以注意。

2）输卵管线形切开术（开窗造口术）：切开输卵管取出胚胎后缝合管壁，是一种最适合输卵管妊娠的保守性手术。适应证为：患者有生育要求，生命体征平稳；输卵管的妊娠囊直径 <6cm；输卵管壶腹部妊娠者更适宜。禁忌证为：输卵管妊娠破裂大出血，患者明显呈休克状态。

腹腔镜下可于局部注射稀释的垂体后叶素盐水或肾上腺素盐水，电凝切开的膨大部位，然后用电针切开输卵管 1cm 左右，取出妊娠物，检查输卵管切开部位有无渗血，用双极电凝止血，切口可不缝合或仅缝合 1 针。

3）节段切除端—端吻合输卵管成形术：峡部妊娠则可切除病灶后再吻合输卵管，操作复杂，效果不明确，临床很少用。

对于输卵管妊娠行保守性手术，若术中未完全清除囊胚，或残留有存活的滋养细胞而继续生长，导致术后发生持续性异位妊娠风险增加。术后需 β-hCG 严密随访，可结合 B 超检查。治疗以及时给予 MTX 化疗效果较好，如有腹腔大量内出血，需行手术探查。

2. 药物治疗

一些药物抑制滋养细胞，促使妊娠物最后吸收，避免手术及术后的并发症。

适应证如下。

输卵管妊娠：①无药物治疗禁忌证。②患者生命体征平稳，无明显内出血情况。③输卵管妊娠包块直径 ≤4cm。④血 β-hCG <2 000U/L。

输卵管妊娠保守性手术失败：输卵管开窗术等保守性手术后 4%~10% 患者可能残留绒毛组织，异位妊娠持续存在，药物治疗可避免再次手术。

禁忌证：患者如出现明显的腹痛已非早期病例，腹痛与异位包块的张力及出血对腹膜的刺激以及输卵管排异时的痉挛性收缩有关，常是输卵管妊娠破裂或流产的先兆；如 B 超已观察到有胎心，不宜药物治疗；有认为血 β-hCG <5 000U/L 均可选择药物治疗，但 β-hCG 水平反映了滋养细胞增殖的活跃程度，随其滴度升高，药物治疗失败率增加；严重肝肾疾患或凝血机制障碍为禁忌证。

目前药物治疗异位妊娠主要适用于早期输卵管妊娠，要求保留生育能力的年轻患者。

（1）氨甲蝶呤（MTX）治疗：MTX 为药物治疗首选。

1）MTX 口服：0.4mg/kg，每日 1 次，5d 为 1 个疗程。目前仅用于保守性手术治疗失败后持续性输卵管妊娠的辅助治疗。

2）MTX 肌内注射：①单次给药：剂量为 50mg/m²，肌内注射 1 次，可不加用四氢叶酸，成功率达 87% 以上。②分次给药：MTX 0.4mg/kg，肌内注射，每日 1 次，共 5 次。

3）MTX-CF 方案：见表 2-1。

表 2-1　MTX-CF 方案

治疗日	1	2	3	4	5	6	7	8
	MTX	CF	MTX	CF	MTX	CF	MTX	CF
用药方法	1mg/kg	0.1mg/kg	1mg/kg	0.1mg/kg	1mg/kg	0.1mg/kg	1mg/kg	0.1mg/kg
	iv 或 im	im	iv 或 im	im	iv 或 im	im	iv 或 im	im

4）局部用药：局部注射具有用量小、疗效高，可提高局部组织的 MTX 浓度，有利于杀胚和促进胚体吸收等优点。①可采用在 B 超引导下穿刺，将 MTX 直接注入输卵管的妊娠囊内。②可在腹腔镜直视下穿刺输卵管妊娠囊，吸出部分囊液后，将 MTX 10～50mg 注入其中，适用于输卵管未破裂，血肿直径≤3cm，血 β-hCG≤2 000U/mL 者。③宫腔镜直视下，经输卵管并口向间质部内注射 MTX，MTX 10～30mg 稀释于生理盐水 2mL 中，经导管注入输卵管内。

监测指标：①用药后 2 周内，宜每隔 3d 复查 β-hCG 及 B 超。②β-hCG 呈下降趋势并 3 次阴性，症状缓解或消失，包块缩小为有效。③若用药后一周 β-hCG 15%＜下降≤25%、B 超检查无变化，可考虑再次用药（方案同前）。④β-hCG 下降＜15%，症状不缓解或反而加重，或有内出血，应考虑手术治疗。⑤用药后 5 周，β-hCG 也可为低值，也有到用药 15 周以上者血 β-hCG 才降至正常，故用药 2 周后应每周复查 β-hCG，直至降至正常范围。

MTX 治疗注意事项如下。

A. MTX 的药物效应：①反应性血 β-hCG 升高：用药后 1～3d 半数患者血 β-hCG 升高，4～7d 时 β-hCG 下降。②反应性腹痛：用药后 1 周左右，约半数患者出现一过性腹痛，多于 4～12h 内缓解，可能是输卵管妊娠流产所致，应仔细鉴别，不要误认为是治疗失败。③附件包块增大：约 50% 患者存在。④异位妊娠破裂：与血 β-hCG 水平无明显关系，应及时发现，及时手术。

B. MTX 的药物不良反应：MTX 全身用药不良反应发生率在 10%～50%，主要表现在消化系统和造血系统，有胃炎、口腔炎、转氨酶升高、骨髓抑制等。多次给药不良反应高于单次给药，局部用药则极少出现上述反应。MTX 对输卵管组织无伤害，治疗后输卵管通畅率达 75%。Tulandi 和 Sammour 从循证医学角度分析，认为和手术治疗相比，药物治疗恢复时间长，对患者健康和生活质量有不良影响。

（2）氟尿嘧啶（5-Fu）治疗：5-Fu 是对滋养细胞极为敏感的化疗药物。在体内转变成氟尿嘧啶脱氧核苷酸，抑制脱氧胸苷酸合成酶，阻止脱氧尿苷酸甲基化转变为脱氧胸苷酸，从而干扰 DNA 的生物合成，致使滋养细胞死亡。

局部注射给药途径同 MTX，可经宫腔镜、腹腔镜或阴道超声引导注射，剂量为全身用药量的 1/4 或 1/5，一次注射 5-Fu 250mg。宫腔镜下行输卵管插管，注入 5-Fu 可使药物与滋养细胞直接接触，最大限度地发挥其杀胚胎作用。此外由于液压的机械作用，药液能有效地渗入输卵管壁和滋养层之间，促进滋养层的剥离，细胞坏死和胚胎死亡。5-Fu 虽可杀死胚胎，但对输卵管的正常组织却无破坏作用，病灶吸收后可保持输卵管通畅。

（3）其他药物治疗：①米非司酮为黄体期孕酮拮抗剂，可抑制滋养层发育，用法不一，口服 25～100mg/d，共 3～8d；或每次 25mg，每日 2 次，总量 150mg 或 200～600mg 一次服用。②局部注射前列腺素，尤其是 PGF_{2a}，能增加输卵管的蠕动及输卵管动脉痉挛，是一种溶黄体剂，使黄体产生的孕酮减少，可在腹腔镜下将 PGF_{2a} 0.5～1.5mg 注入输卵管妊娠部位和卵巢黄体部位治疗输卵管妊娠，如用量大或全身用药，易发生心血管不良反应。③氯化钾相对无不良反应，主要作用于心脏，可引起心脏收缩不全和胎儿死亡，可用于有胎心搏动的异位妊娠的治疗及宫内宫外同时妊娠，保留宫内胎儿。④高渗葡萄糖局部注射，引起局部组织脱水和滋养细胞坏死，进而使妊娠产物吸收。

此外，中医采用活血化瘀，消癥杀胚药物，也有一定疗效。

3. 期待疗法

少数输卵管妊娠可能发生自然流产或溶解吸收自然消退，症状较轻无需手术或药物治疗。适应证：①无临床症状或症状轻微。②随诊可靠。③输卵管妊娠包块直径＜3cm。④血 β-hCG＜1 000U/L，且持续下降。⑤无腹腔内出血。

无论药物治疗还是期待疗法，必须严格掌握指征，治疗期间密切注意临床表现及生命体征，连续测定血 β-hCG、B 超、血红蛋白和红细胞计数。如连续 2 次血 β-hCG 不下降或升高，不宜观察等待，应积极处理。个别病例血 β-hCG 很低时仍可能破裂，需警惕。

输卵管间质部妊娠、严重腹腔内出血、保守治疗效果不佳均应及早手术。手术治疗和非手术治疗均应注意合理使用抗生素。

4. 输卵管妊娠治疗后的生殖状态

（1）生育史：既往有生育力低下或不育史者，输卵管妊娠治疗后宫内妊娠率为 37%～42%，再次异位妊娠率增加 8%～18%。

（2）对侧输卵管情况：对侧输卵管健康者，术后宫内妊娠率和再次异位妊娠率分别为 75% 和 9% 左右，对侧输卵管有粘连或损伤者为 41%～56% 和 13%～20%。

（3）开腹手术和腹腔镜手术：近年大量研究表明，两者对异位妊娠的生殖状态没有影响。

（4）输卵管切除与输卵管保留手术：输卵管保守性手术（线形切开术、造口术、开窗术、妊娠物挤出术），存在持续性异位妊娠发生率为 5%～10%。

二、其他部位异位妊娠

（一）宫颈妊娠

1. 概述

宫颈妊娠指受精卵在宫颈管内着床和发育的妊娠，罕见而危险。临床上易误诊为难免流产。探查、搔刮子宫时可出现难以控制的大出血。

2. 病因

宫颈妊娠发病可能与以下因素有关：①孕卵游走速度过快或发育迟缓，子宫内膜纤毛运动亢进或子宫肌肉异常收缩。②宫腔炎症、刮宫、引产或剖宫产引起子宫内膜病变、缺损、瘢痕形成、粘连。③子宫发育不良、畸形，子宫肌瘤引起宫腔形状改变。④近年来助孕技术的应用，特别是 IVF-ET 的广泛应用，使宫颈妊娠的发病率有上升趋势。

3. 临床表现

（1）症状：患者停经后流血时间较早，阴道流血量逐渐增多或间歇性阴道大出血，不伴腹痛是其特点。由于胚胎种植部位不良，流产时胚胎附着部位胎盘绒毛分离，而颈管组织收缩功能差，宫颈组织却无力将妊娠物迅速排出，血窦开放，血液外流，造成无痛性大出血。此时应用宫缩剂无效，可造成休克或死亡。

（2）体征：宫颈改变的特点为宫颈膨大、着色、变软变薄，外口扩张，内口紧闭。

4. 诊断要点

（1）宫颈妊娠的临床诊断标准：①妇科检查发现膨大的宫颈上方子宫大小正常。②妊娠组织完全在宫颈管内。③分段诊刮宫腔内未发现妊娠产物。

（2）B 超显示宫颈妊娠的特点：①子宫体正常或略大，内含较厚蜕膜。②宫颈膨大如球，与宫体相连呈沙漏状，宫颈明显大于宫体。③宫颈管内可见变形的胚囊。如胚胎已死亡则结构紊乱，光团及小暗区相间但以实性为主。④子宫内口关闭，胚胎不超过内口。

（3）血 β-hCG 的检查：数值的高低与孕龄及胚胎的存活有关，β-hCG 水平增高说明胚胎活性好，胚床血运丰富，易有活动性出血，所以定期复查血 β-hCG 对诊断非常重要。

5. 治疗纵观

以往宫颈妊娠多以子宫切除告终，近年来治疗方法逐渐由子宫切除术向保守治疗过渡。

（1）药物治疗：MTX 用于治疗宫颈妊娠，方法已相对成熟。MTX 用于治疗宫颈妊娠的适应证：①血 β-hCG ＜10 000U/L。②孕龄＜9 周。③无明显胎心搏动。④胎体长（CRL）＜10mm。但 MTX 宜早期应用，否则有可能因大出血而切除子宫。

用药方法有：①静脉注射，0.5～1.0mg/kg，隔日1次，连用4次，每次用药后24h内用四氢叶酸0.1mg/kg，减轻MTX的不良反应。②肌内注射，每次给药50mg/m²，如给药4～7d后，血β-hCG下降<15%可重复给药。③局部用药，超声引导下羊膜囊内注射。

（2）微创技术：有条件者可选用在宫腔镜下去除胚胎组织，创面以电凝止血。宫腔镜切除胚胎可用宫腔镜直视胚胎着床部位，能较完整切除胚胎，视野清晰，电凝止血准确。尽管宫腔镜的诊断及治疗有其明显的优越性，但它并不适用于所有的宫颈妊娠，过大的妊娠囊可能伴有宫颈的明显胀大、扭曲，有较丰富的血供，宫腔镜的治疗及操作易导致危及生命的大出血。

（3）子宫动脉栓塞：同时应用栓塞剂和MTX。动脉栓塞术作为一种新的有效控制出血的方法，在20世纪70年代开始应用。近20余年逐步应用于治疗妇科和产科的急性出血、妇科肿瘤及血管畸形等。经导管动脉栓塞术治疗宫颈妊娠，可以观察到活动性出血的血管，栓塞剂选择中效可吸收的新鲜明胶海绵颗粒，直接阻断宫颈病灶的血供，具有创伤小、止血快、不良反应小等特点，并且保留生育功能。但是由于动脉栓塞术尚无法直接去除病灶，而且费用较高，对技术设备有一定要求。

6. 治疗方案

宫颈妊娠虽然发病率低，但病情凶险，正确的治疗策略对患者的预后至关重要。对不需保留生育功能的年长者，可直接行全子宫切除；对需保留生育功能者，若阴道出血不多，采用MTX全身或局部化疗；若MTX治疗无效或阴道大出血者可行子宫动脉栓塞并加MTX化疗，化疗的成功率取决于血β-hCG、孕囊大小及有无胎心搏动；若无介入治疗条件，可采用髂内动脉结扎术、宫颈环扎术、子宫动脉下行支结扎及颈管填塞术进行止血，并行钳刮术，无效者切除子宫。

处理原则是在有效的止血措施保障下终止妊娠。根据阴道流血量的多少采用不同的方法。

（1）根治治疗：对已有子女、无生育要求的患者为避免失血性休克和感染可行全子宫切除术。

（2）保守治疗。

1）流血量多或大出血的处理：手术医师应具有全子宫切除术的经验；做好输血准备；预备填塞宫颈管止血纱布条，刮宫时常需使用纱布条压迫填塞止血，必要时行双侧髂内动脉结扎；或直视下切开宫颈剥除胚胎，褥式缝合管壁，继而修复宫颈管。如发生失血性休克，应先抢救休克，再采用上述方法，若出血不止则及时切除子宫以挽救患者生命。

2）流血量少或无流血：病情允许时首选MTX用药，MTX每日肌内注射20mg，共5d，或MTX单次肌内注射50mg/m²，或将MTX 50mg直接注入妊娠囊内。应用MTX治疗后，宜待血β-hCG明显下降后再行刮宫术，否则仍有刮宫时大出血的可能。

（二）卵巢妊娠

卵巢妊娠极为少见，是受精卵在卵巢内着床和发育形成。卵巢妊娠的诊断标准必须包括以下几点：①双侧输卵管完整。②囊胚位于卵巢组织内。③卵巢与囊胚是以卵巢固有韧带与子宫相连。④囊胚壁上有卵巢组织。卵巢妊娠的临床表现与输卵管妊娠相似，术前很难明确诊断卵巢妊娠，手术探查时也有误诊为卵巢黄体破裂，常规病理检查才能确诊卵巢妊娠。多数卵巢妊娠有内出血和休克，手术时应根据病灶范围行卵巢部分切除术或患侧附件切除术，原则上尽量保留正常的卵巢组织和输卵管。

（三）腹腔妊娠

腹腔妊娠指位于输卵管、卵巢、阔韧带以外的腹腔内妊娠。发生率1∶15 000次正常妊娠。母体死亡率约为5%，胎儿存活率仅为1‰。腹腔妊娠分为原发性和继发性两类。继发性腹腔妊娠是极少数输卵管妊娠破裂或流产后，胚胎被排入腹腔，但绒毛组织大部分附着在原着床处，胚胎继续生长；或胚胎及全部绒毛组织排入腹腔后，种植于附近脏器组织，继续发育。继发性腹腔妊娠也可继发于宫内妊娠子宫破裂和卵巢妊娠破裂。原发性腹腔妊娠更为少见，指卵子在腹腔内受精并直接种植于腹膜、肠系膜、大网膜等处。诊断原发性腹腔妊娠的3个条件为：①两侧输卵管和卵巢无近期妊娠的证据。②无子宫腹膜瘘形成。③妊娠只存在于腹腔。促使受精卵原发着床于腹膜的因素可能为腹膜有子宫内膜异位灶。

患者往往有停经、早孕反应，可有输卵管妊娠流产或破裂的症状，然后流血停止、腹痛缓解；以后腹部逐渐增大，胎动时孕妇腹痛不适。腹部可清楚扪及胎儿肢体，常出现肩先露、臀先露、胎头高浮，子宫轮廓不清。即使足月后也难以临产，宫颈口不开，胎先露不下降。腹腔妊娠时胎儿往往不能存活，可被大网膜和腹腔脏器包裹，日久后可干尸化或成石胎。B 超检查子宫内无胎儿，或胎儿位于子宫以外。

腹腔妊娠确诊后，应经腹取出胎儿，胎盘去留的时机和方式视其附着部位、胎儿死亡时间决定：胎盘附着在子宫、输卵管、大网膜或阔韧带，可考虑一并切除；胎儿死亡已久可试行剥离胎盘，剥离有困难则将其留置；胎儿存活或死亡不足 4 周，胎盘附着于肠系膜、肠曲、肝脏等易大出血及损伤部位时均不宜触动胎盘，留在腹腔里的胎盘约需半年左右吸收，也有在 2~3 个月后因留置胎盘吸收不全发生感染等并发症再经腹取出或引流。术前需做好输血准备，术后应用抗生素预防感染。将胎盘留于腹腔内者，应定期通过 B 超及 β-hCG 来了解胎盘退化吸收程度。

（四）宫内宫外同时妊娠

指宫腔内妊娠与异位妊娠同时存在，极罕见（10 000~30 000 次妊娠中 1 例），但辅助生育技术的开展及促排卵药物的应用使其发生率明显增高。诊断较困难，往往在人工流产确认宫内妊娠后，很快出现异位妊娠的临床症状；或异位妊娠经手术证实后，又发现宫内妊娠。B 超可协助诊断，但确诊需病理检查。

（五）阔韧带妊娠

阔韧带妊娠又称腹膜外妊娠，是指妊娠囊在阔韧带两叶之间生长发育，实际上是妊娠囊在腹膜后生长发育，是一种腹膜后的腹腔妊娠，胎儿或妊娠组织在阔韧带的叶上生长，发病率很低，据报道仅为异位妊娠的 1/163~1/75，或为妊娠的 1/183 900。妊娠囊及胎盘破裂会导致腹腔积血和急腹症，但因为阔韧带内血管的填塞作用，出现大出血的可能性不大。在开腹探查前很少能明确诊断，B 超检查阔韧带妊娠的最可靠征象是胎儿与空的子宫腔分离。

一旦诊断成立，需进行手术治疗。手术时机尚有争议，对有生机儿尽快手术，而对胎儿已死亡者推迟 6~8 周手术，使胎儿循环萎缩，减少出血危险。阔韧带内出血少，且胎儿为正常有生机儿，又有羊水存在，无胎儿窘迫，可严密观察下保守处理，但必须征得患者及其家属同意。

（六）子宫残角妊娠

残角子宫是子宫畸形的一种，多与发育较好的宫腔不相通。受精卵经残角子宫侧输卵管进入残角子宫内妊娠，称为子宫残角妊娠。可在早孕时发生胚胎死亡，类似流产症状，如胎儿继续生长，在中期妊娠时发生破裂可引起严重内出血致休克。即使至妊娠足月，临产后胎儿常死亡和引起残角破裂。一旦确诊，可行残角子宫及同侧输卵管切除，如为足月活胎，可行剖宫产后切除残角子宫。

（七）剖宫产瘢痕部位妊娠

子宫下段剖宫产后子宫复旧，切口部位恢复为子宫峡部，剖宫产瘢痕部位妊娠即是指此处的妊娠。受精卵着床于子宫瘢痕部位，滋养细胞可直接侵入子宫肌层不断生长，绒毛与子宫肌层粘连、植入甚至穿透子宫壁，可导致子宫大出血危及生命。随着剖宫产的增加，剖宫产瘢痕部位妊娠发生率增加。

临床表现为出现阴道流血，易误诊为先兆流产。其诊断多根据 B 超影像：①子宫内无妊娠囊。②宫颈管内无妊娠囊。③妊娠囊生长在子宫峡部前壁。④妊娠囊与膀胱之间肌壁菲薄。

MTX 治疗剖宫产瘢痕部位妊娠可有效杀死早期妊娠胚胎，严格掌握适应证，以防止治疗过程中出现大出血。相对 MTX 保守治疗，经子宫动脉介入治疗无孕龄周期的限制，对孕龄较大的患者治疗也安全有效。可有效控制剖宫产瘢痕部位妊娠大出血；使妊娠物缺血缺氧坏死，结合化疗药杀死妊娠物更迅速有效；减少清宫时的出血风险。

手术治疗是剖宫产瘢痕部位妊娠最终的治疗方法，根据患者情况、临床条件以及医师的技术，手术方式可选择妊娠包块去除或全子宫切除术。手术途径主要通过开腹手术，也有腹腔镜治疗的报道。

第二节 卵巢破裂

卵巢破裂是指卵巢的成熟卵泡、黄体、黄体囊肿或其他因素所引起的卵泡膜血管破裂,不能迅速止血或血液不凝固以及凝血块脱落发生出血或卵巢囊内液溢出等,严重者可造成腹腔内大量出血。

具体如卵巢炎症,卵巢脓肿;卵巢非赘生性囊肿,如囊状卵泡在卵泡生长发育为成熟卵泡时,排卵时可有卵泡破裂、滤泡囊肿、黄体囊肿、妊娠黄体囊肿。卵巢巧克力囊肿等卵巢肿瘤良性或恶性均可发生破裂。若有外力影响,如跌倒、腹部受压、被撞击,妇科检查时加压、穿刺抽吸、针刺治疗、开腹手术损伤卵巢等时均可引起卵巢破裂。

一、卵巢黄体囊肿破裂

(一)概述

卵巢黄体囊肿破裂是临床上最为常见的卵巢破裂疾病,卵巢黄体囊肿破裂的常见原因如下。

(1)在卵巢黄体血管化时期容易破裂,一般先在内部出血,使囊内压增加,继而引起破裂、出血。

(2)原有血液病导致凝血机制障碍,易出血且不易止血。

(3)自主神经系统影响,使卵巢纤维蛋白溶酶系统活力增强,造成凝血机制障碍。

(4)外伤、卵巢受直接或间接外力作用、盆腔炎症、卵巢子宫充血等因素均可导致黄体囊肿破裂。

(二)诊断要点

黄体囊肿破裂除具有急腹症的临床特点外,还有如下特点:①突然下腹痛,多发生于月经后期,多数不伴有阴道出血。②发病前多有性交、排便及妇科检查等紧张性活动。③阴道后穹隆穿刺有黯红色不凝血或血水样液。④尿 hCG 一般阴性,若妊娠黄体破裂可阳性,此时易误诊为异位妊娠。

(三)治疗方案

卵巢黄体囊肿破裂是卵巢的非器质性病变,大多数经保守治疗可以治愈。对初步诊断凝血功能正常的患者,应根据其保守治疗成功率高的特点,尽量采用保守治疗。对于起病急、症状重、内出血多、血红蛋白进行性下降的患者,应当机立断手术。即使手术,也要注意保护卵巢功能。

1. 保守治疗

适用于出血少者,主要措施是卧床休息和应用止血药物。

(1)维生素 K_1:10mg,肌内注射,每 8h 一次。

(2)酚磺乙胺(止血敏):0.25g,肌内注射,每 8h 一次。

(3)卡巴克络(肾上腺色腙):10mg,肌内注射,每日 2 次。

(4)氨甲苯酸(止血芳酸):0.2g,加入 25% 葡萄糖溶液 20mL,静脉注射,每日 2 次。

2. 手术治疗

适用于出血较多者,若出现休克,在积极抗休克同时行手术治疗。设法保留卵巢功能,缝合卵巢破裂部位或行部分卵巢切除修补术是首选手术方式,切除组织送病理检查。对有休克者手术切口宜采用下腹直切口,也可行腹腔镜手术,吸去腹腔积血,激光或电凝止血,术后纠正贫血。对不能排除卵巢肿瘤扭转或破裂的,腹腔镜是诊断的金指标。随着腹腔镜技术的推广和自体回输血技术的开展,手术治疗具有见效快,迅速明确诊断,创伤少等优点。

二、卵巢巧克力囊肿破裂

(一)概述

随着子宫内膜异位症发病率上升,卵巢子宫内膜异位囊肿(或称卵巢巧克力囊肿)的发生率也随之增多,卵巢巧克力囊肿也可发生自发或外力影响下的破裂,引起妇科急腹症,它是属于妇科领域中的一种新型急腹症,以往对其认识不足,也易被忽视,现对其认识逐渐加深,故已引起重视。卵巢巧克力囊肿破裂后陈旧性血液溢入腹腔，引起剧烈腹痛、恶心、呕吐等，常需急症处理。

（二）诊断要点

由于囊内液流入腹腔引起急腹症，容易误诊为卵巢囊肿蒂扭转、宫外孕、急性阑尾炎、急性盆腔炎等。卵巢巧克力囊肿破裂时除具有急腹症的临床特点外，还具有如下特点。

（1）既往可能有原发性或继发性痛经史，原发或继发不孕史或曾经诊断子宫内膜异位症；对无痛经者也不能忽视。

（2）发生时间多在月经期或月经后半期。

（3）突发性下腹剧痛，伴恶心、呕吐及腹膜刺激症状。

（4）无闭经史，无不规则阴道流血，无休克。

（5）妇科检查可在附件区触及活动性差的包块，并有触痛，子宫直肠陷窝触及痛性结节。

（6）B超提示卵巢囊肿伴有盆腔积液，阴道后穹隆穿刺抽出巧克力样液体对明确诊断有重要意义。囊肿破裂后，囊液流出而囊肿缩小，另外由于有些患者发病到就诊时间较长，使腹腔积液扩散于大网膜及肠系膜之间，B超无法发现卵巢囊肿及盆腔积液，阴道后穹隆穿刺无法穿出液体，是误诊原因之一。

（三）治疗方案

1. 治疗原则

确诊后宜立即手术，因流出的囊液可引起盆腔粘连，导致不育或异位内膜的再次播散和种植。手术范围应根据年龄，对生育要求，病情严重程度（包括症状与病灶范围）进行全面考虑。年轻有生育要求者应行病灶清除术或病侧附件切除术，对年龄较大者应采用附件及子宫切除术，无论何种手术，术时宜彻底清洗腹腔，尽量切除病灶，松解粘连，术后关腹前，腹腔内放入庆大霉素 8 万 U，地塞米松 5mg，透明质酸酶 1 000U，中（低）分子右旋糖酐 500mL 加异丙嗪 25mg，以防术后粘连。术后一般均宜服用治疗子宫内膜异位症的药物，以防止肉眼未能检出的病灶或囊液污染腹腔引起新的播散和种植病灶的产生。

2. 手术治疗

分保守手术、半保守手术和根治性手术。在诊断不十分明确时，进行腹腔镜检查可达到诊断和治疗双重目的。镜下视野扩大更利于病灶及囊液的清除，随着腹腔镜手术技巧的提高使各种手术均成为可能。

（1）保守性手术：保留子宫及一侧或双侧卵巢，以保留患者的生育功能。①年轻未生育者在吸引和彻底冲洗，吸引溢入盆腔内的囊液后，可行巧克力囊肿剥除或卵巢部分切除成形术，术中松解盆腔粘连、矫正子宫位置。尽量保留正常卵巢组织，对维持卵巢功能和内分泌功能有帮助，对日后增加孕育机会也有帮助。②双侧卵巢受累，原则上也尽量做卵巢囊肿剥除术，若囊肿与周围组织粘连紧密，强行剥除易损伤脏器，可用无水乙醇涂在囊腔内，使囊腔内上皮坏死，以免日后复发。

保守性手术后复发率较高，术后辅助药物治疗 3 个月，可用达那唑、内美通、促性腺激素释放激素类似物或激动剂（GnRHa）等，停药后再予促孕药物治疗。部分患者需要再次手术治疗。手术后 1 年内是最佳受孕期，如术后 2 年仍未受孕，则其妊娠机会明显减少。

（2）半保守性手术：切除子宫，保留一侧或两侧正常卵巢组织，以保留患者的卵巢功能。用于无生育要求或因病情需要切除子宫而年龄在 45 岁以下的患者。由于保留了卵巢，术后仍有复发可能，但复发率较低，与子宫切除有关。

（3）根治性手术：对病情严重无法保留卵巢组织或年龄 >45 岁的患者应行根治性手术，即切除子宫及双附件。由于不保留卵巢功能，即使有小的残留病灶，以后也将自行萎缩，故无复发之忧。但绝经期综合征发生率较高，激素替代治疗不是其禁忌证。

3. 其他保守治疗方法

（1）钇铝石榴激光术：是用钇、铝结晶和涂上钕的石榴石作为激活媒质的激光器发出的激光束进行治疗。国外应用它的接触性作用，对邻近组织相对无损伤和允许液体环境下操作，用圆的或平的探头涂搽囊肿壁，可精确地去除全部囊壁。在手术中可连续灌洗组织，更易止血，便于操作，不留残余病灶。

（2）腹腔镜下异位囊肿穿刺及无水乙醇固定术：在腹腔镜下做内膜异位囊肿穿刺，吸出囊液，注入生理盐水冲洗，然后注入无水乙醇 5~10mL，再注入生理盐水冲洗后吸出。无水乙醇可使异位的子宫内膜细胞变性、坏死，囊肿硬化、缩小及粘连。据报道经这一保守手术后，术后妊娠率达 33.3%，复发率为 16.6%。

（3）阴道超声导引下子宫内膜异位囊肿穿刺及无水乙醇固定疗法：术后给予药物治疗 3 个月。

三、卵巢肿瘤破裂

（一）概述

卵巢肿瘤破裂是卵巢肿瘤常见的并发症之一，约 3% 的卵巢肿瘤会发生破裂。症状轻重取决于破裂口大小、流入腹腔内囊液性质和量。大囊性肿瘤或成熟性畸胎瘤破裂，常有突然或持续性剧烈腹痛，恶心、呕吐，有时导致内出血、腹膜炎和休克。肿瘤破裂口小时仅感轻微或中度腹痛。

（二）诊断要点

（1）原有卵巢肿瘤病史。
（2）突然出现腹痛、腹壁紧张拒按甚至休克症状。
（3）发病前多有腹部重压、妇科检查、性交等诱因。
（4）原有肿块缩小，腹部出现移动性浊音，穿刺有囊内液或血液。

（三）治疗方案

凡疑有或确定为卵巢肿瘤破裂应立即处理，可做腹腔镜检查或剖腹探查。术中应尽量吸尽囊液，做细胞学检查，并清洗腹腔及盆腔，切除标本送病理学检查。疑为恶性卵巢肿瘤破裂，则做快速切片检查，特别注意是否是恶性肿瘤，后者按恶性卵巢肿瘤处理原则处理。

第三节 卵巢肿瘤蒂扭转

一、一般类型卵巢肿瘤蒂扭转

（一）概述

卵巢肿瘤蒂扭转居妇科急腹症第 5 位，约 10% 的卵巢肿瘤并发蒂扭转。80% 的病例发生在 50 岁以下的女性。右侧的卵巢肿瘤较左侧卵巢肿瘤易发生蒂扭转。扭转不及 360° 时称不全扭转，不全扭转轻微，有自然松解回复的可能，如扭转 360° 称完全扭转，此时不能恢复。卵巢恶性肿瘤蒂扭转发生率低，可能为恶性肿瘤坏死与周围组织结构发生粘连而不易导致扭转。蒂扭转患者年龄一般较轻，常见的卵巢肿瘤蒂扭转良性肿瘤分别为卵巢良性畸胎瘤、输卵管囊肿、卵泡囊肿、浆液性或黏液性囊腺瘤。

（二）临床特点

（1）既往有附件肿块史的患者突发性一侧下腹部剧痛，持续性，阵发性加剧，常伴恶心、呕吐甚至休克。
（2）妇科检查扪及附件区肿物张力大，压痛，以肿瘤蒂部最明显。
（3）超声检查可探及附件区肿物回声。彩色多普勒发现静脉或动脉血流消失或下降。

（三）治疗方案

1. 治疗原则

卵巢肿瘤蒂扭转者应早期诊断，及时治疗，立即剖腹或腹腔镜探查。传统方法是开腹行患侧附件切除术。手术时在扭转蒂部的远端钳夹，将肿瘤和扭转的瘤蒂一并切除。钳夹蒂前不可回复扭转的蒂，以防栓塞脱落进入血液循环，导致其他脏器栓塞。但国外近20年及国内近年的临床研究证明，对于年轻女性卵巢肿瘤蒂扭转回复扭转的蒂后，保守性卵巢手术是安全而有效的，对于保留卵巢生殖功能及内分泌功能有着重要意义。

2. 手术时对肿块性质的判定

开腹后对附件区扭转之肿块，可依如下检查大体判断其来源：若有卵巢及输卵管，肿块多为加氏管囊肿；若只有卵巢，肿块多为输卵管积水；若只见输卵管匍匐于肿块上，多为卵巢肿块（肿瘤）；若卵巢、输卵管都不见，则多为炎症后的输卵管、卵巢积水。手术时肉眼判别卵巢瘤之良恶性，可根据单侧或双侧、多房性、乳头突起、实质区、包膜破溃、腹膜种植、腹腔积液等大体来进行。凡切除的卵巢肿瘤标本，均应剖开检查。若怀疑恶性立即行快速病理学检查，以制订合理治疗方案。

3. 良性卵巢肿瘤手术治疗方案

（1）附件切除术：适用于扭转时间长，肉眼观卵巢已发生坏疽者。

1）开腹手术：露出肿瘤后从扭转之蒂部血运较好处钳夹，切下肿瘤及蒂，残端缝扎、包埋。此类手术腹壁切口宜够大，以免取出肿瘤时挤破已变性坏死的肿瘤。手术结束时一般不放置腹腔引流物。

2）腹腔镜手术：置入腹腔镜后探查肿瘤部位、大小、有无粘连、扭转方向等。对直径大于10cm的卵巢肿瘤，可先打小孔，抽出瘤内液体再探查。镜下附件切除方法常用者有3种：①Semm式三套法：用肠线打Roeder结，形成直径约6cm套圈，置入腹腔，套入扭转卵巢肿瘤的蒂根部，用推线杆将线结推紧，结扎蒂根部3次，剪下瘤体取出。若为畸胎瘤，则置入袋内吸出液体，再将袋口拉出穿刺口碎切取出。②钛夹法：对瘤蒂较窄细者（宽约1cm，厚约0.15cm）用此法。将瘤体提起充分暴露其蒂部，钛夹器置钛夹，使瘤蒂组织完全进入钛夹后，用力闭合钛夹，共夹2次。此法要点为钛夹闭合后，其开口端必须紧贴，以防组织滑脱、出血。剪下瘤体后，再电凝残端。③电凝止血法：在瘤蒂血运正常与瘀血交界处，以双极电凝钳钳夹，电凝至组织变为苍白色后，在靠近瘤体部位剪下肿瘤。此法操作最为简便，但应注意双极电凝后不可立即剪开组织，应等待1min使血管彻底凝固干燥后再剪开组织，且剪开要分段、多次进行，发现有出血时再次电凝，直至完全剪下。此法不宜用于扭转周数太多及瘤蒂靠近输尿管者。

（2）卵巢肿瘤蒂复位后保守性手术：国外总的报道卵巢肿瘤蒂扭转复位总数已上千例，复位后均无一例发生栓塞，近年国内一些医院已开展卵巢肿瘤剔出术，以保留卵巢功能及盆腔解剖结构。其手术指征为：①40岁以下，肿瘤大体观为良性，表面血运良好，瘤蒂部无肿胀。②肿瘤呈浅灰色，有点状坏死，瘤蒂部有肿胀而无瘀血。③肿瘤表面呈黑灰花斑状，变黑区直径小于0.5cm，瘤体部有充血水肿和轻度瘀血，但无坏死破裂，可先复位剥出肿瘤，用40℃温盐水湿敷保留之残部，观察15min，如血运好转则保留。④符合上述条件，但大体观不能确定肿瘤性质者，则先复位剥下肿瘤行快速病理学检查，再决定下一步手术。卵巢成形术按一般手术方法进行。

张秋生报道卵巢肿瘤蒂扭转62例，其中24例行肿瘤剔除术，术后无栓塞、无发热，5例并发妊娠者无流产。Oelsner等回顾调查了102例儿童及生育年龄卵巢肿瘤蒂扭转的患者，所有的患者术中都给予蒂回复。其中67例蒂回复后，行囊肿剥除，34例蒂回复后行囊液吸引术，1例由于是复发性蒂扭转故行囊肿剥除后卵巢固定术（卵巢固定于子宫浆膜、阔韧带或盆侧壁。而对侧卵巢考虑到今后生育问题，不建议行卵巢固定）。Cohen等回顾调查了58例在腹腔镜下给予卵巢肿瘤蒂扭转外观黑紫色的坏死附件复位后，75%的患者行卵巢囊肿剥除术，其余行患侧附件切除。Rody等对214例卵巢肿瘤蒂扭转患者行复位保守性手术，无一例附件切除。

4. 术后并发症

（1）术中、术后血栓形成：目前未发现国外文献关于蒂扭转复位发生栓塞的报道。McGovern等回顾了309例卵巢肿瘤蒂扭转行蒂复位患者，及672例患者未复位直接行蒂根部切除患侧输卵管及卵巢的文献，结果表明卵巢肿瘤蒂扭转发生卵巢静脉栓塞的概率为0.12%，然而没有一例与复位有关。此流行病学调查显示栓塞发生率与卵巢肿瘤蒂扭转复位无关。认为传统可能过高估计了卵巢肿瘤蒂扭转发生栓塞的风险。

（2）术后卵巢功能的相关研究：已经有很多报道卵巢肿瘤蒂扭转 72h，经复位后卵巢功能仍恢复正常。多位学者回顾调查病例，92% ~94% 蒂扭转复位，患者术后随访超声检查卵巢体积大小正常并有卵泡发育。国内张秋生报道 24 例术后较长时间随访无卵巢功能减退症状。

二、特殊类型卵巢肿瘤蒂扭转的治疗

（一）妊娠并发卵巢肿瘤蒂扭转

（1）卵巢肿瘤蒂扭转约 60% 发生于妊娠 6 ~16 周。卵巢肿瘤蒂扭转发病率孕期为非孕期的 3 倍。

（2）早孕时卵巢有生理性增大，直径通常小于 5cm，为单侧性，至孕 16 ~18 周消退。若此时怀疑有不全蒂扭转，可短期观察能否自然缓解。否则应手术治疗，并积极安胎。

（3）中、晚期妊娠并发本症者皆应立即手术治疗。切口应在腹壁压痛最明显处。若有剖宫产指征（如近足月妊娠等）可先行剖宫产术，然后切除扭转之卵巢肿瘤。

（4）术中应尽量避免刺激子宫，麻醉、用药皆应顾及胎儿安全。术后给予安胎治疗。

（5）附件包块在 18 周后持续存在且超过 6cm 的，应在孕中期的早期行手术切除，以减少破裂、扭转或出血并发症的发生。

（二）老年妇女卵巢囊肿蒂扭转

（1）绝经后妇女卵巢囊肿蒂扭转的发生率为 6.0%。以上皮性肿瘤为主，瘤体常较大。

（2）老年妇女由于神经系统功能衰退，机体对各种刺激反应力低下，症状及体征不典型而容易造成误诊。

（3）及时手术对绝经后妇女尤为重要，老年妇女抵抗力减退，并发症多，如不及时处理，会造成严重后果。

（4）如果为良性肿瘤可以行患侧附件切除术。如果术中冰冻病理学检查为恶性肿瘤，应酌情制订相应的手术方案，必要时术后化疗。

（5）对于老年患者，应该加强围生期的管理，减少并发症的发生。

第四节　盆腔脓肿

一、概述

输卵管积脓、卵巢积脓、输卵管卵巢积脓以及由急性盆腔腹膜炎与急性盆腔结缔组织炎所致的脓肿均属盆腔脓肿（TOA）。病原体以需氧菌、厌氧菌、衣原体、支原体等为主。

二、诊断要点

（1）有症状的盆腔脓肿与盆腔炎有类似表现，下腹痛、宫颈抬举痛、附件压痛和炎症性包块为常见的症状及体征组合。

（2）30% ~40% 的盆腔脓肿没有盆腔炎史，表现多种多样，包括无症状盆腔包块。

（3）超声诊断是常用方法，可见包块，壁不规则，内回声杂乱，反光增强不规则光点。

三、治疗方案

脓肿破裂是一种外科急症。立即使用广谱抗生素的同时需手术切除受累的盆腔器官。诊断或手术延迟都能造成死亡率上升。有报道称未经治疗的盆腔脓肿破裂死亡率近 100%。

（一）药物治疗

未破裂的脓肿可先给予保守药物治疗。

单用抗生素而不用手术或引流可以获得 60% ~80% 的临床缓解率和出院率，关键是要选用抗菌谱广、能覆盖 TOA 常见病原菌的抗生素。但有些初始治疗有效的患者（20%～30%）因为持续疼痛或疼痛复发而最终需要手术处理。

抗生素治疗的临床疗效通常出现在治疗48～72h内，表现为发热减退、疼痛和腹部压痛缓解，实验室炎症指标［如WBC计数、C反应蛋白和红细胞沉降率（ESR）］好转。治疗失败更多见于直径超过8cm的脓肿，或者双侧附件均受累患者。

初始保守治疗失败意味着需要手术干预。治疗TOA的流程，见图2-1。

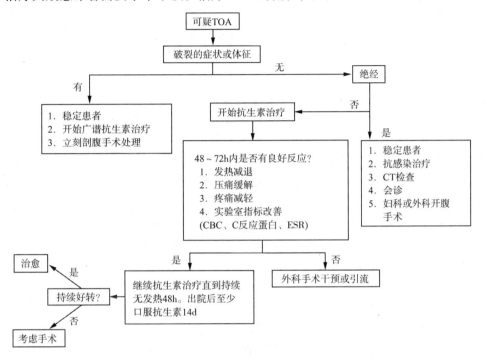

图 2-1　治疗 TOA 的流程

国外学者报道盆腔脓肿在绝经后妇女中具有特殊意义，因为此时盆腔脓肿和胃肠道及泌尿生殖系统恶性肿瘤（结肠癌、子宫内膜癌、宫颈癌和卵巢癌）有明显相关性。憩室脓肿也是一个原因。由于恶性肿瘤的高发性，绝经后妇女出现盆腔脓肿时，建议稳定病情，行抗生素治疗，并积极手术治疗。若患者放置宫内节育器，也宜及时取出，因为它可引起子宫内膜压迫性坏死，造成局限性子宫内膜炎、子宫肌炎和淋巴管炎，并可因此而导致输卵管卵巢脓肿或影响治疗效果。

（二）手术治疗

适用于药物不能控制的脓肿、药物控制后的残存包块、脓肿破裂及绝经后的盆腔脓肿。

1. 手术时机的选择

一般在高热时手术危险性大，尽可能在应用抗生素及支持疗法使体温下降后2～3d进行手术。如高热无法控制，患者一般状况尚好，也应抓紧手术，因在急性炎症过程中机体反应强烈，一旦病灶切除，则剩余的炎症病变容易控制，较慢性期间手术恢复快且彻底。

2. 手术范围

除考虑患者一般状况、年龄、对生育要求外，取决于盆腔病变程度。附件脓肿最彻底的手术是经腹全子宫及双附件切除手术，对年轻患者要考虑其日后的内分泌功能及生育问题，即使对侧附件有轻度炎症病变，也应给予保留。输卵管与卵巢血供密切相关，单独留下卵巢不但影响其内分泌功能，而且可引起囊性变、疼痛，因此宜把输卵管和卵巢视为一个单元，一并保留一并切除为好。随着新型抗生素问世，显微手术以及体外受精、胚胎移植的应用，目前倾向于保留生育功能手术而行单侧附件切除，保留子宫和一侧卵巢即可提供 IVF-ET 的条件。

3. 腹腔镜在治疗中的价值

腹腔镜加抗生素治疗早在 20 世纪 70 年代法国就有报道，近年这种方法的有效性及优点也得到许多学者的肯定。TOA 在腹腔镜直视下很容易诊断，对病变有全面的观察，在保留生殖能力方面更有价值。并根据脓肿的存在时间差异，有两种不同的治疗方法。

（1）新近发生的 TOA（病程小于 3 周）：附件往往被粘连的肠管遮挡，此时常为新生的脆性粘连，可以用无创性抓钳将肠管与子宫、卵巢和输卵管间的粘连分离。通常积聚的脓液会流出，抽吸脓液送细菌培养及药敏试验。此时的输卵管往往是红色肿胀的，多数卵巢是白色完整的，如果发现有功能性囊肿，此时也不能穿刺，防止卵巢内污染。用生理盐水稀释的抗生素冲洗后，附件可以保留在盆腔内，采用广谱抗生素治疗，不论输卵管是什么情况，都会在几天内恢复。行输卵管或卵巢切除术比较容易，但是没有必要，许多学者也认为没必要放置引流。

（2）病程较长（＞3 周）的 TOA：由于粘连肠管很难从盆腔器官上游离下来，附件如同致密的肿块，并与盆腔脏器及侧盆壁粘连不能松解。根据患者年龄和脓肿类型选择适当的治疗方案，可以是保守性的脓液抽吸术，也可以是（通常比较困难的）附件切除术。后者虽然治疗恢复快，随诊时间短，但是也同样暴露出更多并发症如肠穿孔、肠梗阻等。目前，即使对于经产妇而言，最佳的治疗方案是保守性抽吸脓液和药物治疗，观察一段时间如果不见好转，再行附件切除术。

早期腹腔镜手术预后良好。印度 Nutan 对 80 名 TOA 患者行腹腔镜保守性手术治疗，90% 完全康复，病程长短及远期后遗症极不相同，术后慢性疼痛的患者病程短的占 11%，病程长的占 22%；病程短的 85% 盆腔完全正常，而病程长的仅 6% 正常。受孕情况的评估，15 名病程短的患者 9 名怀孕，而病程长的 6 名患者无一受孕。

4. 穿刺或切开引流

子宫直肠陷窝脓肿位置较低，近阴道后穹隆，阴道检查见穹隆饱满且有波动感时，可经后穹隆切开排脓，放置胶皮管引流。单纯经腹引流脓液不是理想的处理方式，只有当患者全身状况差、不能耐受手术或技术因素等才考虑，但会形成残余或复发脓肿。

近年经阴道超声引导下通过阴道壁穿刺引流，使盆腔脓肿治疗向创伤较小的方向发展，并在短期获得与腹腔镜手术相似的疗效，但是没有腹腔镜二次探查或之后受孕方面的研究。

第三章

妇科炎症

第一节 外阴炎症

一、外阴炎

外阴炎是指外阴（阴阜、大阴唇、小阴唇、阴蒂和阴道前庭）皮肤和黏膜发生的炎症。由于外阴是月经血的流向之处，阴道口又是性交、分娩及各种宫腔操作的必经通道，加之阴道分泌物、尿液、粪便的刺激，因此易发生炎症，其中小阴唇最易受累。

（一）病因

非特异性外阴炎多为混合感染，常见的病原体为葡萄球菌、乙型溶血性链球菌、大肠埃希菌以及变形杆菌等。局部刺激是外阴炎的易患因素，如月经血或产后恶露的刺激，宫颈炎、阴道炎及宫颈癌时的分泌物，尿液、粪便，特别是尿瘘的尿液和粪瘘的粪便长期刺激，糖尿病含糖的尿液以及卫生巾或护垫引起的物理及化学性刺激，穿紧身化纤内裤造成的局部通透性差和经常湿润刺激等，易引起外阴部的炎症。尤其是外阴瘙痒时的搔抓伤，细菌很容易自伤口侵入引发炎症。

（二）临床表现

炎症多发生于小阴唇内外侧或大阴唇，严重时可波及整个外阴部。急性期多主诉外阴部瘙痒、疼痛、肿胀、灼热感，活动、性交及排尿排便时加重。由于病变累及范围及轻重程度不同，表现也有所不同。可有局部充血、红肿、糜烂，甚至有抓痕，毛囊感染形成的毛囊炎、疖肿，外阴皮肤脓疱疮、汗腺炎等。病情严重时，可形成外阴部蜂窝织炎、外阴脓肿、腹股沟淋巴结肿大等，也可形成外阴溃疡而致行走不便。慢性外阴炎多主诉外阴部瘙痒，检查可见局部皮肤或黏膜增厚、粗糙、皲裂甚至苔藓样改变。

（三）诊断

根据病史及检查所见诊断并不困难，阴道分泌物检查有助于明确病因。可以了解是否有滴虫、假丝酵母菌、淋菌、衣原体、支原体、细菌等感染，还应查尿糖，除外糖尿病伴发的外阴炎，对年轻患者，特别是幼儿，应检查肛周有无蛲虫及虫卵，以排除蛲虫引起的炎症。

（四）治疗

1. 一般治疗

急性期尽量减少活动，避免性生活，保持外阴局部清洁、干燥，停用外阴局部的刺激性外用品。

2. 局部用药治疗

用 1：5 000 高锰酸钾液洗外阴部每日 2~3 次，擦干后用抗生素软膏涂抹，如用 1% 新霉素软膏或金霉素软膏，或敏感试验软膏及可的松软膏等。此外，还可选用局部中药治疗，如苦参、蛇床子、白鲜皮、土茯苓、黄柏各 15g，川椒 6g，水煎熏洗外阴部，每日 1~2 次。

3. 局部物理治疗

（1）急性期。

1）紫外线疗法：用紫外线照射局部。第1次用超红斑量（10～20个生物剂量），如炎症控制不满意，每日再增加4～8个生物剂量。急性期控制后可隔日照射1次，直至痊愈。

2）超短波治疗：超短波可用单极法，距离4～6cm，无热量，每次5～6min，每日1次，炎症逐渐控制后可改用微热量，每日1次，每次5～8min。

3）微波治疗：用圆形电极，距离10cm，输出功率30～60W，每次5～10min，每日或隔日1次。

（2）慢性期。

1）超短波治疗：用单极，微热量，每次10～15min，隔日1次，10～15次为一疗程。

2）微波治疗：圆形电极，距离10cm，输出功率90～100W，每次15min，隔日1次。

3）红外线疗法：距离40cm，每次20～30min，每日1次，8～12次为一疗程。

4）坐浴：用1∶1 500高锰酸钾液，水温40℃左右，每次15～30min，5～10次为一疗程。

4. 针对病因治疗

积极寻找病因，并进行病因治疗，针对不同感染选用相应敏感药物。由糖尿病尿液刺激引起的外阴炎，应治疗糖尿病；由尿瘘、粪瘘引起的外阴炎，应及时实施修补手术；由阴道炎或宫颈炎引起者，则应对其治疗。

（五）预防

保持外阴清洁、干燥；减少局部刺激，如紧身化纤内裤、分泌物、尿液、粪便等；积极治疗各种易导致外阴炎的疾病。

二、前庭大腺炎

前庭大腺炎是病原体侵入前庭大腺引起的炎症。

（一）病因

本病常为混合感染。常见的病原体为葡萄球菌、链球菌、大肠埃希菌，随着性传播疾病发病率的增加，淋病奈瑟菌及沙眼衣原体已成为常见的病原体。此外尚有厌氧菌，其中以类杆菌属最多见。因类杆菌属是正常阴道内寄居者，感染机会较多。急性炎症发生时，细菌首先侵犯腺管，腺管开口因炎症肿胀阻塞，渗出物不能排出而形成脓肿。

（二）临床表现

本病多发生于单侧前庭大腺，急性炎症发作时，患侧外阴部肿胀，烧灼感，疼痛剧烈，甚至影响排尿、排便，以至于行走困难。检查可见患处红、肿、触痛，可触及肿块。如已形成脓肿，肿块有波动感，触痛更明显，如未及时处理，脓肿可继续增大，较薄的囊壁可自行破溃，脓液流出后，患者自觉症状减轻。当破口较小，引流不畅，脓液不能全部流出时，其症状可反复发作。常伴有腹股沟淋巴结肿大、体温及白细胞升高等感染征象。

（三）诊断

根据病史及临床所见诊断不难，典型的临床表现是外阴单侧肿大、疼痛、触痛、触及包块。如有破溃，可见脓液流出，或挤压局部见分泌物或脓液。可伴有发热、腹股沟淋巴结肿大和白细胞升高等全身症状。脓液或分泌物检查及培养有助于确定感染的病原体，选择敏感的抗生素。

（四）治疗

急性期应卧床休息，给予抗生素治疗。抗生素的选择应依据药敏试验。但因药敏试验需要一定时间，为避免治疗延误，在药敏试验结果尚未得之前，应采用经验用药。由于前庭大腺炎的病原体多为需氧菌、厌氧菌及衣原体的混合感染，因此，应选择广谱抗生素或联合用药。可参照常用抗生素的抗菌谱：青霉素对革兰阳性球菌，如链球菌、肺炎球菌及敏感的葡萄球菌作用较强；第一代头孢菌素对革兰阳性球菌作用较强；第二代头孢菌素抗菌谱广，对革兰阴性菌的作用较强；第三代头孢菌素的抗菌谱及抗酶性能优于第二代头孢菌素，有些对厌氧菌有效。可以口服，当患者出现发热、白细胞升高等全身症状时，最好选用静脉给药。如尚未化脓，使用抗生素促使其逐渐好转、吸收，如已形成脓肿，则应切开引流。治疗期间，应保持外阴清洁，可同时进行局部坐浴、理疗等。

三、前庭大腺囊肿

前庭大腺囊肿是因前庭大腺管开口部阻塞，分泌物不能排出，积聚于腺腔所致。可发生在前庭大腺脓肿消退后，脓液逐渐吸收转为清液形成囊肿；也可发生在分娩时阴道及会阴部损伤后形成的瘢痕组织阻塞腺管口；或会阴侧切、缝合时，损伤前庭大腺管，使之阻塞。先天性腺管狭窄或腺腔内分泌物黏稠排出不畅也可导致囊肿形成。

（一）临床表现

如囊肿小且无感染，患者多无自觉症状。当囊肿增大时，外阴患侧肿大，有时可出现外阴坠胀感或性交不适。检查可见外阴患侧肿大，可触及界限清楚、质地较软的囊性肿物，大小不等，多为椭圆形，患侧小阴唇被展平，囊肿较大时，阴道口被挤向健侧。可继发感染形成脓肿反复发作。

（二）诊断

根据外阴患侧肿大，触及囊性包块等临床表现可以作出诊断。有继发感染时可有触痛。须注意应与大阴唇腹股沟疝鉴别，后者与腹股沟环相连，挤压后能复位，包块消失，向下屏气肿物又出现。

（三）治疗

较小的囊肿可不做处理，定期随诊。如囊肿较大，且有明显症状，或反复发作疼痛，可行手术治疗。前庭大腺囊肿造口术方法简单，损伤小，不影响腺体功能，是常选择的手术方式。需注意的是，切口应足够大，并放置引流，以防术后切口粘连闭合，再次形成囊肿。近年来采用的 CO_2 激光造口治疗具有操作简单、治疗时间短、无须缝合、术中出血少、无须住院、治愈率高、复发率低、不良反应少、感染发生率低、能保持腺体功能、不影响性生活质量等优点。

四、外阴丹毒

（一）病因

外阴丹毒是一种由乙型溶血性链球菌感染所致的炎性疾病，病变主要位于真皮及表皮。病原体通过外阴部轻微的创伤即可侵入皮肤，因其释放毒素，炎症迅速蔓延，引起局部红肿及全身中毒症状，如患者身体虚弱，免疫功能低，症状则严重。

（二）临床表现

外阴丹毒发病急剧，常有发热等前驱症状，继而出现皮疹。皮疹初起为一结节状红斑，迅速向周围蔓延形成一片红斑。局部红肿、发热、疼痛，严重者红斑表面可呈界限明显的发亮，偶有大水疱及坏疽发生，常有腹股沟淋巴结肿大。应与外阴毛囊炎和外阴疖肿鉴别。

（三）治疗

应卧床休息，给予抗生素治疗，常用青霉素或头孢菌素类，局部可用0.1%雷佛奴尔溶液冷敷。

五、外阴糜烂与湿疹

（一）病因

外阴糜烂和湿疹多发生于体型肥胖的妇女，发生原因与外阴炎相同。阴道分泌物多，出汗，尿液及粪便的长期浸渍，特别是尿瘘和粪瘘患者，糖尿病患者含糖尿液的刺激以及穿不透气的化纤内裤，外阴部经常湿润和摩擦及卫生巾护垫等都可引起外阴糜烂或湿疹。可发生在大小阴唇处、会阴部、大腿内侧、肛门周围以及腹股沟等处。

（二）临床表现

外阴瘙痒、灼热，急性期皮肤发红、肿胀，搔抓后可呈糜烂，或可有渗出液，严重时可形成溃疡或成片湿疹，腹股沟淋巴结肿大。慢性期表现为外阴皮肤增厚、粗糙，呈苔藓样改变。

（三）治疗

应针对病因治疗。如治疗阴道炎、宫颈炎、糖尿病，修补尿瘘或粪瘘等。保持外阴清洁、干燥，减少摩擦和刺激。可用 1 : 5 000 高锰酸钾液坐浴，早晚各 1 次，每次 15 ~ 20min，也可用理疗。如并发感染，可局部使用抗生素软膏涂抹或全身用药。

六、外阴接触性皮炎

（一）病因

外阴部皮肤接触某种刺激性物质或过敏物质而发生的炎症，如较强的酸碱类物质、消毒剂、清洗液、阴道内放置药物溶解后的液体流出、染色的衣物、卫生巾或护垫等。

（二）临床表现

外阴部接触刺激性物质部位灼热感、疼痛、瘙痒，出现皮疹、水疱、水肿，甚至发生坏死及溃疡。

（三）治疗

应尽快去除病因，避免用刺激性物质，避免搔抓。对过敏性皮炎症状严重者可应用肾上腺皮质激素类药物，局部用生理盐水洗涤或用 3% 硼酸溶液冷敷，之后擦炉甘石洗剂或氧化锌软膏。如有继发感染可涂擦抗生素软膏。

第二节　阴道炎症

一、细菌性阴道病

细菌性阴道病（BV）是最常见的阴道炎症，最初被称为"非特异性阴道炎"。Gardner 和 Duke 首先描述了本病的临床特点和有特征性的线索细胞。1984 年，本病被命名为 BV。BV 与许多严重的妇产科并发症有直接关系，通过对 BV 的诊断和治疗，可以使许多妇产科并发症包括某些早产得到预防。

（一）流行病学

BV 发病率在不同的人群和地区差异较大。计划生育诊所就诊女性 BV 的发病率为 14% ~ 25%；在妇科门诊，无症状患者 BV 的发病率为 23%，阴道排液患者 BV 的发病率为 37%；STD 诊所患者 BV 的发病率为 24% ~ 37%；妊娠女性 BV 发病率为 6% ~ 32%。

（二）发病机制

1. 阴道微生态失衡

从健康女性阴道可培养分离出 5 ~ 15 种主要细菌，卷曲乳酸杆菌、詹氏乳酸杆菌、发酵乳酸杆菌、加塞乳酸杆菌和惰性乳酸杆菌是阴道主要菌群。产 H_2O_2 乳酸杆菌多种代谢产物有抑菌或杀菌功能，产 H_2O_2 乳酸杆菌减少与 BV 发病相关。阴道内其他细菌约占 10%，包括表皮葡萄球菌、链球菌和阴道加德纳菌等。BV 患者阴道内出现高浓度阴道加德纳菌、普雷沃菌属、消化链球菌、动弯杆菌或人型支原体等，这些 BV 相关微生物浓度比健康女性阴道中增高 100 ~ 1 000 倍，乳酸杆菌减少或消失。

BV 患者阴道微生态失衡导致阴道分泌物 pH 升高，二胺、多胺、有机酸、黏多糖酶、唾液酶、IgA 蛋白酶、胶原酶、非特异性蛋白酶、磷脂酶 A_2 和磷脂酶 C、内毒素、白细胞介素 1_α、前列腺素 E_2 和 $F_{2\alpha}$ 浓度升高。这些酶和有机化合物破坏宿主的防御机制，促使宫颈、阴道微生物进入上生殖道。pH 高达 5.5 时，会严重减弱中性粒细胞的吞噬作用和对趋化性刺激的反应。阴道内 pH 升高同时增加异性间 HIV 的传播和易感性，并与胎膜早破和早产有关。

2. 微生物感染

Gardner 和 Duke 在 1955 年提出 BV 由阴道加德纳菌感染引起，即单一微生物致病说。之后的研究发现，与 BV 相关的微生物还包括厌氧菌、动弯杆菌和支原体等，即多微生物致病说。Fenis 和 Verhelst 等分别发现阴道阿托波菌与 BV 发病相关。之后，Bradshaw 等发现甲硝唑治疗后复发的 BV 患者阴道阿托波菌检出率较高。Fems 等发现治疗失败的 BV 患者阴道阿托波菌检出率较高。Fredricks 等应用聚合酶链反应（PCR）检测阴道内细菌，发现 BV 患者阴道细菌检出率与无 BV 者显著不同，在 BV 患者阴道内检出 BV 相关细菌 1（BABV1）、BV 相关细菌 2（BABV2）和 BV 相关细菌 3（BABV3）等二十余种细菌。Fredricks 等之后报道了根据 PCR 检出不同细菌诊断 BV 的敏感性和特异性，其中 BABV1、BABV2、BABV3 诊断 BV 的敏感性分别为 43.2%、86.4% 和 42.0%，特异性分别为 96.7%，92.9% 和 96.7%；阴道阿托波菌和阴道加德纳菌诊断 BV 的敏感性均为 96.3%，特异性分别为 77.1% 和 29.5%。

3. 细菌生物膜形成

细菌生物膜是细菌在特定条件下形成的一种特殊细菌群体结构，细菌生物膜结构使细菌体被包裹在其自身分泌的多聚物中。Swidsinski 等报道，BV 患者和健康女性阴道内存在包括阴道加德纳菌的多种微生物，但只有 BV 患者阴道内的阴道加德纳菌存在于细菌生物膜中，阴道加德纳菌存在于细菌生物膜可能与 BV 发病相关。Patterson 等发现阴道加德纳菌生物膜形成使其对 H_2O_2 和乳酸耐受性增加 5 倍和 4.8 倍。Swidsinski 等发现经过甲硝唑治疗后，阴道加德纳菌仍大量存在于其形成的生物膜内。所以，阴道加德纳菌生物膜形成可能与 BV 发病和复发有关。

4. 免疫缺陷

Ciraldo 等报道甘露糖结合凝集素 2 外显子 54 密码子基因突变在复发性 BV 患者多见，而甘露糖结合凝集素 2 外显子 57 密码子基因多态性在甘露糖结合凝集素外显子 54 密码子基因患者不常见。但 De Seta 等和 Milanese 等的研究均未证实 BV 患者存在甘露糖结合凝集素 2 基因多态性。Fan 等发现 BV 患者阴道冲洗液白细胞介素 4 浓度低于健康对照者，提出阴道局部白细胞介素 4 浓度降低可能与 BV 发病相关。

Fethers 等综述了 BV 的发病因素，包括新性伴、多性伴、口交、月经期性交、经常阴道冲洗、紧张、吸烟和应用宫内节育器（IUD）等。

（三）并发症

French 综合了 BV 的妇科和产科并发症，主要有如下几种。

1. 盆腔炎

手术证实，患有盆腔炎女性的上生殖道分泌物中最常分离出的菌群与 BV 的菌群一致，包括普雷沃菌属、消化链球菌属、阴道加德纳菌和人型支原体。盆腔炎患者并发 BV 者占 61.8%。

2. 异常子宫出血和子宫内膜炎

异常子宫出血常由子宫内膜炎所致。子宫内膜炎引起异常子宫出血与受感染的子宫内膜对卵巢激素的异常反应或子宫内膜受到感染或炎症的直接破坏有关。对 BV 患者口服甲硝唑治疗，可以迅速缓解子宫出血。

3. 妇科手术后感染

在手术终止妊娠的女性中，妊娠并发 BV 女性的盆腔炎发病率是未并发 BV 女性者的 3.7 倍。对手术流产女性口服甲硝唑治疗 BV 可减少 70% 的术后盆腔炎发生率。并发 BV 患者子宫全切术后阴道断蒂蜂窝织炎、盆腔脓肿或两者并存的危险性增加。

4. 宫颈癌

BV、宫颈上皮内瘤变以及生殖道人乳头瘤病毒感染有相同的流行病学特征，BV 的厌氧菌代谢可产生胺及有致癌作用的亚硝基胺。BV 患者阴道分泌物中存在高浓度磷脂酶 C 和磷脂酶 A_2，后者可增加人乳头瘤病毒感染的易感性，这些可能在宫颈上皮细胞转变方面起一定的作用。

5. HIV 感染

BV 可增加异性间 HIV 传播的危险性。当 pH 增加时，HIV 的生存能力和黏附能力增加，并且可能使传播更为容易。同时，BV 可改变阴道分泌物的其他理化性质，这些变化可改变宿主的防御机制，使 HIV 易感性增加。

6. 不孕和流产

BV 患者输卵管因素不孕症发生率增高。在助孕治疗中，BV 患者和非 BV 患者的胚胎种植率相似，但 BV 患者早孕期流产率高于非 BV 者。

7. 羊膜绒毛膜炎、胎膜早破、早产和低出生体重儿

BV 患者阴道内细菌可通过胎膜进入羊膜腔，导致羊膜炎及羊膜绒毛膜炎，并可进一步发展为胎膜早破、早产和分娩低出生体重儿。

8. 产后子宫内膜炎及剖宫产后伤口感染

剖宫产分娩的 BV 患者手术后腹部伤口感染和子宫内膜炎发生率较非 BV 者高。从这些患者产后子宫内膜炎部位常可培养出与 BV 相关的阴道加德纳菌及厌氧菌如普雷沃菌属、消化链球菌等。

（四）临床表现和诊断

1. 临床诊断

患者出现下列 4 项临床特征中至少 3 项可诊断为 BV。

（1）线索细胞：与正常的边界清晰的阴道上皮细胞相比，线索细胞边界模糊。在有 BV 存在的情况下，除了线索细胞以外，显微镜检查还可以发现细菌的种类和数量发生明显改变。镜下的细菌在数量上明显增加，短杆状菌和球杆菌占优势。湿片检查线索细胞是 BV 唯一特异和敏感的诊断指标，根据线索细胞能准确地预测 85% ~90% 的 BV 患者。

（2）胺试验阳性：阴道分泌物加 10% 氢氧化钾液释放出特殊难闻的"鱼腥味"或氨味为胺试验阳性。有氨味存在对诊断 BV 有很高价值。但此法敏感性低，缺乏氨味并不能排除 BV。

（3）阴道 pH 大于 4.5：正常阴道内的 pH 为 3.8 ~4.2，pH 大于 4.5 对诊断 BV 最敏感，但特异性低。阴道中的精液、宫颈黏液、经血及滴虫等可使阴道分泌物 pH 升高。

（4）阴道均质稀薄的分泌物：超过 27% 的 BV 患者有明显的"泡沫"样阴道分泌物。尽管患有 BV 的女性常常有分泌物增多的陈述，但分泌物的量经常不同，可以很少、中等或很多。

2. 阴道涂片诊断

BV 的涂片特征为阴道加德纳菌、普雷沃菌形态及革兰变异动弯杆菌形态的小细菌占优势，并且乳酸杆菌形态细菌缺乏。根据阴道涂片诊断 BV 的敏感性和特异性分别为 94.7% 和 98.0%。

Nugent 等根据阴道涂片革兰染色后镜下分为 3 类细菌，建立诊断 BV 的评分系统。在 1 000 倍显微镜下 3 ~5 个视野，计算每视野细菌平均数，将 3 类细菌数所代表的评分数相加，做出诊断（表 3-1）。

表 3-1　革兰染色涂片诊断 BV 的 Nugent 评分法

细菌形态	根据细菌形态记分*				
	无	1+**	2+**	3+**	4+**
大革兰阳性杆菌	4	3	2	1	0
小革兰阴性或革兰变异杆菌	0	1	2	3	4
弧形革兰阴性或革兰变异杆菌	0	1	1	2	2

注：*0 ~3 分为正常，4 ~6 分为中间型，7 ~10 分为 BV。

** 每视野细菌数 <1 =1+，1 ~5 =2+，6 ~30 =3+，>30 =4+。

3. 阴道微生物的培养

在健康女性中，阴道加德纳菌培养阳性率超过 60%，即使用半定量的方法对密集生长的菌落进行检测，在 BV 低患病率的人群中，根据高浓度阴道加德纳菌可预测 41% ~49% 的症状性 BV。在没有其他相关信息的情况下，单纯阴道加德纳菌培养不可用于 BV 诊断。

4. 新的诊断技术

VPⅢ微生物确认试验与其他诊断方法比较，可提供较为客观的检测结果。对依据临床标准诊断为BV的患者进行检测，使用VPⅢ诊断BV的敏感性和特异性分别为95%~97%和71%~98%。

（五）治疗

美国CDC推荐了BV治疗的适应证和方案，具体如下。

非孕期治疗的意义：①减轻阴道感染症状和体征。②减少流产或子宫切除术感染并发症风险。其他潜在益处包括减少其他感染如HIV感染和其他STD风险。需要治疗有症状的全部BV患者。

1. 推荐方案

甲硝唑500mg，口服，每日2次，连用7d。

或

0.75%甲硝唑膏（5g），阴道涂药，每日1次，连用5d。

或

2%林可霉素膏（5g），阴道涂药，每晚1次，连用7d。

2. 替代方案

替硝唑2g，口服，每日1次，共2d。

替硝唑1g，口服，每日1次，共5d。

林可霉素300mg，口服，每日2次，共7d。

或

林可霉素栓0.4g，阴道内放置，每日3~4次，共3d。

治疗期间，建议患者避免性接触或正确使用安全套。阴道冲洗可能会增加BV复发风险，尚无证据表明冲洗可治疗或缓解症状。

对无症状BV患者无须常规治疗，但应对拟进行子宫全切术、附件切除术、刮宫术及宫腔镜检查等手术的所有BV患者进行治疗，以避免术后感染。无须常规治疗患者的性伴侣，但对反复发作或难治性BV患者的性伴侣应予以治疗。

美国FDA已批准应用甲硝唑阴道缓释片（750mg，每日1次，阴道放置）治疗BV。

尽管BV与包括胎膜早破、早产、羊膜腔感染和产后子宫内膜炎等的不良妊娠结局有关，妊娠期治疗BV唯一确定的益处是缓解阴道感染症状和体征。潜在的益处包括降低妊娠期BV相关感染并发症和减少其他STD或HIV的风险。全身治疗对可能的亚临床生殖器官感染有益。多项研究和荟萃分析没有发现妊娠期应用甲硝唑增加胎儿畸形或机体细胞突变风险。替硝唑为妊娠C类药物，不用于孕妇。评估对有早产高风险孕妇筛查BV是否可行仍无一致意见。

孕期治疗推荐方案：

甲硝唑500mg，口服，每日2次，共7d。

或

甲硝唑250mg，口服，每日3次，共7d。

或

林可霉素300mg，口服，每日2次，共7d。

妊娠期应用甲硝唑的安全性在近年来被更多证实。Burtin等总结了30年来符合要求的7篇文献，其中6篇为前瞻性研究共253例，与1篇回顾性研究对1083例早孕期应用甲硝唑的病例，未发现早孕期应用甲硝唑增加胎儿畸形危险。多数认为，妊娠早期禁用甲硝唑，妊娠中晚期可应用甲硝唑。

（六）复发性BV

复发性BV是指BV在一年内反复发作4次或4次以上。复发性BV是患者阴道内相关微生物再激活，而不是再感染。与BV复发有关的因素包括：①男性性交传染。②治疗不彻底，未根除病原体。③未能恢复以乳酸杆菌为主要菌群的阴道环境。④危险因素持续存在。

针对 BV 复发正尝试的治疗策略包括强化治疗、巩固治疗、联合治疗和微生态治疗。Schwebke 等发现口服甲硝唑 14d 疗法的近期（停药 7～14d）治愈率优于口服甲硝唑 7d 疗法者，但两种疗法的远期（停药 30d 后）疗效相似。Sobel 等报道每周 2 次应用 0.75% 甲硝唑膏巩固治疗，随访 28 周，治疗组患者复发率减少，但患者感染念珠菌率增高。联合治疗方案主要选择甲硝唑联合制霉菌素、甲硝唑联合醋酸膏、甲硝唑联合阿奇霉素、替硝唑联合克霉唑等，大多数联合治疗方案研究显示，联合治疗可改善 BV 治愈率。Falagas 等综述微生态制剂治疗 BV 的效果，尽管局部和全身应用乳酸杆菌制剂治疗 BV 均有一定作用，但现有资料尚不能最终肯定微生态制剂的治疗效果和做出治疗推荐。

二、外阴阴道假丝酵母菌病

（一）流行病学

70%～75% 的妇女一生至少感染一次外阴阴道假丝酵母菌病（VVC），40%～45% 的女性经历过外阴阴道假丝酵母菌病复发，不超过 10% 的成年女性感染复发性外阴阴道假丝酵母菌病（RVVC）。外阴阴道假丝酵母菌病已成为仅次于细菌性阴道病的最常见的阴道感染。在美国，根据治疗外阴阴道假丝酵母菌病的处方统计，外阴阴道假丝酵母菌病的发病率上升 1 倍。无症状妇女下生殖道假丝酵母菌阳性率为 20%，有症状妇女下生殖道假丝酵母菌阳性率为 29.8%。在妇科门诊有症状妇女外阴阴道假丝酵母菌病的发病率为 15%～30%。孕妇 VVC 检出率为 9.4%～18.5%，其中有症状的 VVC 检出率为 6.6%。

（二）微生物学

从阴道分离的假丝酵母菌中，85%～90% 为白假丝酵母菌，其他非白假丝酵母菌包括光滑假丝酵母菌、热带假丝酵母菌、近平滑假丝酵母菌等。从临床上不能区分白假丝酵母菌和非白假丝酵母菌，而非白假丝酵母菌对抗真菌药物的反应不同于白假丝酵母菌。近年来外阴阴道假丝酵母菌中非白假丝酵母菌比例有上升趋势。剂量不足、疗程不够的抗真菌治疗和非处方药的广泛应用可能与非白假丝酵母菌比例上升有关。

（三）假丝酵母菌的毒力因素

1. 黏附

假丝酵母菌在阴道内繁殖前，首先要黏附于阴道黏膜上皮细胞。白假丝酵母菌较非白假丝酵母菌更易黏附于阴道黏膜上皮细胞，但不同个体的阴道黏膜上皮细胞对假丝酵母菌的黏附性存在差异。假丝酵母菌细胞壁存在黏附上皮细胞、内皮细胞、血浆蛋白和细胞外基质的相关受体。

2. 出芽

假丝酵母菌出芽加速其繁殖和组织侵犯性。假丝酵母菌非出芽突变株不能引起外阴阴道假丝酵母菌病。增加出芽因素可引起症状性外阴阴道假丝酵母菌病，抑制出芽因素可阻止无症状外阴阴道假丝酵母菌病向有症状外阴阴道假丝酵母菌病发展。

3. 释放侵袭性酶

主要包括磷脂酶、蛋白水解酶和脂肪酶等，是假丝酵母菌的重要毒力因子。这些酶类不仅能发挥营养作用，还能造成组织损伤，利于致病菌在人体内的播散、逃逸宿主免疫系统的攻击，从而大大增强菌株的致病性。从有症状的外阴阴道假丝酵母菌病患者的分泌物中可检出致病性假丝酵母菌分泌的天冬氨酸蛋白酶，而无症状外阴阴道假丝酵母菌病者无此酶检出。这些蛋白溶解酶及其多种酶解产物破坏能够消弱假丝酵母菌繁殖和入侵的游离与结合蛋白。有症状外阴阴道假丝酵母菌病患者阴道内的白假丝酵母菌菌株分泌的蛋白水解酶水平高于无症状者。控制蛋白酶产生的基因已被确定。

4. 产生真菌毒素

真菌毒素（如支酶黏素）在抑制趋化和吞噬细胞活动或抑制局部免疫中起重要作用。在外阴阴道假丝酵母菌病者的阴道分泌物中可检出支酶黏素。

5. 假丝酵母菌的表型转化

一些外源性因素如温度和其他未知因子可促进假丝酵母菌的表型转化。表型转换是真菌入侵人体时适应环境变化的重要能力之一，具有可逆行和遗传性。某些白假丝酵母菌细胞可通过改变其形态，如细胞表面特性、菌落形态、生化特性和新陈代谢等，增强其毒力，从而更为有效地感染宿主。尽管假丝酵母菌在遗传上存在不稳定，应用具有高度敏感的 DNA 探针可证明同一菌株可长期存在于外阴阴道假丝酵母菌病者的阴道内，这种情况特别多的见于多疗程抗假丝酵母菌治疗的患者。

6. 结合铁离子

假丝酵母菌与铁离子结合可增加假丝酵母菌的毒力，阴道内的红细胞、血红蛋白为有红细胞结合表面受体的假丝酵母菌提供了理想的繁殖环境。

（四）发病因素

1. 年龄

在初潮前本病罕见。从 10 岁开始本病发病率开始升高，20 ~ 40 岁发病率最高。接受激素补充治疗的妇女外阴阴道假丝酵母菌病发病率增高。

2. 妊娠

怀孕妇女对假丝酵母菌易感，导致假丝酵母菌携带率和外阴阴道假丝酵母菌病发病率增高。在晚孕期外阴阴道假丝酵母菌病发病率最高。孕期外阴阴道假丝酵母菌病复发率也高于非孕期。雌激素增高为阴道局部假丝酵母菌生长提供了高浓度糖原，雌激素还可增加假丝酵母菌黏附到阴道黏膜上皮细胞的能力。假丝酵母菌表面存在雌激素受体，假丝酵母菌与雌激素结合和雌激素增加假丝酵母菌菌丝形成，会增加假丝酵母菌的毒力。因此，孕期外阴阴道假丝酵母菌病的治愈率降低。

3. 避孕方式

含高剂量雌激素口服避孕药增加外阴阴道假丝酵母菌病发病率。其发病机制与孕期外阴阴道假丝酵母菌病发病率增加相同。未发现口服低剂量雌激素避孕药增加外阴阴道假丝酵母菌病发病率。口服避孕药与复发性外阴阴道假丝酵母菌病发病率增加有关。应用 IUD 和应用阴道隔膜或避孕套者假丝酵母菌携带率增高。

4. 抗生素

有症状的外阴阴道假丝酵母菌病常见于全身或局部应用抗生素期间。应用抗生素后阴道假丝酵母菌携带率增加 10% ~ 30% 。应用抗生素后假丝酵母菌携带率和外阴阴道假丝酵母菌病发病率增加，与抗生素清除了具有保护作用的阴道菌群有关。阴道菌群能够阻止假丝酵母菌出芽和侵入阴道黏膜上皮细胞，乳酸杆菌是具有上述功能的最主要的阴道菌群。有症状的外阴阴道假丝酵母菌病患者阴道内乳酸杆菌含量降低。乳酸杆菌抑制假丝酵母菌生长和乳酸杆菌与假丝酵母菌竞争营养素及竞争阴道上皮细胞假丝酵母菌受体有关。乳酸杆菌产生的细菌毒素能抑制假丝酵母菌出芽和增殖。

5. 行为因素

外阴阴道假丝酵母菌病在性活跃年龄发病率最高，提示本病可能与性行为有关。理论上讲，性行为可将假丝酵母菌带入阴道，但流行病学研究至今未证实性行为在外阴阴道假丝酵母菌病发病中的作用。没有证据表明卫生习惯与外阴阴道假丝酵母菌病发病有关。

6. 糖尿病

糖尿病患者假丝酵母菌定植率增高。未控制的糖尿病患者有症状的外阴阴道假丝酵母菌病发病率增高。

7. 其他因素

穿紧身、不透气的内衣增加外阴阴道假丝酵母菌病的发病率。局部过敏可改变外阴阴道局部环境，使无症状假丝酵母菌携带发展为有症状的外阴阴道假丝酵母菌病。

（五）感染来源

1. 肠道来源

从几乎 100% 的复发性外阴阴道假丝酵母菌病患者的肠道内可分离到假丝酵母菌，这是外阴阴道假丝酵母菌病由肠道来源这一概念的基础。在局部应用抗假丝酵母菌药物清除阴道内假丝酵母菌后，持续存在于肠道内的假丝酵母菌可能是外阴阴道假丝酵母菌病复发的根源。但最近的几项研究结果对上述观点提出质疑：第一，妇女外阴阴道假丝酵母菌病复发时直肠内假丝酵母菌培养并非经常阳性；第二，直肠内假丝酵母菌培养阳性可能与阴道分泌物污染直肠和会阴有关；第三，口服制霉菌素消除肠道内假丝酵母菌并未减少复发性外阴阴道假丝酵母菌病发病率。相反，有的妇女肠道内一直存在假丝酵母菌，但阴道内却无假丝酵母菌存在。

2. 性接触传播

有限的研究支持性接触传播外阴阴道假丝酵母菌病。例如，外阴阴道假丝酵母菌病患者的配偶假丝酵母菌携带率为非外阴阴道假丝酵母菌病者的 4 倍；假丝酵母菌更多见于未做包皮环切的男性；在 20% 的复发性外阴阴道假丝酵母菌病患者配偶的阴茎部位可检出假丝酵母菌。

3. 阴道复发

对外阴阴道假丝酵母菌病患者常规抗假丝酵母菌治疗阴道内假丝酵母菌转阴后，在 30d 内又有 20%~25% 的患者阴道内假丝酵母菌培养阳性。这一发现支持复发性外阴阴道假丝酵母菌病由阴道复发及阴道内持续存在假丝酵母菌这一假设。局部治疗后阴道内假丝酵母菌浓度下降与症状消失相一致。当阴道内假丝酵母菌浓度极低时，常规培养并不能培养出假丝酵母菌。

（六）阴道防御机制

1. 体液免疫

免疫球蛋白缺乏的患者对假丝酵母菌的易感性增加。在急性外阴阴道假丝酵母菌病时，患者的全身（如 IgM 和 IgG）和局部（如 SIgA）免疫功能加强。患者的机体可产生抗假丝酵母菌抗体。未发现复发性外阴阴道假丝酵母菌病患者体内抗假丝酵母菌抗体缺乏。复发性外阴阴道假丝酵母菌病患者血清和阴道分泌物中抗假丝酵母菌抗体（如 IgE）浓度增高。

2. 细胞免疫

尽管多核白细胞和单核细胞在阻止全身和深部假丝酵母菌感染中起重要作用，在外阴阴道假丝酵母菌病时阴道内吞噬细胞增多并不明显。一般认为吞噬细胞在阻止假丝酵母菌繁殖和侵犯阴道黏膜上皮细胞中的作用不大。应用鼠类进行动物实验研究显示，在阴道假丝酵母菌感染时，未发现阴道液内中性粒细胞增多和鳞状上皮细胞内中性粒细胞浸润增加。

3. 细胞介导的免疫

鹅口疮常见于衰弱和免疫抑制患者，这些患者常存在细胞免疫抑制。在这种情况下，假丝酵母菌是典型的机会感染病原体。淋巴细胞在正常阴道黏膜防御和阻止病原体侵入阴道黏膜过程中起重要作用，细胞因子和干扰素可抑制假丝酵母菌出芽。通过测定细胞因子，发现复发性外阴阴道假丝酵母菌病患者细胞免疫功能正常。细胞免疫抑制与复发性外阴阴道假丝酵母菌病发病无关。应用假丝酵母菌致敏可使阴道产生保护性局部免疫和细胞免疫作用。

4. 阴道菌群

阴道菌群是防御阴道内假丝酵母菌繁殖和症状性外阴阴道假丝酵母菌病的最重要因素。任何新感染的假丝酵母菌在阴道内必须首先黏附到阴道黏膜上皮细胞才能生存和进一步繁殖、出芽。假丝酵母菌与细菌是否在阴道竞争营养素尚无定论。

（七）发病机制

外阴阴道假丝酵母菌病主要见于育龄期妇女，大多数病例从无症状向有症状转化的内在因素不清。假丝酵母菌可产生多种细胞外蛋白酶和磷脂酶。通过直接侵犯，芽苞和假菌丝可直接破坏表层细胞，在症状发作期间，可见到明显的出芽和菌丝形成。出芽不仅增加繁殖，而且代表感染性。尽管症状不完全与假丝酵母菌数量相关，假丝酵母菌数量最多和出芽期假丝酵母菌数量多者常常症状更明显。在有症状和无症状的部位可见到 $10^3 \sim 10^4$/mL 假丝酵母菌存在于阴道分泌物内。有时假丝酵母菌很少但患者的症状严重。因此，外阴阴道假丝酵母菌病更像一种过敏反应。

（八）临床表现

瘙痒和白带增多是外阴阴道假丝酵母菌病的常见症状，但两者均不是外阴阴道假丝酵母菌病的特异性症状。其中外阴瘙痒最为常见，白带增多并未在所有的患者出现。常在月经前 1 周内发病。典型的白带为白色豆渣样，也可为水样稀薄白带。其他症状包括灼痛、性交痛和尿痛等。少数患者出现白带异味。检查见外阴、阴唇局部水肿、充血，可出现皲裂。阴道局部也可出现充血和水肿，白带黏附于阴道壁。患者的宫颈常正常。部分患者表现为外阴局部严重充血、水肿，可蔓延至腹股沟区和会阴区。这些患者也可无明显白带增多。在通常情况下，患者的症状、体征和局部假丝酵母菌数量相一致。一些患者的配偶在性交后出现一过性龟头炎症状和体征，包括局部瘙痒、充血、灼痛和红斑。这些症状和体征通常在性交后数分钟出现，可持续数小时，可在淋浴后自行消失。20% 的复发性外阴阴道假丝酵母菌病患者的配偶有以上病史。Sobel 等提出将外阴阴道假丝酵母菌病分类为单纯型和复杂型（表 3-2），单纯型外阴阴道假丝酵母菌病为正常非孕宿主发生的散发和由白假丝酵母菌所致的轻、中度外阴阴道假丝酵母菌病。复杂型外阴阴道假丝酵母菌病包括：复发性外阴阴道假丝酵母菌病，重度外阴阴道假丝酵母菌病，妊娠期外阴阴道假丝酵母菌病，非白假丝酵母菌所致的外阴阴道假丝酵母菌病或异常宿主如未控制的糖尿病、免疫抑制和衰竭患者。

表 3-2　外阴阴道假丝酵母菌病的分类

单纯型	复杂型
散发	复发
轻度至中度	严重
可能为白假丝酵母菌	非白假丝酵母菌
正常非孕宿主	妊娠，异常宿主如未控制的糖尿病、免疫抑制或衰竭患者

（九）诊断

较特异的症状是外阴瘙痒伴豆渣样阴道分泌物。根据症状仅能诊断 38% 的外阴阴道假丝酵母菌病，大多数外阴阴道假丝酵母菌病根据显微镜检查诊断。湿片检查不仅可见到假丝酵母菌菌丝，还可排除阴道滴虫和线索细胞。应用 10% 氢氧化钾湿片镜检可检出 65%～85% 的出芽菌丝。外阴阴道假丝酵母菌病患者的阴道 pH 常在正常范围（4.0～4.5），pH＞5 常提示为细菌性阴道病、滴虫感染或混合感染。约有 50% 的假丝酵母菌培养阳性患者显微镜检查假丝酵母菌阴性，所以对症状和体征明显而显微镜检查阴性的患者有必要进行假丝酵母菌培养。巴氏涂片诊断外阴阴道假丝酵母菌病的敏感性较低，约为 25%。

假丝酵母菌培养阳性并不代表患者的症状与假丝酵母菌感染有关。定量假丝酵母菌培养显示假丝酵母菌镜检阳性者假丝酵母菌浓度较高，假丝酵母菌的浓度与患者症状的严重程度相关。假丝酵母菌携带者的阴道假丝酵母菌浓度常较低。也可用乳胶凝集法诊断外阴阴道假丝酵母菌病，其敏感性和特异性分别达到 81% 和 98%。在鉴别诊断方面，首先要考虑细菌性阴道病和滴虫阴道炎，其他需要鉴别的疾病包括过敏性外阴炎、外阴白色病变和外阴前庭炎综合征等。

（十）治疗

1. 外阴阴道假丝酵母菌病

目前有多种咪唑类抗假丝酵母菌制剂和剂型，尚无证据表明任何一种咪唑类制剂和剂型优于其他另一种咪唑类制剂和剂型。咪唑类抗假丝酵母菌制剂对急性外阴阴道假丝酵母菌病的治愈率为 80%～90%，口服型咪唑类制剂因应用方便和局部不良反应小而更受患者欢迎。另外，要关注口服剂型有潜在的不良反应以及合并用药问题。没有任何一种制剂或剂型适合所有的外阴阴道假丝酵母菌病患者，也没有任何一种剂型或制剂可在 24h 内杀灭全部假丝酵母菌。非白假丝酵母菌可能对多种咪唑类抗假丝酵母菌制剂耐药。常用的两种口服咪唑类抗假丝酵母菌制剂中，氟康唑和伊曲康唑对外阴阴道假丝酵母菌病有较高的治愈率，但后者的疗程更长。尚无口服氟康唑和伊曲康唑产生严重不良反应的报道。目前倾向应用短疗程口服或局部制剂治疗外阴阴道假丝酵母菌病。单剂量制剂对复发性外阴阴道假丝酵母菌病的效果较差。非复杂型外阴阴道假丝酵母菌病对多数短疗程口服和局部制剂疗效较好，复杂型外阴阴道假丝酵母菌病对短疗程口服和局部制剂疗效较差，此类患者的抗假丝酵母菌治疗至少需要持续 7d。

2. 复发性外阴阴道假丝酵母菌病

复发性外阴阴道假丝酵母菌病是复杂型外阴阴道假丝酵母菌病的一种形式，是指一年内有症状性 VVC 发作 4 次或 4 次以上。大多数复发性外阴阴道假丝酵母菌病患者为正常宿主，由对咪唑类敏感的白假丝酵母菌引起。大多数复发性外阴阴道假丝酵母菌病发病有诱因，应注意在治疗的同时发现并积极去除诱因。目前认为，引起复发性外阴阴道假丝酵母菌病的主要原因不是新感染的假丝酵母菌或毒力较大或耐药的假丝酵母菌，宿主因素在复发性外阴阴道假丝酵母菌病发病中起重要作用。大多数研究未能证明对患者的配偶进行治疗可改善复发性外阴阴道假丝酵母菌病的治愈率。没有证据显示复发性外阴阴道假丝酵母菌病患者的阴道菌群异常或乳酸杆菌缺乏。在按复发性外阴阴道假丝酵母菌病治疗前必须通过培养明确诊断。

抗假丝酵母菌治疗方案包括初步治疗和巩固治疗。初步治疗可选择口服制剂或局部制剂，常需每日用药至患者症状消失和假丝酵母菌培养阴性。如果未经过巩固治疗，30% 的复发性外阴阴道假丝酵母菌病患者在 3 个月复发。根据细菌培养和药物敏感试验选择药物。在强化治疗达到真菌学治愈后，给予巩固治疗至半年。下述方案仅供参考。

强化治疗：治疗至真菌学转阴。具体方案如下：口服用药：氟康唑 150mg，顿服，第 1、第 4、第 7 天应用。阴道用药：咪康唑栓/软胶囊 400mg，每晚 1 次，共 6d；咪康唑栓 1 200mg，第 1、第 4、第 7 天应用；克霉唑栓/片 500mg，第 1、第 4、第 7 天应用；克霉唑栓 100mg，每晚 1 次，7 ~ 14d。

巩固治疗：目前国内外没有较为成熟的方案，建议对每月规律性发作一次者，可在每次发作前预防用药 1 次，连续 6 个月。对无规律发作者，可采用每周用药 1 次，预防发作，连续 6 个月。对于长期应用抗真菌药物者，应检测肝肾功能。

3. 耐药性外阴阴道假丝酵母菌病

在多数情况下，由耐咪唑类白假丝酵母菌所致的外阴阴道假丝酵母菌病罕见。相反，复发性外阴阴道假丝酵母菌病常由非白假丝酵母菌所致，大多数非白假丝酵母菌对咪唑类的敏感性下降。约有半数的光滑假丝酵母菌对咪唑类敏感性下降。每日阴道内放置硼酸制剂，600mg，对耐药假丝酵母菌感染有效，治疗至培养阴性的时间通常为 10 ~ 14d，每隔 1 日或每周 2 次阴道内放置硼酸制剂也可用于复发性外阴阴道假丝酵母菌病的巩固治疗，还可选制霉菌素代替硼酸制剂用于对复发性外阴阴道假丝酵母菌病进行巩固治疗。氟胞嘧啶治疗耐药假丝酵母菌感染有效。

4. HIV 感染并发外阴阴道假丝酵母菌病

HIV 感染并发外阴阴道假丝酵母菌病随 HIV 感染人数增多而增加。HIV 感染并发外阴阴道假丝酵母菌病时，所有的患者存在口腔假丝酵母菌感染和细胞免疫缺陷，80% 的患者发生其他严重机会感染。HIV 感染并发外阴阴道假丝酵母菌病对抗假丝酵母菌制剂治疗有效，但容易复发。HIV 感染并发外阴阴道假丝酵母菌病的症状更严重和持续时间更长。超过半数的患者在诊断 HIV 感染前 6 个月~3 年内即容易感染严重的外阴阴道假丝酵母菌病，外阴阴道假丝酵母菌病的病变范围和程度与患者的免疫缺陷程度相关。HIV 感染患者的黏膜假丝酵母菌感染次序依次为阴道、口腔和食管。绝大多数复发性外阴阴道假丝酵母菌病患者的 CD_4 计数正常。由于绝大多数外阴阴道假丝酵母菌病包括复发性外阴阴道假丝酵母菌病患者的 HIV 检测阴性，故不主张对这些患者进行 HIV 筛查，但应对外阴阴道假丝酵母菌病伴 HIV 感染高危因素者进行 HIV 筛查。

5. 妊娠并发外阴阴道假丝酵母菌病

妊娠并发外阴阴道假丝酵母菌病对抗假丝酵母菌治疗起效较慢，而且容易复发。大多数局部用药方案对孕妇外阴阴道假丝酵母菌病有效，延长治疗时间（如 2 周）可提高疗效及根除外阴阴道假丝酵母菌病。克霉唑（500mg）单次阴道用药对妊娠并发外阴阴道假丝酵母菌病有较好的疗效。口服抗假丝酵母菌制剂不适合妊娠并发外阴阴道假丝酵母菌病的治疗。

（十一）预防

由于对外阴阴道假丝酵母菌病和复发性外阴阴道假丝酵母菌病的发病机制了解甚少，目前尚无有效预防外阴阴道假丝酵母菌病和复发性外阴阴道假丝酵母菌病的方法。一些预防措施仅限于某些外阴阴道假丝酵母菌病高危因素者，包括：对复发性外阴阴道假丝酵母菌病患者应用抗假丝酵母菌制剂进行巩固治疗；对糖尿病患者积极控制血糖；对应用抗生素后易发生外阴阴道假丝酵母菌病的患者尽量避免局部和全身应用广谱抗生素，对必须应用者可同时口服氟康唑150mg；对复发性外阴阴道假丝酵母菌病患者避免口服避孕药和使用IUD。

三、需氧菌性阴道炎

需氧菌性阴道炎（AV）是近年来认识到的一种阴道感染性疾病，主要由需氧菌感染引起。其病因及发病机制目前仍不清楚。正常阴道内以产过氧化氢的乳酸杆菌占优势，AV时阴道内能产过氧化氢的乳酸杆菌减少或缺失，其他细菌如B族链球菌、葡萄球菌、大肠埃希菌及肠球菌等需氧菌增多，并产生阴道黏膜炎性改变。

（一）病因及发病机制

需氧菌性阴道炎的病因及发病机制仍不清楚。正常阴道分泌物产过氧化氢乳酸杆菌占优势，而AV时，阴道内能产过氧化氢的乳酸杆菌减少或缺失，需氧菌增加，主要为B族链球菌、葡萄球菌、大肠埃希菌及肠球菌等。AV相关发生机制不清，可能与以下因素有关。

1. 阴道中存在的大量肠道来源的细菌可能提示肠道细菌的阴道定植

在Sobel对AV的研究中，革兰染色发现乳酸杆菌相对或完全缺乏，被革兰阳性球菌（92%）、革兰阳性杆菌（22%）或革兰阴性杆菌（12%）代替，细菌培养证实这些细菌主要是B族链球菌及肠杆菌属细菌，基本都为肠道起源的需氧菌。这一研究提示虽然特异性病原体未确定，但肠道起源的需氧菌可能参与AV发病，具体机制有待于进一步研究。Donders等对AV的研究显示，与AV有关的阴道微生物主要是B族链球菌、金黄色葡萄球菌及大肠埃希菌，与正常人阴道菌群相比，这些细菌增多3~5倍。Tempera等对AV的研究同样显示，患者阴道分泌物中主要为B族链球菌、金黄色葡萄球菌及大肠埃希菌。国内研究显示，细菌培养的结果主要为粪肠球菌、链球菌、葡萄球菌等，进一步提示肠道细菌的阴道定植。

2. 局部免疫调节机制也可能参与AV发病

细菌性阴道病缺乏白细胞反应，而需氧菌性阴道炎炎症反应明显，阴道分泌物中促炎细胞因子升高。Donders等的研究显示，细胞因子IL-6，IL-1β及白血病抑制因子（LIF）显著升高，这提示AV是一种明显不同于BV的阴道炎症，免疫调节机制可能参与其发病。

3. 雌激素缺乏

阴道分泌物中含有许多基底旁细胞，类似萎缩性阴道炎，提示阴道可能缺乏雌激素作用。AV似乎与继发细菌感染的严重萎缩性阴道炎很难区分，但Gardner强调不管以任何途径应用雌激素治疗AV，只能暂时缓解症状，长期治疗效果不佳，此病可发生于卵巢功能正常的绝经前妇女，因此雌激素缺乏的机制似乎不成立。在Sobel研究的51例AV患者中，19例为绝经患者，予以克林霉素治疗后，依据临床和细胞学标准，有6例被认为同时伴有雌激素缺乏，补充雌激素后，症状体征消失，获得治愈。Sobel认为雌激素缺乏可能在AV的感染过程中起一定的作用，但其所研究的一部分绝经患者可能为萎缩性阴道炎，并非AV，所以仅纠正雌激素缺乏并不一定能逆转病程。

4. 扁平苔藓

Pellise、HeWitt、Edwards与Freidreich及Ridley等的临床观察发现，一些AV似乎与扁平苔藓（LP）有一定的关系。一些作者认为AV是LP在生殖器的一种表现，所有这些AV病例都是未诊断的糜烂性LP。与LP有关的AV患者大多主诉外阴痛、性交痛，而那些与LP无关的DIV患者多主诉性交痛，脓性分泌物增多。外阴阴道检查时发现，在LP患者中前庭损害与阴道粘连较常见，而在Gardner、Murphy等报告的病例中，外阴的损害较轻，而损害大多发生于阴道上1/3部分或整个阴道壁。阴道pH大于4.5，通常波动于5.0~7.0。经观察发现，一部分患者LP出现于生殖器损害与AV症状之前，另一部分患者生殖器损害与AV症状出现于LP之前，因此目前不能确定LP在AV中起什么作用，有待进一步深入研究。

5. 维生素 D 缺乏

对于阴道上皮结构蛋白的合成，诸如细胞角蛋白，维生素 D 是一种必不可少的转录活化因子。维生素 D 的缺乏导致这些蛋白合成下降，破坏了阴道上皮结构完整性而脱落。阴道上皮的脱落导致阴道 pH 改变，黏膜脆性增加，继发炎细胞浸润及感染。Peacocke 等对 1 例 AV 患者的临床观察治疗发现，维生素 D 的补充可导致阴道上皮再生及停止脱屑，由此提示维生素 D 缺乏可能参与 AV 的发病机制，AV 可能是维生素 D 缺乏的一种黏膜表现，但需进一步确定维生素 D 调节阴道上皮何种结构蛋白。

（二）临床特征

由于 AV 与细菌性阴道病（BV）一样，也存在乳酸杆菌减少，所以与 BV 有相似的特征，如阴道 pH 升高。但 BV 主要由厌氧菌引起，没有明显的阴道黏膜炎症性改变，而 AV 主要由需氧菌增加引起，常常导致明显的阴道黏膜炎症性改变，从而表现为外阴阴道的刺激症状。AV 的主要症状是阴道分泌物增多，性交痛，间或有外阴阴道瘙痒、灼热感等。分泌物典型特点为稀薄脓性，黄色或黄绿色，有时有泡沫，有异味但非鱼腥臭味，氢氧化钾试验阴性。因分泌物中含有大量白细胞，分泌物呈脓性。检查见阴道黏膜充血，严重者有散在出血点或溃疡；宫颈充血，表面有散在出血点，严重时也可有溃疡。

阴道分泌物检查特点：①阴道 pH>4.5，通常 >6.0。② 0.9% 氯化钠溶液湿片检查：乳酸杆菌减少或缺乏；中性粒细胞增多，甚至是含有中毒性颗粒的白细胞；基底层和基底旁上皮细胞增加，缺乏成熟鳞状上皮细胞。③革兰染色：乳酸杆菌减少或缺失，革兰阳性球菌及肠杆菌属的革兰阴性小杆菌增多。④细菌培养：多为 B 族链球菌、大肠埃希菌、金黄色葡萄球菌及肠球菌等。

（三）诊断及鉴别诊断

目前的诊断有 Donders 提出的阴道分泌物显微镜湿片诊断标准以及 Tempera 提出的结合临床特征以及湿片镜检特点的诊断标准。目前尚没有规范化、被公认的诊断标准。

1. 阴道分泌物显微镜湿片诊断标准

Donders 等提出了 AV 的诊断标准，见表 3-3。

表 3-3　需氧菌性阴道炎显微镜湿片诊断标准

AV 评分	LBG	白细胞数	含中毒性颗粒白细胞所占比例	背景菌落	PBC 所占比例
0	I 和 II a	≤10/HP	无或散在	不明显或溶胞性	无或 <1%
1	II b	>10/HP 和 ≤10/上皮细胞	≤50% 白细胞	大肠埃希菌类的小杆菌	≤10%
2	III	>10/上皮细胞	>50% 白细胞	球菌样或呈链状	>10%

2. 结合临床特征以及湿片镜检特点的诊断标准

Tempera 等从临床和微生物学两方面诊断 AV。诊断标准如下：①异常阴道黄色分泌物。②阴道 pH 升高，多数 pH>5.0。③分泌物有异味（但氢氧化钾试验阴性）。④阴道分泌物高倍镜检见大量白细胞（×400）。⑤使用 Donders 分类确定乳酸杆菌分级，II a、II b 和 III 级。

AV 需要与 BV 进行鉴别诊断（表 3-4），并应排除滴虫性阴道炎、黏液脓性宫颈炎及子宫内膜炎。此外注意是否有 AV 与 BV 的混合感染。

表 3-4　需氧菌性阴道炎与细菌性阴道病的鉴别诊断

项目	细菌性阴道病	需氧菌性阴道炎
症状	分泌物增多，无或轻度瘙痒	分泌物增多，黄色或黄绿色，部分有性交痛
分泌物特点	白色、匀质，鱼腥臭味	黄色或黄绿色，有异味，但非鱼腥臭味
阴道黏膜	正常	充血，严重者有散在出血点或溃疡
阴道 pH	>4.5	>4.5，但通常 >6.0
胺试验	阳性	阴性
湿片镜检	乳酸杆菌减少或缺乏，有线索细胞，极少白细胞	乳酸杆菌减少或缺乏，有球菌，部分呈链状排列，多量白细胞，或部分含有中毒性颗粒，基底旁细胞

项目	细菌性阴道病	需氧菌性阴道炎
革兰染色	乳酸杆菌减少或缺乏，加德纳菌、普雷沃菌、类杆菌、动弯杆菌等增加	乳酸杆菌减少或缺乏，革兰阳性球菌及肠杆菌属的革兰阴性小杆菌增多
细菌培养	主要为厌氧菌，诸如加德纳菌、普雷沃菌、类杆菌及动弯杆菌等	主要为需氧菌，诸如 B 族链球菌、大肠埃希菌、金黄色葡萄球菌及肠球菌等
阴道琥珀酸	升高	无变化
阴道细胞因子	IL-1β 轻度升高，LIF 降低，IL-6 无变化	IL-6，IL-1β 及 LIF 显著升高

（四）治疗

目前尚无有效及标准的治疗方案。卡那霉素及克林霉素有一定疗效，有文献报道喹诺酮类药物也可能有一定疗效。

四、老年性阴道炎

老年性阴道炎常见于自然绝经及卵巢去势后的妇女，主要症状为阴道分泌物增多、外阴瘙痒及灼热感。老年性阴道炎是临床常见且复发率较高的老年妇科疾病，其发病率国内报道为 30%~58.6%，国外报道高达 80%。治疗不及时或用药不合理，会使阴道炎迁延不愈，严重影响患者的生活质量，应及时采取有效的治疗措施。

（一）病因

老年性阴道炎患者发病的主要原因是卵巢功能减退，雌激素水平降低，从而使得阴道黏膜萎缩变薄，阴道上皮内糖原含量减少，阴道 pH 上升，抵抗力薄弱，杀灭病原体的能力降低，致病菌容易侵入，从而导致老年性阴道炎的发生。不注意外阴清洁卫生，性生活频繁，营养不良（尤其是维生素 B 缺乏）等常为本病发病诱因。有研究对 180 例老年性阴道炎患者进行阴道细菌培养，分离出 126 株致病菌，阳性率为 70.0%，其中革兰阳性菌 78 株（占 61.9%），主要以表皮葡萄球菌为主（占 36.5%）；革兰阴性杆菌 48 株（占 38.1%），主要以大肠埃希菌为主（占 24.6%）。未进行厌氧菌的培养。

（二）临床表现和诊断

绝经后妇女阴道分泌物增多为本病的主要特征，常伴有外阴瘙痒、灼热感等症状。分泌物较稀薄，呈淡黄色，严重者呈脓血性白带。由于感染的病原体不同，分泌物的性状不同，可呈泡沫状，或呈脓性，或为血性；由于分泌物的刺激，患者常表现外阴瘙痒、烧灼感；由于阴道黏膜的萎缩，可伴有性交痛；若感染侵犯尿道则出现尿频及尿痛等泌尿系统症状。妇科检查可见阴道黏膜萎缩，皱襞消失，有充血、红肿，也可见黏膜出血点或出血斑。严重者阴道黏膜面可形成溃疡，分泌物可以呈水样，或呈脓性，有臭味。如不及时治疗，溃疡部可发生粘连，甚至瘢痕挛缩导致阴道狭窄或阴道闭锁，使得阴道分泌物引流不畅，形成阴道积脓。

临床上根据患者的年龄及症状和体征明确诊断不困难，但应排除其他疾病。应常规进行阴道分泌物光学显微镜检查，大部分患者涂片中可见大量基底层上皮细胞和白细胞及大量球菌。部分为混合性感染，如在涂片中见到滴虫、念珠菌等均可作为进一步明确诊断的依据。对于部分有少量阴道血性分泌物的患者，应与绝经后阴道出血的相关疾病如宫颈癌、子宫内膜癌等进行鉴别诊断，需常规做宫颈细胞学检查，必要时行分段诊断刮宫术。如妇科检查时发现阴道壁有溃疡及肉芽组织者，应与阴道癌进行鉴别诊断，需做局部刮片或局部活检进行病理组织学检查。

（三）治疗

治疗原则为抑制细菌生长和提高机体及阴道抵抗力。

1. 抑制细菌生长

老年性阴道炎的主要致病菌为厌氧菌，故首选抗厌氧菌药物，常用药物有甲硝唑、克林霉素等。甲硝唑抑制厌氧菌生长，而对乳酸杆菌生长影响较小，是理想的治疗药物。

（1）冲洗阴道：1%乳酸或0.5%醋酸冲洗阴道，每日1次。增加阴道酸度，抑制细菌生长繁殖。

（2）局部用药：甲硝唑（0.2g）栓剂或诺氟沙星（0.1g）栓剂，每日1次，阴道上药，疗程7~10d。

（3）全身用药：对于并发有子宫内膜炎、宫体炎及附件炎者应选用口服抗生素，如甲硝唑0.2g，每日3次，口服，共5~7d，或克林霉素，300mg，每日3次，口服，共5~7d。由于老年性阴道炎患者其阴道内的益生菌—乳酸杆菌已经因上皮代谢改变而受到干扰，因此抗生素的应用可能会进一步使其受到损害，从而进一步破坏阴道内的生态平衡。临床上常见到因抗生素长期应用而导致二重感染的发生，往往在致病菌得到抑制之后又并发了阴道念珠菌病。因此，抑菌治疗后及时加用阴道局部的益生菌，如定君生等，有利于阴道微生态恢复平衡。

2. 增强阴道黏膜抵抗力

老年性阴道炎的发病主要是妇女体内雌激素水平下降，针对病因给予补充适量雌激素，既可以增强阴道黏膜抵抗力，又可改善因雌激素降低导致的围绝经期其他相关症状。可局部给药，也可全身给药。但长期较大剂量无对抗的应用雌激素，可刺激乳腺和子宫内膜的异常增生，增加患乳腺癌和子宫内膜癌的风险。因此，单纯治疗老年性阴道炎最好首选局部用药，当并发有围绝经期综合征的全身症状，且有补充雌激素的需求时，选用最低有效剂量的雌激素，并辅以适量孕激素和弱雄激素，以保证其安全性。用药期间，应禁食辛辣食物和腥膻食物，避免搔抓皮肤或热水洗烫，并暂时停用肥皂。常用治疗方法如下。

（1）局部用药：雌三醇乳膏，商品名欧维婷软膏，每晚1次，阴道涂药，10d为1个疗程；结合雌激素，商品名倍美力阴道软膏，每晚1次，阴道涂药，7~10d为1个疗程；普罗雌烯软膏，商品名更宝芬软膏，每晚1次，阴道涂药，10d为1个疗程。由于更宝芬仅作用于阴道黏膜局部，而不易被阴道黏膜吸收入血，因此对子宫内膜无明显影响，对于反复发作的患者可以先给予连续应用10d后，再给予以后每周2次的后续治疗。

（2）全身用药：对于并发有雌激素缺乏的围绝经期综合征全身症状的患者可给予全身治疗，常用药：己烯雌酚0.125~0.25mg，每晚1次，日服，10d为一个疗程；或倍美力0.3mg，每日1次，口服，10d为1个疗程；或尼尔雌醇，首次口服4mg，以后每1~2周口服1次，每次2mg，维持1~2个月。尼尔雌醇为雌素三醇的衍生物，剂量小，作用时间短，对于子宫内膜的影响小。对于应用此类药物的患者在用药前应检查乳腺及子宫内膜，患有子宫内膜增生、子宫内膜癌、乳腺癌禁用。长时间应用者应周期性加用孕激素以对抗子宫内膜增生。

3. 注意营养

摄入高蛋白食物，补充B族维生素及维生素A有助于阴道炎的消退。

五、婴幼儿外阴阴道炎

婴幼儿阴道炎常见于5岁以下儿童，多并发外阴炎。该病主要与婴幼儿局部解剖特点有关，其外阴发育差，不能遮盖尿道口及阴道前庭，细菌容易侵入，易发生阴道炎；婴幼儿阴道环境与成人不同，雌激素水平低，阴道上皮薄、糖原少，乳酸菌为非优势菌，局部抵抗力低下，易受细菌感染；另外，婴幼儿外阴不清洁，大小便易污染：因此婴幼儿容易患阴道炎、外阴炎。临床表现主要为阴道分泌物增多伴外阴瘙痒，局部红肿等。近年来，随着性病传播的增多，婴幼儿阴道炎不断增多，已成为临床不可忽视的问题。

（一）幼女外阴阴道特点

1. 外阴特点

婴幼儿大阴唇尚未发育完全，皮下脂肪薄，不能完全覆盖阴道、尿道，因此容易受外来细菌的侵犯。

2. 阴道特点

女婴的子宫腺体和阴道上皮胎儿时期受母体胎盘所分泌的大量雌激素的影响，出生后随着雌激素水平的不断下降会有少量的白色黏稠分泌物自阴道流出，有时可见到少量的血性分泌物流出，这些均为正常现象。此时阴道分泌物呈酸性（pH 约为 5.5），阴道尚有自净作用。随着体内雌激素逐渐被代谢，阴道上皮失去了雌激素的影响，阴道黏膜变薄，上皮内糖原减少，阴道的 pH 上升为 6~8，分泌物逐渐减少，自净作用明显减弱。此时阴道内的益生菌—乳酸杆菌极少，而其他致病菌较多，致病菌作用于抵抗力较弱或受损的外阴、阴道时，极易发生婴幼儿阴道炎及外阴炎。

（二）病因

（1）婴幼儿卫生习惯不良：外阴部不清洁，穿开裆裤随地乱坐，大便擦拭方向不对等都可能引起病原微生物侵入抵抗力低的外阴及阴道，导致外阴炎或阴道炎。

（2）婴儿的尿布更换不及时，大小便刺激外阴，容易引起外阴感染。

（3）婴幼儿肛门处有蛲虫感染时，患儿因瘙痒而手挠将蛲虫污染外阴、阴道引起感染。

（4）婴幼儿出于好奇，可将花生米、扣子、糖块、橡皮等异物置入阴道内，引起继发感染。

（5）患有足癣或念珠菌性阴道炎的家长将自己的衣物与婴幼儿的衣裤一起清洗，因衣裤污染而传播导致感染；也可能在公共场所，因为浴池、浴具、游泳池等间接传播引起感染，但发生率相对较低。

（三）病原体

对 75 例有临床症状（尿频、尿急、阴道分泌物多）的婴幼儿的外阴分泌物进行涂片革兰染色镜检结果显示：革兰阴性双球菌 6 例，念珠菌 7 例，5 例未检出细菌，14 例检出革兰阳性球菌，43 例检出革兰阳性球菌、革兰阴性球菌、革兰阳性杆菌和革兰阴性杆菌混合感染。此临床研究证实婴幼儿阴道炎多由多种细菌感染引起，非特异性感染则绝大多数为大肠埃希菌属感染。此外，葡萄球菌、链球菌、变形杆菌等也都为较常见的病原体，而假丝酵母菌、淋病奈瑟菌、滴虫引起的婴幼儿阴道炎虽有上升趋势，但仅占一小部分。

（四）临床表现

婴幼儿外阴阴道炎的主要症状是外阴阴道瘙痒，阴道分泌物增多，外阴阴道口黏膜充血、水肿并伴有脓性分泌物流出。婴幼儿往往不能明确诉说症状，常表现为哭闹、烦躁不安，用手指搔抓外阴，通过手指抓伤可使感染进一步扩散。当伴有泌尿道感染时，会出现尿急、尿频、尿痛等症状。婴幼儿的外阴阴道炎在急性期若被父母疏忽或因症状轻微未予治疗，病变加重则外阴表面可出现由感染所致的溃疡，可造成小阴唇相互粘连。粘连处往往留有小孔，排尿时尿液经小孔流出，会出现尿流变细、分道或尿不成线等。如果阴道炎长期存在，患儿阴道粘连、严重者甚至造成阴道闭锁影响日后的经血流出，给女童健康造成严重危害。

若为阴道异物引起的阴道炎，可引起阴道分泌物持续增多，且为脓血性、有臭味；若为蛲虫所致的阴道炎，婴幼儿会感到外阴及肛门处奇痒，阴道流出多量稀薄的、黄色脓性分泌物。

（五）诊断

由于婴幼儿的语言表达能力差，不能主动配合医生，因此在诊断上有一定的困难。采集病史时需细心询问患儿母亲及保育人员，检查时手法要轻柔，设法分散患儿的注意力，以获得满意的检查结果。个别情况需要在全身麻醉下对患儿进行检查。

1. 外阴检查

用示指、中指轻轻分开大阴唇，仔细观察外阴、阴道及前庭处。用棉拭子或吸管取阴道分泌物查找阴道毛滴虫、假丝酵母菌或涂片染色做病原学检查，以明确病原体，必要时做细菌培养。

2. 必要时行阴道窥器检查

可用宫腔镜、支气管镜或鼻镜作为阴道窥器，清楚地了解阴道及宫颈的情况，检查阴道黏膜上皮及分泌物的性状。应同时用棉棒取阴道分泌物做涂片染色进行病原学检查及药物敏感试验。如果阴道内有异物，可在直视下取出异物。

3. 直肠腹部双合诊

用右手示指或小指伸入患儿的肛门，与腹部双手配合触摸阴道内有无异物、了解子宫大小及盆腔情况。另外进行肛诊时可协助取阴道分泌物，将伸入直肠的手指向前外方挤压阴道后壁，使阴道分泌物流出，涂片送检。

（六）治疗

患儿就诊时多以外阴炎并发阴道炎居多，应同时治疗。

1. 局部处理

（1）发病初期一般仅为外阴炎，外涂抗生素软膏即可。如不及时治疗，则易上行感染至阴道，此时只单纯治疗外阴效果较差，必要时加用口服抗生素。反复感染治疗效果不佳者应排除阴道异物。有报道应用橡皮导尿管插入阴道注入敏感抗生素作阴道冲洗，一方面可探知阴道内有无异物，另一方面如果阴道内有细小异物可将其冲出。

（2）小阴唇粘连可发生在上、中、下各段或呈不规则，粘连中间有一透明线，如果粘连面积小则多无症状，粘连严重则可导致尿液和分泌物积聚，常伴尿线方向改变、排尿疼痛和反复发作的外阴阴道炎。轻度粘连者可应用雌激素软膏外用，每日 1 次，2~4 周后粘连可自然分离。中、重度粘连应进行小阴唇分离术，消毒外阴后轻轻分开，暴露粘连的小阴唇，以棉签向两侧分离，由浅入深，逐渐暴露阴道口及尿道口（可能会有少量出血），然后以碘伏棉球消毒分离后的创面，并涂以红霉素软膏及雌激素软膏，每日 1 次。术后尽量保持患儿外阴清洁，每日坐浴 1~2 次，连续 1~2 周，多可治愈。

（3）如有异物应尽早取出，可用肛门推移法或鼻内镜取出，若治疗效果不满意，可行宫腔镜下异物取出术，宫腔镜下取出异物较其他方法更加诊断明确、操作准确、成功率高。儿童期处女膜孔直径 4~7mm，而宫腔检查镜直径 3.5~5mm，加以麻醉的应用，可使宫腔镜进出不损伤处女膜，但家属的知情同意是必不可少的。

（4）外阴炎及小阴唇粘连的复发率高，应指导婴幼儿母亲正确清洗外阴方法，清洗方向应由前向后，不可用力擦洗，以免损伤皮肤及黏膜。清洗外阴时尚应观察有无外阴充血、水肿等炎症表现，并及时给予治疗，以免延误治疗导致阴道炎和小阴唇再次粘连。

2. 药物治疗

根据检查及化验结果针对病原体选择相应的抗生素口服及外用。

（1）细菌性阴道炎：在儿童的阴道炎中最常见的是细菌性阴道炎，正常儿童阴道内的菌群有葡萄球菌、草绿色链球菌、肠球菌、大肠埃希菌、不动杆菌等，当抵抗力下降或外来致病菌入侵而感染时，致正常菌群失调，致病菌、条件致病菌繁殖，阴道炎症发生。治疗原则以抗厌氧菌药物为主，可给予甲硝唑 15mg/kg，每日 2~3 次，口服，共 7d，或克林霉素 5~10mg/kg，每日 2 次，口服，连用 7d。局部可涂抹克林霉素软膏或甲硝唑凝胶，每晚 1 次，连用 7d。治愈率可达 95% 左右。

（2）滴虫性阴道炎：主要表现外阴奇痒，阴道分泌物灰黄、稀薄、有泡沫、有臭味，阴道及外阴充血、水肿。以甲硝唑治疗为首选，可口服甲硝唑或替硝唑片剂，连服 5~7d，每天清洗外阴，局部可涂抹甲硝唑凝胶。

（3）支原体、衣原体感染：支原体感染往往为幼托机构或家长间接传播，表现为慢性迁延不愈的浆液性黄白色阴道分泌物增多和不同程度的自觉症状。可给予口服红霉素，每日 50mg/kg，每日 3~4 次，或阿奇霉素 5~10mg/kg，每日 2 次，连用 10~14d，严重者可于服药同时给予药液冲洗外阴及阴道。

（4）念珠菌性阴道炎：主要表现为外阴奇痒，阴道分泌物增多和烧灼感，阴道黏膜充血、糜烂。白带呈豆渣样浑浊，外阴皮肤有抓痕及损伤。诊断明确后即刻停止应用任何抗生素，并给予口服维生素 B。制霉菌素片剂或两性霉素 B，5~7d，或氟康唑 3~6mg/kg，每日 1 次，连用 3d。每日以清水洗外阴，可将达克宁霜、制霉菌素悬浮液或 0.1% 两性霉素 B 水溶液抹涂在阴道外口及阴唇内侧，每日 2~3 次，连用 7~10d，每月巩固治疗 7d，共 2~3 个月。

（七）预防

对于婴幼儿外阴阴道炎，预防是非常重要的。

（1）注意保持婴儿外阴清洁和干燥：小婴儿使用尿布，最好选择柔软、透气好的纯棉制品，少用或不用"尿不湿"；大小便后要及时更换尿布，每天坚持清洗外阴，清洗时要注意自上而下拭净尿道口、阴道口及肛门周围，并轻轻拭干阴唇及皮肤皱褶处；皮肤如有皲裂，应涂擦无刺激性的油膏，最后在外阴及腹股沟处搽少量爽身粉，以保持局部干燥。应避免过多粉剂进入阴道引起对阴道黏膜的刺激。

（2）尽早穿封裆裤，尽量不让孩子在地板上坐卧。衣服要柔软、宽松、舒适，少穿或不穿紧身裤、高筒袜等。

（3）要重视大小便后的清洁，特别是小便后，应用质量有保证的柔软的卫生纸拭擦尿道口及其周围。注意小便的姿势，避免由前向后流入阴道。大便后应用清洁的卫生纸，由前方向后方擦拭，以免将粪渣拭进阴道内。

（4）婴幼儿的浴盆、毛巾等生活物品要固定，专人专用，避免与其他人或成人交叉感染。

六、寄生虫性阴道炎

寄生虫是引起妇科疾病的众多原因之一。能引起妇科疾病的寄生虫虫种众多，而侵入阴道引起阴道炎的寄生虫主要有阴道毛滴虫、阿米巴原虫、蛲虫、血吸虫、短膜壳绦虫、颚口线虫、水蛭以及蝇蛆等。现分别予以叙述。

（一）滴虫性阴道炎

滴虫性阴道炎由阴道毛滴虫引起，以性接触传播为主。

1. 病因

滴虫性阴道炎是由阴道毛滴虫感染而引起的阴道炎症性疾病。寄生于人体的毛滴虫共有 3 种：阴道毛滴虫；人毛滴虫，即人大肠内可有人类五鞭毛毛滴虫；口腔毛滴虫，即寄生于口腔，是一种与人共生的毛滴虫；后二者一般不致病。阴道毛滴虫呈梨形或球形，长 8～30mm，体部有波动膜，后端有轴突，顶端有 4 根鞭毛，鞭毛随波动膜的波动而摆动，无色透明，酷似水滴。阴道毛滴虫生活最适宜的 pH 为 5.5～6.6，pH 在 5 以下或 7.5 以上则不能生长。滴虫的生活史简单，只有滋养体而无包囊期，对环境适应性强，故滴虫离开人体后也容易通过其污染物传播。滋养体室温下在湿毛巾上能存活 23h，3～5℃生存 21d，在 46℃生存 20～60min，在半干燥环境中生存约 10h；在普通肥皂水中也能生存 45～120min，黏附在厕所坐便器上能生存 30min，因而接触性传染很常见。

2. 传播途径

主要有两种：①经性交直接传播。据报道，与女性患者一次非保护性性交后，有 13%～86% 男性发生感染；与受感染的男性一次非保护性性交后，有 80%～100% 女性发生感染。②间接传播。经公共浴池、浴盆、浴巾、游泳池、坐式便器、衣物、污染的器械及敷料等传播。

3. 发病机制

因阴道毛滴虫具有嗜血性及嗜碱性，故当月经前后阴道 pH 发生变化时，隐藏在腺体及阴道皱襞中的滴虫常得以繁殖，引起炎症发作。阴道毛滴虫附着在泌尿生殖道上皮表面，能够穿透表层上皮细胞，受侵的组织细胞表现为受侵组织的非特异性炎症，毛细血管增多、充血，白细胞、红细胞外溢，上皮下白细胞浸润，但无特殊性，阴道分泌物涂片可见滴虫。

4. 临床表现

潜伏期一般为 4～28d，由于局部免疫因素、滴虫数量多少及毒力强弱的不同，受感染的表现不同，大致可分为以下 3 型。

（1）无症状型：约有 50% 的滴虫性阴道炎患者感染初期无症状，称为带虫者，而其中 1/3 将在 6 个月内出现症状；无症状的带虫者可以传染给他人，因此应重视这类患者的治疗。

（2）急性型：主要表现为阴道分泌物增多及外阴瘙痒，分泌物特点为稀薄脓性、黄绿色、泡沫状，有臭味，此为滴虫性阴道炎的典型症状，通常只有10%的患者出现这种典型症状。分泌物呈脓性是因分泌物中含有白细胞；呈泡沫状、有臭味是因滴虫无氧酵解碳水化合物，产生腐臭气体。瘙痒部位主要为阴道口及外阴，间或有灼热、疼痛、性交痛等。

妇科检查可见阴道黏膜充血，严重者有散在出血斑点，甚至宫颈有出血点，形成"草莓样"宫颈，见于不到2%的患者；阴道后穹隆有多量白带，呈黄绿色、灰黄色或黄白色稀薄脓性分泌物，常呈泡沫状。

（3）慢性型：临床较多见，多由急性期治疗不彻底所致。临床症状一般较轻，白带多为少量或中等量，质稀薄，稍有臭味，无明显瘙痒或偶伴瘙痒。有时伴有性交痛。

妇科检查：阴道黏膜可无改变或轻度充血。慢性滴虫性阴道炎常并发泌尿道的滴虫感染，出现尿频、尿急、尿痛及血尿，故反复发生的泌尿道感染久治不愈应做滴虫培养排除滴虫感染的可能。

5. 并发症

（1）并发其他炎症：滴虫性阴道炎往往与其他阴道炎并存，Richard 等人报道约60%同时并发细菌性阴道病。据 Steven 等人报道，41%的滴虫性阴道炎患者伴发其他性传播疾病，并发膀胱炎、尿道旁腺或前庭大腺感染、盆腔炎性疾病及盆腔疼痛等不适。

（2）不孕：阴道毛滴虫能吞噬精子，并能阻碍乳酸生成，影响精子在阴道内存活，因此可并发不孕症。

（3）妊娠期滴虫性阴道炎：可造成不良的妊娠结局，如胎膜早破、早产、新生儿低出生体重。

6. 实验室检查

（1）生理盐水悬滴法：悬滴法直接镜检较快，操作简便。因滴虫性阴道炎常伴大量多核白细胞浸润，因此镜检时应在白细胞数量较少的部位寻找。该方法的敏感度为42%～92%，与检验人员经验有关。

悬滴法必须在生理盐水冷却之前进行检查，因滴虫离体时间越久，动力越差，有时呆滞不动，或仅有鞭毛摆动，这时只能依靠邻近白细胞的扇动状态而推测其存在，有的严重患者在悬滴片整个镜下视野布满白细胞，看不到滴虫，即使看到也不活跃。如遇此情况，可用0.1%沙黄溶液代替生理盐水，因为沙黄能使白细胞染成淡红色，而滴虫不染色，其运动也不受影响，故滴虫在淡红色的背景中显得特别清楚。

（2）培养法：培养法是诊断滴虫性阴道炎的金标准，但是由于阴道毛滴虫培养需要特殊培养基，如 Diamond 或者 Kupferberg 培养基，且需要5～7d时间才能得到检查结果，因此其应用受到限制。主要适用于多次生理盐水悬滴法检查阴性，临床又怀疑患有滴虫者，其准确度可高达98%。

（3）巴氏涂片法：涂片法是将标本涂在玻片上，用巴氏染色镜检，该方法敏感性不高，即使用吖啶黄染色，其特异性也较低。

（4）OSOM 滴虫快速试验：是一种免疫层析毛细试纸条法，该检测约需10min，与培养法相比，敏感性为88.3%，特异性为98.8%，目前国内尚未开展。

（5）抗体检查：单克隆抗体，酶联免疫吸附试验及乳胶凝集试验等用于检查特异性抗体，虽然最初的试验结果不错，但目前尚缺乏临床试验证实其临床应用价值。

（6）多聚酶链反应（PCR）检测：PCR 检测与上述检查相比，具有较高的敏感性（95%）及特异性（98%）；阴道毛滴虫与其他种类的滴虫间无相互作用，与其他的人类寄生虫、沙眼衣原体及淋球菌等 STD 间也无交叉反应。PCR 可用于有或无症状的妇女，而且很容易从阴道口收集到满意的标本，省去阴道窥器检查。PCR 检测有较高的敏感性和特异性，能够提高滴虫的检出率，应推荐为检测滴虫的常规方法。

7. 诊断与鉴别诊断

因滴虫性阴道炎临床症状多变，因此不能依据单项症状或体征诊断。悬滴法找到滴虫或滴虫培养阳性即可确诊。

鉴别诊断见表3-5。

表3-5　滴虫性阴道炎的鉴别诊断

鉴别点	细菌性阴道病	滴虫性阴道炎	外阴阴道假丝酵母菌病
症状	分泌物增多，无或轻度瘙痒	分泌物增多，轻度瘙痒	重度瘙痒，烧灼感
阴道黏膜	正常	散在出血点	水肿、红斑
阴道pH	>4.5	>5	<4.5
胺试验	阳性	阴性	阴性
显微镜检查	线索细胞，极少白细胞	阴道毛滴虫，多量白细胞	芽孢及假菌丝，少量白细胞

8. 治疗

（1）CDC推荐治疗方案：CDC推荐的治疗方案如下，该方案的治愈率为85%～95%。

推荐疗法：

甲硝唑2g单次口服。

或

替硝唑2g单次口服。

替代疗法：

甲硝唑400mg，日服，每日2次，连服7d。

甲硝唑的不良反应包括：服药后偶见胃肠道反应，如口中金属味或口苦、恶心、呕吐。此外，偶见头痛、皮疹、白细胞减少等，一旦发现应停药。治疗期间及停药24h内禁饮酒，因其与乙醇结合可出现皮肤潮红、呕吐、腹痛、腹泻等反应。甲硝唑能通过乳汁排泄，若在哺乳期用药，用药期间及用药后24h内不宜哺乳。

甲硝唑治疗失败原因可能有以下几方面：

1）感染部位的吸收和分布的药物代谢动力学问题。

2）阴道细菌对药物的灭活作用。

3）其他药物作用的干扰作用。

4）对药物（甲硝唑或替硝唑）的耐药性。

5）患者依从性不佳或胃肠道不耐受或者再次感染。

（2）局部用药：先用1%乳酸或0.5%醋酸冲洗阴道，清除阴道内分泌物，改善阴道内环境，然后阴道内放置甲硝唑凝胶或泡腾片200mg，每晚1次，连用7d。因其在尿道及阴道周围的腺体中不能达到有效的治疗浓度，其治愈率大约为50%，因此不推荐单独局部用药治疗。与口服药物联合使用，可以提高滴虫性阴道炎的治愈率。

（3）复发性或顽固性滴虫性阴道炎治疗：对于复发性滴虫性阴道炎，可口服甲硝唑400mg，每日2次，连服7d或2g顿服重复治疗。若上述疗法仍失败，应考虑替硝唑或甲硝唑一次口服2g，连服3～5d。

如果上述治疗仍无效，应由更专业的专家进行会诊后再行进一步治疗，会诊内容应包括阴道毛滴虫对甲硝唑和替硝唑的敏感度的测定。会诊及阴道毛滴虫敏感度的测定方法可从CDC获得。

（4）妊娠并发滴虫性阴道炎治疗。

1）有症状者：CDC推荐单次口服2g甲硝唑治疗，甲硝唑属于孕期B类用药，经过20多年的临床应用，证实甲硝唑是安全的。替硝唑为孕期C类药物（动物实验已明确发现不良事件，但仍未有充分的孕妇对照试验），其孕期使用安全性还没有得到完全的评估。

哺乳期妇女服用甲硝唑期间及服用甲硝唑后12～24h内应停止哺乳，因为服药12～24h后通过乳汁排泄的甲硝唑浓度会降低。服用替硝唑期间及停药3d内应停止哺乳。

2）无症状者：Carey等报道对无症状的滴虫性阴道炎患者给予甲硝唑或克林霉素治疗后，早产率增加。因此建议对无症状的带虫者不必筛查及治疗，因为治疗不仅不能降低妊娠不良结局，而且增加了早产的危险。

（5）并发HIV感染者治疗：同时感染HIV的毛滴虫患者应当接受与HIV阴性的毛滴虫患者相同的

治疗。HIV 感染的女性毛滴虫病的发病率、存活率、复发率与患者的免疫状态没有明确的相互关系。

（6）性伴侣的治疗：性伴侣应同时接受治疗，并且避免性生活至治愈为止。研究表明性伴侣同时接受治疗可以提高治愈率，减少传播。

（7）特殊情况：甲硝唑和替硝唑同属硝基咪唑类药物，对硝基咪唑有速发型过敏反应的患者可在专家指导下接受甲硝唑脱敏治疗。曾有两例报道，采用静脉内逐渐增加甲硝唑用药的方法脱敏，开始给药 5mg，每隔 15～20min 增量一次，逐渐增至 125mg，随后给予口服甲硝唑 2g。注意：这种脱敏方法必须有过敏史记载才能实施。脱敏试验应在格外小心的情况下在监护室内进行，实验前应建立两条大的静脉通路和配有心肺复苏人员。两例患者均未发生并发症而痊愈。

局部可以尝试应用除硝基咪唑类以外的药物，但治愈率很低（<50%）。

9. 随访与预防

对治疗后无症状或一开始无症状者不需要随访。预防措施包括以下 3 个方面：①固定性伴侣，性交中使用安全套。②加强对公共设施的管理及监护，禁止患者进入游泳池；提倡淋浴，公厕改为蹲式；医疗器械及物品要严格消毒，防止交叉感染。③患者内裤及洗涤用的毛巾，应煮沸 5～10min 以消灭病原体。

（二）阿米巴性阴道炎

1. 病因

阿米巴原虫常常使人类肠道发生感染，引起阿米巴痢疾。感染了阿米巴的患者在排便时，阿米巴滋养体可随粪便排出，如不注意卫生，可污染外阴，并上行侵入阴道内。当患者阴道黏膜有破损或机体抵抗力下降时，滋养体就会侵入阴道壁组织内，繁殖生长，从而发生阿米巴性阴道炎，严重者还可引起宫颈以及子宫内膜的炎症。

2. 病理改变

溃疡的形成是阿米巴性阴道炎的基本改变。当阿米巴原虫侵入阴道黏膜后，以其伪足的活动及其分泌的溶组织酶，使黏膜细胞发生坏死，形成溃疡，边缘隆起，病灶周围有淋巴细胞及少数浆细胞浸润，溃疡表面被覆黄棕色坏死物质，内含溶解的细胞碎片、黏液和阿米巴滋养体。

3. 临床表现

（1）患者可有腹泻或痢疾病史。

（2）阴道有多量分泌物是本病的特点。分泌物常呈血性、浆液性或黄色黏液脓性，具有腥味，从中可以找到大量滋养体；当阴道黏膜形成溃疡出血时，则分泌物为脓性或血性，溃疡可散在或融合成片，并伴有瘙痒疼痛。病变如波及宫颈或子宫，还可有下腹痛和月经不调，个别病例由于结缔组织反应严重，可呈现不规则肿瘤样增生，质硬，溃疡表面覆有血性黏液分泌物，容易误诊为恶性肿瘤。在孕期感染可直接或间接感染胎儿，以致引起胎儿死亡。另外在妊娠期由于此时母体细胞免疫反应比非妊娠者低，免疫球蛋白的浓度在不同的妊娠阶段含量也各异，妊娠期阿米巴病往往较严重，甚至致命。

4. 诊断与鉴别诊断

由于本病较为罕见，有时会被临床医生忽略，但根据患者腹泻或痢疾病史以及相关检查，可以做出诊断。最可靠的就是在阴道分泌物（同时检查患者的粪便）涂片找到阿米巴滋养体、分泌物培养找到溶组织阿米巴原虫，以及病灶处的病理学检查找到阿米巴原虫。而对于分泌物检查阴性的慢性溃疡病例，更应做活组织检查。

当阿米巴性阴道炎呈肿瘤样增生时，往往肉眼不易与恶性肿瘤区别，因此需要通过组织活检明确诊断，恶性肿瘤患者无阿米巴原虫及滋养体。阿米巴性阴道炎出现溃疡时需要与结核性溃疡相鉴别，结核性溃疡的特点为溃疡边缘不齐，呈鼠咬状，溃疡底部有颗粒状突起的结核结节；病理切片无阿米巴滋养体而为干酪样坏死及类上皮细胞和朗格汉斯细胞形成的肉芽肿。其他需要与急性单纯性溃疡相鉴别，阴道黏膜病理检查可见鳞状上皮增生，底部为肉芽组织，无阿米巴滋养体，而阿米巴性阴道炎分泌物涂片及组织病理检查可找到阿米巴滋养体。

5. 治疗

治疗原则：以全身治疗为主，结合局部治疗。

（1）甲硝唑：对阿米巴原虫有杀灭作用，毒性小，疗效高，口服后血药浓度可持续12h；用法：400mg口服，每日3次，10~14d为1个疗程；也可以配合使用甲硝唑栓剂。

（2）替硝唑：该药为抗阿米巴药，但服药后部分患者会出现一过性的白细胞减少。用法：500mg口服，每日4次，3d为1个疗程。

（3）依米丁（盐酸吐根碱）：该药对阿米巴滋养体的杀灭作用最强，但对包囊的作用不肯定。本药毒性大，排泄缓慢，容易蓄积中度，因此对心肾功能不全、年老体弱患者以及孕妇禁用。用法：60mg[1mg/（kg·d）]，分两次深部肌内注射，连续6~9d为1个疗程。

局部用药：用1%乳酸或1：5 000高锰酸钾溶液冲洗阴道，每日2次，冲洗后擦干，阴道放置甲硝唑栓剂，7~10d为1个疗程。

（三）蛲虫性外阴阴道炎

蛲虫病也称肠线虫病，蛲虫本身极少引起外阴炎，但蛲虫病常有外阴症状，因此外阴蛲虫病较常见。

1. 病因

蛲虫是蠕形住肠线虫的简称。蛲虫长5~15mm，白色、线状，寄生在人的肠道，人是唯一的传染源。人因摄入虫卵而感染，虫卵在肠内（通常为盲肠部位）发育成成虫，大约1个月雌虫成熟并开始产卵，雌虫受精后，雄虫通常死亡，并随粪便排出体外。妊娠的雌虫，身体几乎充满虫卵，雌虫移行到结肠并排至肛门处，在肛周及会阴皮肤处产卵，偶尔雌虫移行到阴道。雌虫通常在睡眠时自宿主（儿童多见）肛门爬出，在肛门口产卵，引起肛门瘙痒、外阴瘙痒。

2. 临床表现与诊断

蛲虫的感染多见于儿童，其中女童较男童常见，年轻人较老年人常见。

肛周及会阴部瘙痒，患儿因瘙痒而搔抓可引起肛周及会阴部皮肤剥脱、血痂，有时潮红，渗出糜烂或继发感染，长期反复发作可致皮肤肥厚，色素沉着形成湿疹样变。患儿可伴有失眠、烦躁不安、易激动、夜惊或遗尿，夜间磨牙等睡眠障碍症状。

根据临床表现，夜间奇痒时检查可在肛门周围发现乳白色小虫，一般较容易诊断。大便或肛门周围及外阴分泌物中查到蛲虫卵可确诊。

3. 治疗

（1）口服驱虫剂。

1）恩波吡维铵（扑蛲灵）：5~7.5mg/kg，睡前1次顿服，间隔2~3周后再治疗2~3次，以防复发。

2）哌嗪：每日50~60mg/kg，分两次口服，成人每次1~1.2g，每天2次，7~10d为1个疗程。

（2）局部用药。

1）睡前用蛲虫膏（含30%百部浸膏及0.2%甲紫）挤入肛门内，连用4~5次，可阻止肛门瘙痒。也可用2%~5%氧化氨基汞软膏、10%鹤虱膏或雄黄百部膏。

2）有继发病变者对症处理。

另有短膜壳绦虫病、棘颚口线虫、血吸虫、水蛭以及蝇蛆引起阴道炎的个案报道，极为罕见。

综上所述，引起阴道炎的寄生虫共有8种，其中除阴道毛滴虫外，其他种类的寄生虫均为异位寄生，造成严重后果。在妇科阴道炎性疾病诊治中，应注意寄生虫病的诊断。

七、混合性阴道炎

（一）概念及流行病学

混合性阴道炎是由两种或两种以上的致病微生物导致的阴道炎症，在临床中较为常见。

女性生殖道中可存在多种微生物，有细菌（需氧菌、厌氧菌等）、真菌（假丝酵母菌）、支原体、滴虫、衣原体、病毒、螺旋体等。健康女性下生殖道中常驻微生物有：细菌，以乳酸杆菌为主；真菌孢子；支原体等。

最常见的阴道炎为细菌性阴道病（BV）、外阴阴道假丝酵母菌病（VVC）和滴虫性阴道炎（TV），占 90% 以上。北美和欧洲的调查显示，大多数阴道炎为 BV（30% ~ 35%），VVC（20% ~ 25%），TV（10%），或 2 ~ 3 个以上病原的混合感染（15% ~ 20%）。

混合性阴道感染在阴道感染性疾病中占较大比重，并且近年来有上升趋势。由于研究方法不同，观察的病原体不同，得到的混合感染率差异较大。临床上 50% 以上的阴道炎为混合感染。混合性阴道炎可以为 BV、VVC、TV 等不同阴道感染混合而成，也可以由性传播性病原体与需氧菌等混合感染引起，较为常见的是 BV + VVC，BV + TV，BV + TV + VVC。

中华医学会妇产科感染学组提供的资料显示，BV 与其他病原体一同造成阴道感染发生率为 53.12%；VVC 并发其他病原体的阴道感染发生率为 53.85%；TV 的混合感染发生率为 33.33%。另外，天津医科大学总医院对 516 例阴道炎患者进行调查，资料同样显示，不同生殖道感染的混合感染情况不同。在 BV 混合感染患者中，BV + VVC 所占比例最大（78.57%），VVC 混合感染中，VVC + BV 所占比例最大（58.51%）。TV 混合感染中，TV + BV 所占比例最大（19.15%）。

（二）病因

混合性阴道炎的病因，少部分是同时感染，大部分是一种病原体感染后引起阴道内环境改变，正常乳酸杆菌减少。阴道 pH 改变，使多种病原体大量繁殖造成局部防御功能下降，从而导致其他病原体的继发感染，形成多种病原体同时感染。

（三）临床表现和诊断

混合性阴道炎的临床特征为症状不典型。阴道混合感染的患者，临床主要表现为白带异常和（或）外阴瘙痒。根据病原体的不同，白带的颜色、性状、气味也不同。患者的症状不典型（如白带腥臭味较重，量多，质较为黏稠，或稀薄的白带中有白色膜状物）。

实验室检查：阴道分泌物镜检或病原体培养，同时发现两种或两种以上的致病微生物。

诊断要点：①同时存在至少 2 种病原体。②两种都可造成异常的局部环境，而引起相应的症状和体征。在临床中，主要根据患者的症状、体征，依靠阴道 pH、湿片及胺试验等实验室检测方法进行诊断，传统上倾向于检测 BV、VVC、TV 这 3 种最常见的阴道炎病原体。

调查资料显示，阴道炎患者中，单一感染与混合感染，两者在瘙痒、白带增多、黏膜充血、分泌物异常方面比较，差异无统计学意义，而混合感染患者比单一感染患者更多地表现出阴道灼痛症状更重、清洁度更差、pH 偏高、乳酸杆菌减少。

（四）治疗

由于病原体的复杂性，混合感染在治疗上存在难点：①比单纯感染的治疗时间长。首都医科大学附属北京妇产医院研究结果显示，单纯感染 1 个月的转阴率 76%（108/142）远大于混合感染的 10%（10/98）。混合感染的转阴时间主要集中在 2 个月 48%（48/98）和 3 个月 26%（26/98）。②治疗的个体化。经验用药，病原体覆盖不足，导致症状缓解后又反复发作。③尚未制订统一的规范。

目前，治疗目标为：采用综合性手段，杀灭致病菌，维护、促进生理性菌群，增强其功能，实现对人体内有害细菌的控制。在治疗方面，应针对混合感染的病原体，选择合适的抗生素，联合应用，尽可能覆盖抗菌谱以增强疗效、减少复发。常用的抗菌药包括：硝基咪唑类（甲硝唑、替硝唑、奥硝唑）；消毒类（氯喹那多、聚维酮碘等）；抗真菌类（咪康唑、制霉菌素等）；其他（克林霉素等）。

混合性阴道炎治疗思路（BV + VVC 或 TV + VVC）：

口服硝基咪唑类 + 局部抗真菌药物。

局部联合给药（硝基咪唑类 + 抗真菌药）。

口服联合用药（硝基咪唑类 + 抗真菌类）。

BV + TV：可选择硝基咪唑类口服，疗程 1 周，或者单次口服 + 阴道给药。

国外局部联合治疗方案如下：

BV：甲硝唑（250~750mg）、替硝唑、克林霉素。

TV：甲硝唑（500~750mg）、替硝唑。

VVC：咪康唑（100~200mg）、克霉唑、制霉菌素或氟康唑。

近年来，需氧菌及其与其他病原体混合感染受到关注。需氧菌阴道炎（AV）为弥漫渗出性的阴道炎症，是以阴道上皮细胞脱落及大量的脓性阴道分泌物为特征的临床综合征。AV 与 BV 的区别是阴道分泌物呈黄绿色稀薄脓性，非鱼腥臭味，氢氧化钾试验阴性。细菌培养多为 B 族链球菌、大肠埃希菌、金黄色葡萄球菌及肠球菌等。

AV 混合感染诊疗思路：

AV + BV 或 AV + TV：口服甲硝唑 + 局部杀菌剂。

AV + VVC：局部杀菌剂 + 口服抗真菌药。

另外，由于解脲脲原体、沙眼衣原体的感染率较高，而且多为混合感染，故选用抗生素时要兼顾解脲脲原体、沙眼衣原体。抗生素可用阿奇霉素、多西环素等，建议根据药敏试验进行选择。

对混合性阴道炎采用抗生素治疗，易引起耐药菌株产生，同时二重感染机会增加，加大治疗难度。

疗效不理想、易复发的另一种原因是治疗中忽视了阴道微生态的平衡。近年来，有专家提出杀灭致病微生物 + 重建阴道微生态的治疗方案，即应用乳酸杆菌等微生态制剂，与抗生素联合应用，及时补充阴道中乳酸杆菌。其原则是保护和扶植正常菌群，消除和减少病原体，使阴道微生态失衡转向平衡，将被抗生素扰乱的菌群予以调整，即"先抗后调"原则。即从根本上逆转菌群失调，恢复阴道微生态平衡。这种联合治疗对巩固疗效及预防复发有着重要作用。

既往治愈的评判标准是症状，阳性体征和病原体均消失，这一标准尚不全面，还需阴道清洁度和阴道 pH 达到正常。因此，疗效的评价，除了有效治疗临床症状之外，阴道微生态的评估也是关键指标。

第三节　宫颈炎症

宫颈炎症为妇科常见的妇科疾病，多发生于生育年龄的妇女。老年人也有随阴道炎而发病的。

一、病原体

宫颈炎的病原体在国内外最常见者为淋球菌及沙眼衣原体，其次为一般细菌如葡萄球菌、链球菌、大肠埃希菌，以及滴虫、真菌等。某一调查发现，妇科门诊 16~60 岁患者沙眼衣原体感染阳性率占 26.3%，在 269 例孕妇中 64 例发现沙眼衣原体，占 23.74%；另据报道沙眼衣原体感染在女性宫颈内膜的阳性率占 9.2%（11/120 例），仅次于输卵管的阳性率（12%）。石一复报道在 1 000 例非选择性妇女中沙眼衣原体的阳性率为 1.0%。丁瑛报道孕妇及新生儿 1 389 例中沙眼衣原体检出率达 12.7%。淋球菌及沙眼衣原体可累及子宫颈黏膜的腺体，形成沿黏膜表面扩散的浅层感染。其他病原体与淋球菌不同，侵入宫颈较深，可通过淋巴管引起急性盆腔结缔组织炎，致病情严重。

二、病理

宫颈炎的病理变化可见宫颈红肿，颈管黏膜水肿，组织学的表现为血管充血，子宫颈黏膜及黏膜下组织、腺体周围大量中性粒细胞浸润，腺腔内见脓性分泌物，这种分泌物可由子宫口流出。根据病原体不同分泌物颜色和稀稠度也不同。

三、临床表现

主要为白带增多，呈脓性，或有异常出血如经间期出血、性交后出血等。常伴有腰酸及下腹部不适。妇科检查见宫颈红肿，宫颈黏膜外翻，宫颈有触痛，如感染沿宫颈淋巴管向周围扩散，则可引起宫颈上皮脱落,甚至形成溃疡。

四、诊断

出现两个具有诊断价值的特征体征,显微镜检查阴道分泌物白细胞增多,可作出宫颈炎症的初步诊断。宫颈炎症诊断后,需进一步做衣原体及淋病奈瑟菌检测。

1. 两个特征性体征

具备一个或两个同时具备。

(1)子宫颈管或宫颈管棉拭子标本上,肉眼见到脓性或黏液脓性分泌物。

(2)用棉拭子擦拭宫颈管时,容易诱发宫颈管内出血。

2. 白细胞检测

可检测宫颈管分泌物或阴道分泌物中的白细胞,后者需排除引起白细胞增高的阴道炎症。

(1)宫颈管脓性分泌物涂片做革兰染色,中性粒细胞 >30/HP。

(2)阴道分泌物湿片检查白细胞 >10/HP。

3. 病原体检测

应做衣原体及淋病奈瑟菌的检测,以及明确有无细菌性阴道病及滴虫性阴道炎。

五、治疗

1. 治疗策略

主要为抗生素药物治疗。对于获得病原体者,针对病原体选择敏感抗生素。经验性治疗应包括针对各种可能的病原微生物的治疗,包括需氧菌、厌氧菌、衣原体(或淋菌)、支原体等。

有性传播疾病高危因素的患者,尤其是年龄 <25 岁、有新性伴侣或多性伴侣、未使用安全套的妇女,应使用针对沙眼衣原体的抗生素。对低龄和易患淋病者,要使用针对淋球菌的抗生素。

2. 用药方案

在我国 2009 年一项多中心宫颈炎的研究中,总结了莫西沙星治疗宫颈炎(莫西沙星 400mg,每日 1 次,连服 7d)的总有效率达 96.6%。另一种治疗方案〔头孢菌素 + 阿奇霉素(二代以上头孢抗生素用 7d,加阿奇霉素 1.0g,顿服)〕的总有效率达到 98.5%,有望成为治疗宫颈炎的推荐治疗方案。

妊娠期用药建议使用头孢菌素及阿奇霉素治疗。

非孕期主张以下治疗:

(1)单纯淋病奈瑟菌性宫颈炎:主张大剂量、单次给药,常用药物有第三代头孢菌素,如头孢曲松钠 250mg,单次肌内注射,或头孢克肟 400mg,单次口服;或大观霉素 4g,单次肌内注射。

(2)沙眼衣原体性宫颈炎:治疗药物主要有四环素类,如多西环素 100mg,每日 2 次,连服 7d;红霉素类,主要有阿奇霉素 1g 单次顿服,或红霉素 500mg,每日 4 次,连服 7d;喹诺酮类,主要有氧氟沙星 300mg,每日 2 次,连服 7d;左氧氟沙星 500mg,每日 1 次,连服 7d;莫西沙星 400mg,每日 1 次,连服 7d。由于淋病奈瑟菌感染常伴有衣原体感染,因此若为淋菌性宫颈炎,治疗时除选用抗淋病奈瑟菌药物外,同时应用抗衣原体感染药物。

(3)对于并发细菌性阴道病者:同时治疗细菌性阴道病,否则将导致宫颈炎持续存在。

六、随访

治疗后症状持续存在者,应告知患者随诊。对持续性宫颈炎症,需了解有无再次感染性传播疾病,还要明确性伴侣是否已进行治疗,阴道菌群失调是否持续存在。

第四节 盆腔炎症性疾病

盆腔炎症性疾病(PID)是由女性内生殖道炎症引起的一组疾病,包括子宫内膜炎、输卵管炎和输卵管卵巢脓肿，以及扩散后产生的盆腔腹膜炎和肝周围炎，以急性输卵管炎最常见。PID 的远期后遗症主要包括盆腔炎再次急性发作、输卵管性不孕、异位妊娠和慢性盆腔疼痛。既往 PID 多因产后、剖宫产后、流产后以及妇科手术后细菌进入创面感染而得病，近年来则多由下生殖道的性传播疾病（STD）上行感染至上生殖道而造成。PID 多数是以疼痛为主要表现，由于盆腔器官多由内脏神经支配，疼痛感觉常定位不准确。严重的 PID 可因败血症、脓毒血症和感染性休克而危及生命，其后遗症可导致不育，增加异位妊娠的危险，影响患者的身心健康及工作。

盆腔结缔组织炎是指盆腔结缔组织初发的炎症，不是继发于输卵管、卵巢的炎症，而是初发于子宫旁结缔组织的炎症，然后再扩展至其他部位。本病多由于分娩或刮宫产时宫颈或阴道上端撕裂，困难的宫颈扩张术时宫颈撕裂伤，经阴道的子宫全切除术时阴道断端周围的血肿以及人工流产术中误伤子宫及宫颈侧壁等导致细菌进入发生感染，也属于 PID 的范畴。

一、发病率

PID 在年轻性活跃人群中发病率高。国外有资料显示：15～19 岁妇女 PID 的发病率是 25～29 岁妇女的 3 倍；20～24 岁妇女 PID 的发病率是 25～29 岁妇女的 2 倍。我国则以 30 岁左右为发病高峰。年轻人群发病率高，不仅由于这是性活动旺盛的时期，还因性伴侣不稳定。

二、病原体的种类及其对抗生素的敏感性

PID 的发生为多重微生物感染所致，包括厌氧菌、需氧菌、衣原体以及支原体等，其中许多细菌为存在于下生殖道的正常菌群。淋病奈瑟菌、沙眼衣原体、支原体等是导致 PID 的主要病原体，占所有病原体的 60%～70%。我国一项全国多中心调研显示 PID 患者中沙眼衣原体阳性率为 19.9%，宫颈支原体阳性率 32.4%，淋病奈瑟菌阳性率 11.2%，厌氧菌阳性率 25%；细菌培养结果显示大肠埃希菌为 6.7%，其次为金黄色葡萄球菌 4.8%，链球菌 2.1%，表皮葡萄球菌 1.6% 等。

引起 PID 常见的致病菌有以下几种。

1. 需氧菌

主要有淋病奈瑟菌、葡萄球菌、B 族链球菌及大肠埃希菌等。

（1）淋病奈瑟菌：革兰染色阴性菌，呈卵圆形或豆状，常成双排列，邻近面扁平或稍凹，像两瓣黄豆对在一起，急性炎症期细菌多在患者分泌物的少部分中性粒细胞的细胞质中，慢性期则多在细胞外，且有些可呈单个球形或四联状。普通培养基不易培养成功。喜侵袭人体的柱状上皮和移行上皮，故在女性多引起泌尿系统、宫颈、子宫和输卵管黏膜感染，基本上不侵犯鳞状上皮。随着抗生素的广泛应用，尤其是不合理用药，逐渐产生耐药菌株。

（2）大肠埃希菌：为肠道的寄生菌，一般不发病，但在机体抵抗力下降，或因外伤等侵入肠道外组织或器官时可引起严重的感染，甚至产生内毒素休克，常与其他致病菌发生混合感染。本菌对卡那霉素、庆大霉素、先锋 V 号、羧苄西林敏感，但易产生耐药菌株，可在药敏试验引导下用药。

（3）葡萄球菌：属革兰阳性球菌，其中以金黄色葡萄球菌致病力最强，多于产后、剖宫产后、流产后或妇科手术后细菌通过子宫颈上行感染至宫颈、子宫、输卵管黏膜。本菌对一般常用的抗生素可产生耐药，根据药物敏感试验用药较为理想，耐青霉素的金黄色葡萄球菌对先锋 V、万古霉素、克林霉素及第三代头孢菌素敏感。

（4）B 族链球菌：革兰阳性球菌，是人类体内正常的寄生菌之一，可以引起产前、产后的生殖道感染。感染后症状出现早，一开始就出现高热、心动过速等，是急性绒毛膜羊膜炎最常见的致病原，对产妇和新生儿均有很大的威胁。本菌对青霉素敏感，患病后只要及时、积极治疗基本无死亡。

此外，在需氧性致病菌中尚有肠球菌、克雷伯杆菌属、阴道嗜血杆菌等。

2. 厌氧菌

是盆腔感染的主要菌种，主要来源于结肠、直肠、阴道及口腔黏膜。由于盆腔组织邻近直肠、肛门，容易感染厌氧菌；且盆腔解剖位置比较深，环境相对封闭、无氧，厌氧菌容易繁殖，最近的研究表

明盆腔感染中 2/3 来自厌氧菌。其感染的特点是易形成盆腔脓肿、感染性血栓静脉炎，脓液有粪臭味并有气泡。可以单独感染，但多数与需氧菌混合感染。条件好的医院已将厌氧菌的检测列为细菌学的常规工作。女性生殖道内常见的厌氧菌有以下几种。

（1）消化链球菌：属革兰阳性菌，易滋生于产后子宫内坏死的蜕膜碎片或残留的胎盘中，其内毒素毒力低于大肠埃希菌，但能破坏青霉素的 β 内酰胺酶，对青霉素有抗药性，还可产生肝素酶，溶解肝素，促进凝血，导致血栓性静脉炎。

（2）脆弱类杆菌：系革兰阴性菌，为严重盆腔感染中的主要厌氧菌，这种感染易造成盆腔脓肿，恢复期长，伴有恶臭。本菌对甲硝唑、克林霉素、头孢菌素、多西环素敏感，对青霉素易产生耐药。

（3）产气荚膜梭状芽胞杆菌：系革兰阴性菌，多见于创伤组织感染及非法堕胎等的感染，分泌物恶臭，组织内有气体，易发生中毒性休克、弥散性血管内凝血及肾衰竭。对克林霉素、甲硝唑及第三代头孢菌素敏感。

除上述 3 种常见的厌氧菌外，最近的研究表明二路拟杆菌和二向拟杆菌两种厌氧杆菌也是常见的致病菌，对青霉素耐药，对抗厌氧菌抗生素敏感。

3. 其他病原体

（1）沙眼衣原体：一种专有的人类致病原，现已被认为是性传播疾病和围生期感染的一个主要原因。成年人中性传播的沙眼衣原体感染的临床范围与淋病奈瑟菌相似，优先感染眼、呼吸道和生殖道的柱状上皮。沙眼衣原体的无症状感染人群要比淋病奈瑟菌高，而有症状的沙眼衣原体感染在临床上要比淋病奈瑟菌感染症状轻一些。感染造成免疫反应，在没有抗生素治疗时常常存在数月或数年。反复或持续的感染常常造成严重的后果，在输卵管炎中占很重要的角色。沙眼衣原体被证明存在于 50% 以上的盆腔炎症性疾病妇女的输卵管或子宫内膜上。

（2）支原体：1937 年 Dienes 首次报道，从外阴前庭大腺脓肿分离到支原体。20 世纪 60 年代末，发现支原体为人类泌尿生殖系统常见的微生物，尤其在孕妇生殖道中定植率很高。支原体可正常寄居于人体腔道的黏膜上，在机体免疫力低下或黏膜受损的情况下，寄居的支原体可发展成致病原。目前认为，支原体是女性生殖道正常菌群的组成部分之一，具有条件致病菌的特性。其中解脲支原体、人型支原体、生殖支原体与上生殖道感染关系密切，但很少单独致病，多协同其他微生物共同感染。

三、感染途径

PID 主要由病原体经阴道、宫颈的上行感染引起。其他途径尚有下列几种。

1. 经淋巴系统蔓延

细菌经外阴、阴道、宫颈裂伤、宫体创伤处的淋巴管侵入内生殖器及盆腔腹膜、盆腔结缔组织等部分，可形成产后感染，流产后感染或手术后感染。

2. 直接蔓延

盆腔中其他脏器感染后，直接蔓延至内生殖器。如阑尾炎可直接蔓延至右侧输卵管，发生右侧输卵管炎。

3. 经血液循环传播

病原体先侵入人体的其他系统，再经过血液循环达内生殖器，如结核菌的感染，由肺或其他器官的结核灶可经血液循环而传至内生殖器，全身性的菌血症也可导致发生 PID。

四、发病诱因

PID 常为多种微生物混合感染所致，其中部分正常寄居于女性生殖道，多于机体疾病、免疫力降低等情况下致病。常见发病诱因有以下几种。

1. 阴道分娩、剖宫产、流产

病原体可上行通过剥离面或残留的胎盘、胎膜、子宫切口等，致子宫、输卵管、卵巢及盆腔腹膜发生炎症，也可经破损的黏膜、胎盘剥离而通过淋巴、血行播散到盆腔。因此须做好宣传教育，注意孕期的体质，分娩时减少局部损伤，对损伤部位的操作要轻，注意局部的消毒。

2. 月经期性交

月经期宫颈口开放，子宫内膜剥脱面有扩张的血窦及凝血块，均为细菌的上行及滋生提供了良好环境。如在月经期性交或使用不洁的月经垫，可使细菌侵入发生炎症。应加强宣教，避免不良性交行为。

3. 妇科手术操作

各类需伸入器械进入宫腔的操作，如人工流产术，放、取环术，子宫输卵管造影术等，导致的盆腔感染，称为医源性 PID。美国每年行早孕人工流产术 100 万例，发生上生殖道感染的比例接近 1：200，故最近提出应对高危病例流产术前给予预防性应用抗生素，以减少医源性 PID 的发生。我国在涉及宫腔的计划生育手术前，需常规检查阴道清洁度、滴虫、真菌等，发现有阴道炎症者先给予治疗，可能有助于预防术后 PID 的发生。其他妇科手术如腹腔镜绝育术，经腹或经阴道子宫切除术，人工流产穿通子宫壁，盆腔手术误伤肠管等均可导致急性炎症，波及输卵管、卵巢及盆腔腹膜。操作时必须注意手术者的手、所用器械以及患者的严密消毒，严格掌握手术适应证，术前给予预防性抗生素。妇科围术期的抗生素应选用广谱抗生素，常用的有氨苄西林、头孢氨苄、头孢唑林、头孢西丁、头孢噻肟、头孢替坦、头孢曲松等。多数学者主张抗生素应在麻醉诱导期，即术前 30min 一次足量静脉输注，20min 后组织内抗生素浓度可达高峰。必要时加用抗厌氧菌类抗生素如甲硝唑、替硝唑、克林霉素等。如手术操作超过 60～90min，在 4h 内第 2 次给药。剖宫产术可在钳夹脐带后给药，可选用抗厌氧菌类药物，如甲硝唑、替硝唑、克林霉素等。给药剂量及次数还须根据病变种类、手术操作的复杂性及患者年龄等情况而定。

4. 有性乱史

性活动，尤其是不良的性行为，与 PID 关系密切。多性伴妇女 PID 的患病率是单一性伴者的 5 倍。应加强对年轻妇女及其性伴侣对 STD 的认识和教育工作，包括延迟初次性交的时间，限制性伴侣的数目，避免与 STD 患者进行性接触，坚持使用屏障式的避孕工具，积极诊治无并发症的下生殖道感染等。

5. 邻近器官炎症的蔓延

最常见者为急性阑尾炎、憩室炎、腹膜炎等，应针对其他脏器的感染灶及时予以治疗。

6. PID 后遗症

PID 所造成的盆腔内粘连，输卵管积水、扭曲等后遗症，易造成 PID 的再次急性发作，尤其是在患者免疫力低下、有不洁性交史等情况下。

7. 使用宫内节育器（IUD）

IUD 放置后头 3 周内可发生 PID，但多数症状轻微，目前无证据表明取环后可缓解急性 PID 的发作，上环后发生 PID 的治愈效果及复发率尚无准确数据。在临床中，应注意对上环者的随访。

8. 全身性疾病

如败血症、菌血症等，细菌也可达输卵管及卵巢发生急性 PID。

五、病理

1. 输卵管炎

病变可通过宫颈的淋巴播散至子宫颈旁的结缔组织，首先侵及输卵管浆膜层再达肌层，输卵管内膜受侵较轻，或可不受累。病变是以输卵管间质炎为主，由于输卵管管壁增粗，可压迫管腔变窄，轻者管壁充血、肿胀，重者输卵管肿胀明显，且有弯曲，并有含纤维素性渗出物，引起周围的组织粘连。炎症如经子宫内膜向上蔓延时，首先为输卵管内膜炎，输卵管内膜肿胀、间质充血、水肿及大量中性多核白细胞浸润，重者输卵管内膜上皮可有退行性变或成片脱落，引起输卵管管腔粘连闭塞或伞端闭锁，如有渗出物或脓液积聚，可形成输卵管积脓，与卵巢粘连形成炎性包块。

2. 子宫内膜炎

子宫内膜充血、水肿，有炎性渗出物，可混有血性，也可为脓性渗出物（多见于淋球菌感染）；重症子宫内膜炎内膜呈灰绿色，坏死，见于放射治疗如宫腔内放置铯-137 等。镜下见子宫内膜有大量多核白细胞浸润，细胞间隙充满液体，毛细血管扩张，严重者细胞间隙可见大量细菌。内膜坏死脱落，可形成溃疡。分泌物可有恶臭，如果宫颈开放，引流通畅，宫腔分泌物清除而治愈，但也有炎症向深部侵入形成子宫肌炎及输卵管炎或因宫颈口肿胀，引流不畅形成子宫腔积脓者。

3. 卵巢周围炎

卵巢表面有一层白膜包被，很少单独发炎，卵巢多与输卵管伞端粘连，发生卵巢周围炎，进一步形成卵巢脓肿，如脓肿壁与输卵管粘连穿通则形成输卵管卵巢脓肿。脓肿可发生于初次感染之后，但往往是在反复发作之后形成。脓肿多位于子宫后方，阔韧带后叶及肠管间，可向阴道、直肠间穿通，也可破入腹腔，发生急性弥漫性腹膜炎。

4. 盆腔腹膜炎

急性期腹膜充血、水肿，伴有含纤维素的渗出液，可形成盆腔脏器的粘连，渗出物聚集在粘连的间隙内，可形成多数的小脓肿，或聚集在直肠子宫陷凹内形成盆腔脓肿，脓肿可破入直肠，则症状可减轻，如破入至腹腔则可引起弥漫性腹膜炎，使病情加重。

5. 盆腔结缔组织炎

急性期局部组织出现水肿、充血，并有多量白细胞及浆细胞浸润。炎症初起时多发生于生殖器官受到损伤的部位，逐渐可蔓延至周围的结缔组织，也可通过淋巴系统向输卵管、卵巢或髂窝处扩散。由于盆腔结缔组织与盆腔内血管接近，可引起盆腔血栓性静脉炎。发炎的部分易化脓，形成大小不等的脓肿，未及时切开排脓引流，脓肿可向阴道、膀胱、直肠自行破溃，高位脓肿也可向腹腔破溃引起弥漫性腹膜炎，发生脓毒症使病情急剧恶化，但引流通畅后，炎症可逐渐消失。如排脓不畅，也可引起长期不愈的窦道。急性盆腔结缔组织炎治疗不彻底，或患者体质较差，炎症迁延而成慢性，盆腔结缔组织由充血、水肿，转为纤维组织，增厚、变硬的瘢痕组织，与盆壁相连，子宫被固定不能活动，或活动度受限制，子宫常偏于患侧的盆腔结缔组织。

6. 肝周围炎

PID 中有 10% ~ 20% 伴有肝周围炎或局部腹膜炎，又称菲科综合征（FHCS），多在腹腔镜检查时发现，镜下见肝周充血，炎性渗出以及肝膈面与上腹、横膈形成束状、膜状及弦丝状粘连带。肝周围炎被认为是感染性腹腔液体直接或经淋巴引流到膈下区域造成，以沙眼衣原体引起者最多见，偶见有淋球菌及厌氧菌引起者。此种肝周围炎很少侵犯肝实质，肝功能多正常。患者可有右上腹不同程度的疼痛及轻压痛，通常发生在急性 PID 发作之前，其严重性与 PID 相关。

六、临床表现

因病情及病变范围大小，而表现症状不同。轻症者可以症状轻微或无症状，重症者可有发热及下腹痛，发热前可先有寒战、头痛，体温可高达 39 ~ 40℃，下腹痛可与发热同时发生，为双侧下腹部剧痛或病变部剧痛。如疼痛发生在月经期则可有月经的变化，如月经量增多，月经期延长；在非月经期疼痛发作则可有不规则阴道出血，白带增多，性交痛等现象。由于炎症的刺激，少数患者也可有膀胱及直肠刺激症状如尿频、尿急、腹胀、腹泻等。发生腹膜炎时，可出现恶心、呕吐、腹胀等消化系统症状；如有脓肿形成，可有下腹肿物及局部压迫刺激症状。

检查患者呈急性病容，脉速，唇干。下腹部剧痛常拒按，或一侧压痛，触动宫颈时更明显，炎症波及腹膜时呈现腹膜刺激症状。如已发展为盆腔腹膜炎，则整个下腹部有压痛及反跳痛，致使患者拒按。妇科检查见阴道充血，宫颈充血有分泌物，呈黄白色或黏液脓性，有时带恶臭，宫颈有举痛，阴道后穹隆有明显触痛，触及饱满、有波动感，则提示可能有盆腔脓肿存在。子宫增大，压痛，活动性受限，附件区可触及输卵管增粗，有明显压痛，若触及压痛明显的肿物，有波动感，可考虑输卵管卵巢脓肿；宫旁结缔组织炎时，可触及宫旁一侧或两侧有片状增厚，或两侧宫底韧带高度水肿、增厚，压痛明显。

七、诊断

PID 的临床表现各异，重症及典型的 PID 病例根据病史、临床及实验室检查所见，诊断不难（表3-6），但可能此部分患者仅占 PID 的 4% 左右。临床上绝大多数 PID 为轻到中度及亚临床感染者，这部分患者可无明确病史，临床症状轻微，或仅表现有下腹部轻微疼痛，白带稍多，给临床诊断带来困难。有鉴于此，2010 年美国疾病控制与预防中心（CDC）在既往的基础上，提出了最新的 PID 诊断标准，旨在提高对 PID 的认识，对可疑患者做进一步评价，及时治疗，减少后遗症的发生。

表 3-6　PID 的诊断标准

最低标准

　宫颈举痛或子宫压痛或附件区压痛

附加标准

　体温超过 38.3℃（口表）

　异常的宫颈或阴道分泌物

　阴道分泌物 0.9% 氯化钠溶液涂片镜下见到大量白细胞

　沙眼衣原体或淋病双球菌的实验室证据

　红细胞沉降率升高

　血 C 反应蛋白升高

　实验室证实宫颈淋病奈瑟菌或衣原体阳性

特异标准

　子宫内膜活检证实子宫内膜炎

　阴道超声或磁共振检查显示输卵管增粗，输卵管积液，伴或不伴有盆腔积液、输卵管卵巢肿块，或多普勒检查发现盆腔感染（如输卵管充血）或腹腔镜下有与 PID 相符的异常表现

最低标准提示性活跃的年轻女性或者具有 STD 的高危人群若出现下腹痛，并可排除其他引起下腹痛的原因，妇科检查符合最低诊断标准，即可给予经验性抗生素治疗。附加标准可增加诊断的特异性。特异标准基本可诊断 PID，但由于除 B 超外，均为有创检查或费用较高，特异标准仅适用于一些有选择的病例。

近年来报道较多，较有辅助诊断价值的方法有下列几种。

1. 阴道分泌物的湿片检查

此方法简便、经济、实用。患 PID 时多有白带增多的症状，阴道分泌物湿片检查中每个阴道上皮细胞中多于 1 个以上的多形核白细胞，每高倍视野会有 3 个以上白细胞诊断 PID 的敏感性达 87%，其敏感性高于红细胞沉降率、C 反应蛋白以及经过内膜活检或腹腔镜证实的有症状的 PID 所呈现出来的外周血的白细胞计数值。若湿片中如无炎症细胞则诊断 PID 应慎重。

2. 子宫内膜活检

可得到子宫内膜炎的组织病理学诊断，被认为是一种比腹腔镜创伤小而又能证实 PID 的方法，因子宫内膜炎常并发有急性输卵管炎。有研究证实子宫内膜活检与腹腔镜两者在诊断 PID 上有 90% 的相关性。子宫内膜活检的诊断敏感性达 92%，特异性为 87%，并可同时取材做细菌培养，但有被阴道细菌污染的机会。此方法多需 2~3d 获得结果，故在一定程度上限制了其在临床上的广泛应用。

3. 超声等影像学检查

在各类影像学检查方法中，B 超是最简便、实用和经济的方法，且与腹腔镜检查有很好的相关性。在急性、严重的 PID 时，经阴道超声可见输卵管增粗、管腔积液或盆腔有游离液体。B 超还可用于监测临床病情的发展，出现盆腔脓肿时，B 超可显示附件区肿块，伴不均匀回声。CT、MRI 有时也可显示出较清晰的盆腔器官影像，但由于其价值昂贵而不能普遍用于临床。对于早期、轻度的 PID，B 超敏感性差。采用能量多普勒超声技术，通过测定血流来反映输卵管的充血程度，从而提高对早期 PID 诊断的敏感性，其阳性预测值可达 91%，阴性预测值达 100%。

4. 腹腔镜检查

目前被认为是诊断 PID 的金标准，因可在直视下观察盆腔器官的病变情况，并可同时取材进行细菌鉴定及培养而无阴道污染之虞。腹腔镜诊断 PID 标准：①输卵管表面明显充血。②输卵管壁水肿。③输

卵管伞端或浆膜面有脓性渗出物。Soper 认为行腹腔镜检查时应同时对病变的程度予以分级，他提出的分级标准为：①轻度，输卵管有充血、水肿，能自由活动，伞端是开放的。②中度，输卵管有明显炎症，活动受限，周围有疏松及渗出性的粘连及嵌顿，伞端可能有粘连。③重度，盆腔器官之间互相粘连，输卵管积脓或输卵管卵巢粘连成块，大网膜粘连。腹腔镜下见肝周充血，炎性渗出以及肝膈面与上腹、横膈形成束状、膜状及弦丝状粘连带，可考虑肝周围炎。

尽管腹腔镜在诊断 PID 上有上述优越性，但考虑到腹腔镜检查是一个有创并相对昂贵的手术，需要手术室和麻醉，故多数学者主张 PID 的诊断首先应基于临床诊断，除非诊断有疑问，尤其是不能除外异位妊娠时，才有指征行腹腔镜检查，而且腹腔镜所见与病变的严重程度并不一定相关，因其只能看到器官的表面，有高达 20% 的病例腹腔镜不能做出明确诊断。

5. 其他实验室检查

包括白细胞增多（$>10 \times 10^9/L$），红细胞沉降率增快（$>20mm/h$），C 反应蛋白升高（20mg/L），血清 CA_{125} 升高（$>43.7U/mL$）等，上述检查虽对临床诊断有所帮助，但均缺乏敏感性与特异性。

八、鉴别诊断

需注意与自然流产、感染性流产、急性阑尾炎、异位妊娠、卵巢囊肿蒂扭转或破裂、盆腔子宫内膜异位症、胆囊炎、胃肠炎、憩室炎、肾盂肾炎或肾绞痛等鉴别。下面列出几种主要需要鉴别的疾病。

1. 急性阑尾炎

右侧急性输卵管卵巢炎易与急性阑尾炎混淆。急性阑尾炎起病前常有胃肠道症状，如恶心、呕吐、腹泻等，腹痛多发生于脐周围，然后逐渐向右侧下腹部固定。检查时仅麦氏点有压痛，体温及白细胞增高的程度不如急性输卵管卵巢炎。急性右侧输卵管卵巢炎，常在麦氏点以下压痛明显。妇科检查宫颈常有触痛，双侧附件均有触痛。但临床上二者同时发生者也常遇到。仅为急性阑尾炎时，妇科检查不易触及阑尾。

2. 异位妊娠或卵巢黄体囊肿破裂

异位妊娠及卵巢黄体囊肿破裂均可因输卵管妊娠流产或破裂发生急性下腹痛，但异位妊娠常有闭经史，有腹腔内出血。患者面色苍白，急性病容，甚至呈现休克，尿 hCG 常呈阳性，而急性输卵管卵巢炎多无这些症状，做阴道后穹隆穿刺，如抽出为陈旧性血液则诊断明确。

3. 卵巢肿瘤蒂扭转

多出现在活动性包块之后，在体位突然变动或排大便等情况时发生剧烈下腹痛，卵巢肿瘤蒂扭转后囊腔内常有出血，肿物增大，伴有发热，需与急性输卵管卵巢炎性包块鉴别，询问病史、B 超诊断有助于诊断。

4. 盆腔子宫内膜异位症

本病症状有痛经、月经量增多，多有不孕史，需与输卵管卵巢炎鉴别，盆腔子宫内膜异位症时，子宫可增大，盆腔有结节状包块，常无发热，如有怀疑可通过 B 超及腹腔镜检查做出诊断。

九、治疗

PID 的治疗目的是缓解症状、消除当前感染及降低远期后遗症的危险。

1. 全身治疗

重症者应卧床休息，给予高蛋白流食或半流食，体位以头高脚低位为宜，以利于宫腔内及宫颈分泌物排出体外，盆腔内的渗出物聚集在直肠子宫陷凹内而使炎症局限。补充液体，纠正电解质紊乱及酸碱失衡，高热时给以物理降温，并适当给予止痛药，避免无保护的性交。

2. 抗生素治疗

由于细菌培养技术的提高以及与药物敏感试验的配合，临床上得以合理使用药物，对急性炎症可达到微生物学的治愈（治愈率84%～98%）。一般在药物敏感试验做出以前，先使用需氧菌、厌氧菌以及淋球菌、沙眼衣原体兼顾的广谱抗生素以及联合用药，待药敏试验做出后再改换，一般是根据病因以及发病后已用过何种抗生素作为参考来选择用药。在 PID 诊断 48h 内及时用药将明显降低后遗症的发生。抗生素的治疗原则：经验性、广谱、及时和个体化。

（1）门诊治疗：若患者一般状况好、症状轻，能耐受口服抗生素，并有随访条件，可在门诊给予口服或肌内注射抗生素治疗。口服治疗后 72h 内无效，应重新评估诊断，并改为肠道外头孢菌素治疗。

由于耐喹诺酮的淋病奈瑟菌的出现，含有喹诺酮的治疗方案已不再作为 PID 推荐治疗方案。仅在使用肠道外头孢菌素治疗困难，且该区域淋病奈瑟菌传染及发病风险较低时，可考虑使用含有喹诺酮的治疗方案。具体方案为：氧氟沙星 400mg，口服，每日 2 次，或左氟沙星 500mg，口服，每日 1 次，共 14d，加用或不加用甲硝唑 500mg，口服，每日 2 次，共 14d。治疗前需检测淋病奈瑟菌，若检测阳性且淋病奈瑟菌培养结果阳性，需根据抗菌敏感性选择抗生素；若检测出耐喹诺酮的淋病奈瑟菌，或无法行淋病奈瑟菌培养，尽量应用肠道外头孢菌素治疗，使用肠道外头孢菌素治疗困难时，需在含有喹诺酮的治疗方案中加用阿奇霉素 2g 顿服。

（2）住院治疗：若患者一般情况差、病情严重等，均应住院给予抗生素为主的综合治疗，抗生素治疗给药途径以静脉滴注收效较快。

3. 手术治疗

主要用于治疗抗生素控制不满意的输卵管卵巢脓肿或盆腔脓肿。

（1）手术指征。

1）药物治疗无效：药物治疗 48～72h，体温持续不降，患者中毒症状加重或包块增大者，应及时手术。

2）脓肿持续存在：经药物治疗病情有好转，继续控制炎症数日（2～3 周），包块仍未消失但已局限化，应手术切除，以免日后再次急性发作。

3）脓肿破裂：患者突然腹痛加剧，寒战、高热、恶心、呕吐、腹胀，检查腹部拒按或有中毒性休克表现，应怀疑脓肿破裂。若脓肿破裂未及时诊治，死亡率高。因此，一旦怀疑脓肿破裂，需立即在抗生素治疗的同时行剖腹探查。

（2）手术方式：包括脓肿切开引流，途径有经腹、经阴道、于腹腔镜下等几种。原则以切除病灶为主。为了保存生育能力及卵巢功能，现多主张对年轻患者的单侧输卵管卵巢脓肿仅行单侧附件切除术。Lander 报道的病例中，71% 为单侧输卵管卵巢脓肿。此数字说明一半以上的患者有行单侧附件切除术的机会。随着抗生素及试管婴儿技术的发展，各类保存生育功能的手术越来越为人们关注。但在处理具体患者时，应在保存生育功能及冒再次手术危险之间进行权衡。有报道单侧附件切除术后，17% 的患者需再次手术，14% 的患者可能获得宫内妊娠。

1）经阴道后穹隆切开引流术：常用于脓肿聚集在直肠子宫陷凹或阴道直肠陷凹，可先自阴道后穹隆穿刺证实有脓液，或在 B 超、CT 引导下选择部位。一般在宫颈与阴道后穹隆交界处做一横切口，可用手指及血管钳伸入脓腔分离脓肿中的房隔及粘连，以利于脓液的引流，排脓后插入负压吸引管，放置 48～72h，脓液明显减少后取出。此方法可应用于对抗生素耐药又希望保留生育者。选用此方法时，应严格挑选适应证，脓肿为单房，位于中线部位，且由于脓液的积聚使直肠阴道隔上 1/3 部分分开者，效果好，并发症少，成功率可达 80%～90%。但对于多房的复杂脓肿效果差，成功率只有 43%，而并发症是单房脓肿的 4 倍，约 50% 的患者仍需开腹手术清除感染。在单侧脓肿发生率上升的情况下，对于保留生育能力及卵巢功能而言，单侧附件切除术的效果要好于经阴道脓肿切开引流术。最近报道在 B 超引导下行切开引流术，成功率得以上升。

2）经皮穿刺切开引流术：近来多有报道，穿刺的部位根据脓肿的部位而定。单房脓肿者成功率高，也有人报道对多房脓肿，采取放置多根引流管的方法获得成功。Abolulghar 报道在阴道超声引导下穿刺引流成功率达 85%。Nelson 报道经直肠超声引导下穿刺引流成功率达 93%。一般引流后 48h 应再次行影像学检查。放置脓腔的引流管可用来进行脓腔的灌洗或灌注显影剂以利于下次影像学检查。

3）腹腔镜下引流术：可同时取得诊断与治疗的效果，尤其适用于诊断仍有疑问者，可在直视下打开脓腔进行引流及灌洗，并可根据情况在腹腔镜下行单侧附件切除术。由于炎症时组织充血、粘连，手术时需十分小心，避免副损伤。Raiga 等曾报道 39 例腹腔镜下附件脓肿的处理，均得到治愈，3～6 个月后再次行腹腔镜检查时，35 例需行粘连松解术，17 例需行输卵管成形术，19 例希望妊娠者中 12 例宫内妊娠。

4) 单侧附件切除术：适用于单侧输卵管、卵巢脓肿，全身一般情况尚好，并有生育要求的年轻妇女。

5) 全子宫加双侧附件切除术：是治疗输卵管、卵巢及盆腔脓肿较为彻底的方法，适用于病情重，年龄大已无生育要求者。手术困难时，需细心分离，避免副损伤，术后应放置引流。

4. 性伴侣治疗

对 PID 患者出现症状前 60d 内接触过的性伴侣进行检查和治疗（若最后一次性行为在 PID 出现症状 60d 前，则选择患者最新性伴侣）。此治疗期间，患者需避免性生活。若不进行治疗，患者存在再次感染的危险，而且其性伴侣很可能发生尿道淋病奈瑟菌或沙眼衣原体感染，其常无症状而被忽视。无论 PID 患者分离的病原体如何，均建议患者的性伴侣应针对上述病原体进行检测和治疗。

5. 随访

在 PID 患者治疗头 3d 内，应明确有无临床情况改善，如退热、腹部压痛或反跳痛减轻、子宫及附件压痛减轻、宫颈举痛减轻。在此期间病情无好转的患者需住院行进一步检查，必要时行手术治疗。对有沙眼衣原体或淋病奈瑟菌感染史的 PID 患者，在治疗后半年内仍有较高的复发风险，因此无论其性伴侣是否接受治疗，建议患者在治疗结束后 4～6 周重新检测上述病原体。

十、PID 的后遗症

PID 可引起一些严重的临床后遗症，一般可分为近期后遗症与远期后遗症两种。近期后遗症包括肝周围炎，即 Fitz-Hugh-Curtis 综合征、输卵管卵巢脓肿等，后者一旦破裂可造成弥漫性腹膜炎及败血症，甚至危及患者生命。据报道住院的 PID 妇女中高达 1/3 发生输卵管卵巢脓肿，由于广谱抗生素的使用，因脓肿破裂造成的死亡率已大为减少，但如治疗处理不及时，仍有造成死亡者。远期后遗症的发生率在 25% 左右，主要包括不育、异位妊娠、慢性盆腔疼痛及 PID 反复发作。这里就 PID 的远期后遗症分别介绍如下。

1. 分类

（1）不孕：PID 后的不孕发生率在 10% 左右，多为输卵管性不孕（TFI），由于感染和炎症导致的输卵管积水、瘢痕、粘连和伞端闭锁引起；少部分病例因卵巢周围炎症、排卵障碍引起。不孕与 PID 发作的次数及发作的严重性直接相关。据统计，PID 发作 1 次后的不孕率为 19.5%，2 次后不孕率增加 2 倍，达 40%；轻度 PID 导致的不孕率为 0.6%，中度为 6.2%，重度则明显升高到 21.4%。既往诊断 PID 患者，TFI 的发生率增加 12%～50%。PID 治疗后用腹腔镜检查，35%～48% 有输卵管周围的粘连及管腔闭塞。

（2）异位妊娠：近 20 年来异位妊娠的发病率增加了 3～5 倍，其增加量直接与性传播疾病及 PID 发生率的上升相关并成正比。组织学的研究证实近 50% 的异位妊娠发生在既往因输卵管炎而损害的输卵管。英、美等国的研究表明，曾患 PID 者，其异位妊娠发生的危险性将增加 8～10 倍，发生率可达 12%～50%。PID 造成的输卵管显微镜下损害可延迟或阻挡受精卵的正常运行，使其不能正常到达宫腔着床，而着床于输卵管发生异位妊娠。

（3）慢性盆腔痛：慢性盆腔痛与 PID 发作的次数及严重性显著相关，1 次发作后 12% 发生慢性盆腔痛，发作超过 3 次者慢性盆腔痛发生率可达 67%。在慢性盆腔痛的患者中，2/3 伴不育及性交痛。慢性盆腔痛常发生于 PID 急性发作后的 4～8 周，虽然盆腔检查可以无异常发现。PID 后造成的输卵管积水或输卵管卵巢周围的粘连常被认为是造成慢性盆腔痛的原因。有一种假设认为疼痛可能来自与月经周期相关的卵巢体积的变化。当卵巢在排卵期增大时造成了周围粘连带的伸展、牵拉从而导致盆腔痛。PID 后造成慢性盆腔痛的机制还有待进一步深入研究。

（4）盆腔炎性疾病的反复发作：有 PID 史者，约 25% 将再次急性发作。年轻妇女再次发作的机会是年纪稍大妇女的2倍。采用屏障式的避孕工具及积极治疗下生殖道感染将有助于减少复发。由于PID的后遗症与PID发作的次数明显相关，故减少复发对降低PID的后遗症至关重要。也有学者认为PID发作后造成的输卵管组织结构的破坏，输卵管的扭曲、积水，以及患者免疫力降低等使患者易再次发作。有学者提出PID后的慢性盆腔痛均应行腹腔镜检查以确定诊断及排除其他疾病。

2. 治疗

对于PID造成的后遗症，目前尚无特殊有效的治疗方法，重点在于预防。对无明显盆腔炎病史而有不育、慢性盆腔痛者，可先在腹腔镜下明确诊断。曾患过PID者，35%~48%的患者遗留有输卵管周围的粘连及输卵管堵塞，可在腹腔镜下行粘连分离术、输卵管积水切开术及输卵管伞端成形术等，但上述手术的确切效果有待进一步的深入研究。对于缓解慢性盆腔痛的症状及增加受孕率，尚有一些保守的药物、物理疗法及根治性的手术疗法可以应用。

（1）药物治疗。

1）透明质酸酶：给1 500U，或糜蛋白酶5mg肌内注射，隔日1次，5~10次为1个疗程，以利炎症吸收。个别患者如出现全身或局部过敏反应，应停药。

2）封闭疗法：能阻断恶性刺激，改善组织营养，如骶前封闭，每次用0.25%普鲁卡因40mL，每周1~2次，每疗程4~5次；或用阴道侧穹隆封闭，即在距子宫颈1cm处刺入侧穹隆2~3cm深，每侧缓慢注射0.25%普鲁卡因10mL，每日1次，每疗程5~7次。

（2）物理疗法：通过温热的刺激，进入盆腔组织可促进局部血液循环，改善局部组织的新陈代谢，以利炎症的吸收和消退。

1）激光治疗：利用激光治疗的特点消炎、止痛，以及促进组织修复作用。黄宝英用25mW氦氖激光局部照射127例盆腔炎性包块。氦氖激光治疗机，激光管长100cm，输出功率25mW，光斑可通过透镜调节成聚焦或散焦，照射前使患者排空尿液，暴露下腹部，激光束垂直照射患部，距离60cm左右，光斑直径5mn，光斑中心对准病灶区于月经第6天开始照射，每日1次，每次20min，每疗程15次，根据病情需要，于下次月经后再做第二个疗程，可连续照射3~6个疗程。结果显示痊愈，显效率达74%，有效率达93.7%，病程长于5年者，痊愈率及显效率明显降低。

2）超短波疗法：用下腹腰骶对置法，或将阴道电极置于阴道内，微热量或温热量，每次15~20min，每日1次，或隔日1次，12~15次为1个疗程。

3）微波治疗：微波是一种高频率电磁波，因机体组织对微波吸收率高，其穿透力较弱、产热均匀，可准确限定治疗部位，操作方便，对慢性炎症用圆形或矩形电极横置于下腹部，距离10cm，功率80~100W，每次15~20min，每日1次，10~20次为1个疗程。

4）中波直流电离子透入法：用骶-阴道法或腹骶-阴道法，中波电流用0.6~1A，直流电用10~15mA，每次20~30min，每日或隔日1次，15~20次为1个疗程，用于盆腔粘连效果较好。

5）紫外线疗法：用短裤照射法，红斑量为2~4个生物剂量，以后每次增加1/2~1个生物剂量，隔日1次，每疗程5~6次。

6）石蜡疗法：用腰-腹法，使用蜡饼或蜡袋置于下腹部及腰骶部，每次30min或用蜡栓放置于阴道内，隔日1次，10~15次为1个疗程。

7）热水坐浴：一般用1：5 000高锰酸钾溶液或中药洁尔阴坐浴，水温约为40℃，每日1次，5~10次为1个疗程，每次10~20min。

应用理疗治疗慢性盆腔炎性疾病时应注意其禁忌证：①月经期及孕期。②生殖器官有恶性肿瘤。③伴有出血。④内科并发症如心、肝、肾功能不全。⑤活动性结核。⑥高热。⑦过敏性体质。

（3）手术治疗：患者患病后，治疗长时间不愈，经常下腹坠痛，腰酸，精神抑郁，影响身体健康及工作，尤其是盆腔已形成包块，年龄在40岁以上，不考虑生育者，可行手术治疗。

1）全子宫切除：对输卵管卵巢囊肿、输卵管积水，如已有子女，年龄超过40岁者，可行全子宫切除及病灶切除术，如有可能可保留一侧卵巢或部分卵巢。

2）年轻患者迫切希望生育，如单侧或双侧输卵管均不通，根据情况可做输卵管复通术。

十一、中药治疗

中医认为盆腔炎病因以热毒为主，兼有湿、瘀，临证以清热解毒为主，祛湿化瘀为辅。针对热毒炽盛型以清热解毒、利湿排脓；湿热瘀结型以清热利湿、化瘀止痛。并且在急性期清热解毒后，加以行气活血、软坚散结、破瘀之法。

中医采用独特的中药保留灌肠、外敷等方法可以提高局部药物浓度，使药液直接渗透于炎性包块，有利于局部药物的吸收，同时促进局部组织血液循环。另外穴位注射等治疗方法也使中医中药在盆腔炎的治疗中能发挥重要的作用，各种方法及中药还可以使患者脏腑气血疏通，大大提高了患者的免疫力，使其整体症状得以改善，降低了病程迁延的概率。

中西医联合治疗 PID：PID 单用抗生素治疗用药时间长，病情易迁延，配合清热解毒、理气活血的中药治疗，可提高 PID 的治愈率。

对盆腔炎症性疾病后遗症有组织破坏、粘连、增生及瘢痕，采用中医活血化瘀的方法治疗，有助于恢复破坏组织、松解粘连、减缓增生及瘢痕形成。

第四章

妇科内分泌疾病

第一节 功能失调性子宫出血

一、概述

功能失调性子宫出血（DUB）（以下简称功血）是由于调节生殖轴的神经内分泌机制失常所引起的异常子宫出血，而全身及内外生殖器官均无器质性病变。但这一名词在不同地区的含义略有不同，在文献报道中造成了一些混乱。在美国，功能失调性子宫出血通常等同于无排卵性出血。在欧洲，当过多的出血不是由于可证实的盆腔疾病、妊娠并发症或全身系统性疾病所致时，可以诊断为功能失调性子宫出血。功血可发生于月经初潮至绝经期间的任何年龄，但最常见于生育期的两头，即青春期和更年期，生殖功能开始发育和衰退过程中两个神经内分泌系统波动大的阶段。少数发生于生殖期，如流产后，产后需要重新恢复排卵功能；也可由于各种生活变动而发生异常出血。功血的发病率约占妇科门诊的10%。以无排卵型最为多见，占功血的80%～90%。该病的主要原因是雌激素撤退性出血、雌激素突破性出血、孕激素撤退性出血。每种异常出血的子宫内膜具有不同于正常月经的组织学特征，应有针对性地选择不同的性激素方案治疗。现在临床常规以性激素治疗为主的实践模式在多年的应用中证明了其有效性，如通过系统的激素治疗仍然不能有效控制阴道出血，应该考虑并仔细排除病变是由器质性病变引起。大量的、规律性的出血可见于有排卵性月经周期。在无特异性的病理因素存在时，不能排除是子宫内膜组织调节功能紊乱所致。

（一）正常月经出血

正常月经中的内膜出血机制虽十分复杂，但总是在雌、孕激素有序而波动的控制下进行的。女性月经初潮后每月的月经来潮标志女性具有生殖功能。每个月经周期，其过程包括卵泡发育，分泌雌激素，内膜增殖，排卵后形成黄体，继续分泌雌激素，增加分泌孕激素，内膜变为分泌期；卵子未受精，内膜功能层在2～3d内脱落自宫腔内排出，一个生殖周期结束，表现为月经。内膜保留基底层为再开始一个新的周期内膜的生长。经期通常为4～6d，但有不少女性短于2d，长于7d。正常月经量为30mL左右，多于80mL将出现贫血。经血不凝，内膜不形成瘢痕。经血70%来自血管出血，5%来自细胞渗出，25%来自静脉破裂回流，除血液外约半数含有内膜组织碎片及组织液。有多种细胞因子参与月经过程，其中，前列腺素（PG）、内皮素（ET）、溶酶体酶、基质金属蛋白酶（MMPs）、溶解纤维蛋白系统都有广泛参与。Baitd等（1996）总结了PGs在月经中的作用：PGs在内膜及经血中浓度高；PGs在内膜中合成与代谢受雌、孕激素的影响；在子宫内的$PGF_{2\alpha}$引起月经和增强子宫收缩，$PGF_{2\alpha}$使血管收缩，而PGI_2使血管扩张；环氧化酶2（COX_2）抑制剂减少经血量和抑制由于子宫收缩而产生的痛经，孕期抑制合成PG。

一般月经量不需要精确计算，因为月经病的诊断和治疗多依据患者自己所提供的月经周期、经量和出血时间等信息，尽管患者的观察与实际出血量可能会有出入。

— 73 —

理解正常的月经生理是认识功血的基础和前提。月经性出血是自限性的，原因如下：

（1）月经是一种普遍的子宫内膜现象，由于月经开始和结束与生殖激素精确的序贯调节有关，故月经的变化与子宫内膜发育各个阶段几乎同时出现。

（2）雌、孕激素的适当刺激维持子宫内膜结构的稳定性，避免因组织脆性引起的子宫内膜随机性脱落。生殖激素的周期性变化引起子宫内膜有序且渐进性缺血、崩解，并与血管节律性收缩持续时间增加有关。

（3）月经伴有雌、孕激素的变化，或周而复始，或停止。子宫内膜节律性出血收缩引起缺血和内膜崩塌，并促进凝血因子从出血部位析出。雌激素活性的恢复对子宫内膜创面的止血起到重要的辅助作用。

（二）子宫内膜对雌、孕激素的反应

很显然，雌、孕激素撤退性出血并非是甾体激素存在或作用引起的唯一的出血形式，还有雌激素撤退性出血、雌激素突破性出血以及孕激素撤退性出血和孕激素突破性出血等形式。雌激素撤退性出血见于双卵巢切除术后、成熟卵泡放射、卵巢去势雌激素治疗中断后等。月经间期出血（排卵期出血）往往是促进排卵后雌激素下降引起。雌激素突破性出血是相对小剂量的内、外源性雌激素引起。雌激素水平对子宫内膜刺激的出血量和出血类型有一定关系。相对小剂量的雌激素可引起长期间歇性淋漓出血，大剂量雌激素和持续性应用将引起长时间闭经，而后会突发严重的出血。孕激素撤退性出血仅出现于已接受内源性或外源性雌激素刺激的子宫内膜增生的基础上。如果雌激素继续治疗而孕激素撤退仍然会引起孕激素撤退性出血。如果雌激素水平增加 10 ~ 20 倍则孕激素撤退性出血将被延迟。孕激素突破性出血出现在雌、孕激素剂量比例明显异常时。如雌激素不足而孕激素继续治疗时将引起间断性出血，类似于小剂量雌激素突破性出血，此种类型出血多见于应用长效单纯孕激素避孕时，如左炔诺酮皮下埋植或长效甲羟黄体酮避孕针剂。

（三）无排卵型功血

绝大多数无排卵型功血都是雌激素突破性或雌激素撤退性出血。最严重的出血常发生于高雌激素持续刺激相关的多囊卵巢综合征、肥胖、下丘脑—垂体—卵巢轴不成熟等的女性。在缺乏孕激素抑制子宫内膜生长和周期性子宫内膜脱落的情况下，子宫内膜异常增生的同时缺乏相应的组织结构的支持。子宫内膜组织血管密度异常增加，腺体呈现"背靠背"现象，而缺乏基质支持的基层，这种子宫内膜非常脆弱，可发生自发性浅表突破性出血。当一个出血灶愈合，而另一处会发生新的突破性出血。临床上典型的病例多数为青春期少女，其出血可持续数周而致严重贫血，也常发生于绝经过渡期妇女，常常因长期出血而担心自己罹患恶性肿瘤。存在这种出血时，子宫内膜的正常调节功能丧失，出血的并非是全部子宫内膜，而是部分子宫内膜不定时和不同步的出血。流血过多和时间延长不仅仅是因为子宫内膜组织脱落较多，更重要的是组织不规则、突然的随机破损并伴有多血管通道的开放。血管失去节律性收缩，螺旋动脉缺乏紧密的卷曲和规则的萎缩，因此不能于子宫内膜脱落后自行止血。无排卵性子宫内膜组织仅能依赖于内源性雌激素的"修复"作用达到局部止血的目的。这是一个恶性循环，因为这种修复是暂时的，当某一出血被很快修复而另一部分的子宫内膜又发生新的突破性出血。

（四）有排卵型功血

有排卵型功血的病理、生理变化主要发生在子宫内膜局部，其发病机制为子宫内膜局部调控异常，包括局部不同种类前列腺素（PG）生成量的比例失衡或纤维蛋白溶解（纤溶）功能亢进。有排卵型功血常常与子宫黏膜下肌瘤、子宫肌腺症、子宫内膜息肉混淆。

二、诊断

（一）临床表现

无排卵型功血患者的阴道流血症状有各种不同的临床表现。青春期功血多数于初潮后 3 年内发病。更年期功血发生在过渡期时，往往先有时间长短不等的闭经。育龄期妇女也有可能出现排卵型功血，往

往症状较轻，以月经淋漓不尽为多，少有大出血。

（1）往往为完全没有周期规律的出血，表现为周期不规则，经期长短不一，血量多少不定，出血多时有大血块（表明出血速度较快），血红蛋白可低至 30～40g/L。当子宫内膜不是大片的完全脱落，而是区域性的坏死脱落，出血时间延长，有时可长达数月。也可表现为停经数周或数月后发生出血量增多、正常或减少，出血可持续数周；也有更年期妇女出现周期尚规律，而经期延长，经量增多、正常或减少。

（2）出血过多导致贫血时，可出现贫血的症状，如头晕、头昏、乏力、耳鸣、活动后气促、心悸、下肢轻度水肿、食欲减退、多梦或失眠等。

（3）在长期及过多的雌激素影响下，可出现盆腔充血，导致下腹坠胀、面部或四肢水肿、乳房胀痛、情绪波动、烦躁、多梦、失眠等。

（4）盆腔检查一般在正常范围，子宫可稍肥大，质较软。子宫两侧有时可有轻度压痛，可有单侧或双侧卵巢囊性增大，部分患者可有男性毛发分布。

（二）辅助检查

1. 血液学检查

血常规可以正常，也可表现为各种程度的贫血。贫血程度对治疗方法的选择有重要意义。继发感染时白细胞计数和中性粒细胞比例会升高。必要时进行凝血机制方面的检查，包括凝血酶原时间、部分凝血活酶时间、血小板计数、出血时间、凝血因子Ⅷ相关的因子测定等。肝、肾功能是筛查患者的常规手段，也是治疗用药的前提。

2. 基础体温检查

多数呈单相基础体温，也可以表现为不典型双相或黄体功能不足。基础体温测定不仅提供了诊断的依据，还对观察治疗效果和是否恢复排卵提供参考证据。

3. 激素检查

LH 或 FSH 相对过多，或 LH/FSH 比例不协调，雌激素偏低，相当于处在卵泡期的雌激素水平，孕激素水平低，睾酮（T）水平相对高。也要注意测定 hCG、PRL 水平，应该常规检测甲状腺功能。

4. 阴道脱落细胞涂片检查

致密核表层细胞占 15% 以上。

5. 宫颈黏液涂片检查

可见不同等级的羊齿状结晶。年轻患者无性生活史时不宜采样。

6. 诊断性刮宫

青春期功血经药物治疗无效者可考虑诊断性刮宫，更年期功血应首选诊断性刮宫，以明确是否为内膜病变引起的出血。子宫内膜检查，可见增殖期、单纯增生，偶可见复合增生或不典型增生。刮宫不仅有助于诊断，同时有止血作用。刮宫时必须全面搔刮整个宫腔，注意宫腔大小、形态，宫壁是否平滑，刮出物的性质和量，以排除子宫内膜病变。

7. 宫腔镜检查

在宫腔镜的直视下选择病变区进行活检，较盲目取内膜的诊断价值更高，尤其可排除早期宫腔病变，如子宫内膜息肉、子宫黏膜下肌瘤、子宫内膜癌等。

8. B超显像

了解有无引起子宫出血的其他参与因素，如子宫肌瘤、子宫内膜息肉、卵巢肿瘤等。同时应用影像学检查可以确定子宫内膜的厚度，为制订治疗方案和监测治疗效果提供依据和基础对照值。

（三）诊断过程

功血的诊断必须以其定义为基础。急诊患者，根据病史、体检采用排除法诊断，在随诊中确诊。非急诊患者，直接诊断，即确定患者有生殖内分泌轴的调节异常，同时排除其他器质性病变。

确认为青春期功血的患者应对内分泌治疗有效。对"顽固性"子宫出血，尤其是按功血治疗效果差者，不宜盲目行激素治疗或手术治疗，必须明确诊断。青春期异常子宫出血虽以功血为多，约占95%，但也应考虑生殖器结核、异常妊娠、血液病或恶性肿瘤的可能。更年期功血首次诊断应确认卵巢、子宫内膜正常，再次复发时，可以考虑直接进行内分泌治疗。

1. 详细询问病史

常规病史中尤其注意初潮、月经史、发病年龄、发病情况、可能的诱因及性激素治疗情况，伴发其他疾病或疾病史，如有无甲状腺疾病、肾上腺疾病、肝脏疾病与血液病等及其治疗史。应注意了解患者的月经异常情况，有无放置宫内节育器，以及可能引起阴道出血的全身疾病和生殖器疾病病史。

2. 全面体格检查

注意全身发育营养及精神状况，有无贫血、肥胖与多毛，有无泌乳、肝脾肿大及出血倾向，应行常规妇科检查，以除外全身性疾病及生殖器器质性病变。对于未婚少女，可优先选择 B 超进行检查，以排除生殖器官器质性病变。

3. 选择适宜和灵敏的临床诊断方法

（1）B 超：由于其无创伤性和可重复性，可以对子宫内膜厚度进行测量及动态观察，可了解生殖器官状况，对功血的诊断和鉴别诊断很有帮助。

（2）诊断性刮宫和宫腔镜：无性生活史的青春期功血患者，仅对出血过多而药物治疗无效或可疑宫内病变者时，进行诊断性刮宫和宫腔镜。诊断性刮宫及病理检查可了解内膜病变和卵巢功能状态，并能直接有效地止血。宫腔镜可在直视下选点取材，发现宫腔内微小病变，减少误诊。但必须强调，诊断性刮宫和宫腔镜仅在必要时进行。

4. 卵巢功能状态的判断

基础体温是功血诊断中最常采用的简单易行的方法之一，结合其他监测指标可作为功血分型、观察疗效以及指导治疗的最简单易行的手段。动态观察阴道脱落细胞涂片，可了解体内雌激素生物活性。性激素测定结合基础体温可以动态反映体内生殖内分泌状态和卵巢功能，在激素治疗前或在基础体温指导下采血，测定 FSH、LH、PRL、E_2、P、T 水平，可鉴别功血类型、PCOS 和高 PRL 血症及其他发病原因，从而指导临床，制订治疗方案，使治疗更具有针对性。

（四）鉴别诊断

子宫出血最常见的原因是妊娠和妊娠相关疾病，如异位妊娠和自然流产。诊断时总是首先考虑这两种情况，因为正常月经突然变得不正常多为妊娠或妊娠并发症。患者也有可能没有意识到自己应用过某些影响了子宫内膜的药物，如人参具有雌激素活性而引起异常子宫出血。生殖道的病变，如内膜息肉、宫颈病变、平滑肌瘤和感染也会有出血的表现。各种避孕方法和绝经后激素治疗也会引起出血，但要注意排除器质性病变。甲状腺功能亢进或低下时，月经不调常为首发症状。不规则和严重的出血经常与器官严重的疾病相关，如肝、肾功能衰竭。最后应该仔细检查有无生殖道损伤和异物等。值得注意的是，虽然青春期功血最常见的原因是无排卵型功血，但仍有 20% 的少女是由于出血性疾病引起。出血常继发于凝血机制障碍，其特点是周期规则、经量过多，促进血凝的治疗常常有效。

妊娠并发症如先兆流产、不全流产、难免流产、异位妊娠、滋养细胞疾病、胎盘息肉、胎盘部位的复旧不全等。生殖系统其他疾病如恶性肿瘤（来源于子宫内膜、宫颈、阴道、外阴、输卵管的恶性肿瘤，卵巢的颗粒细胞瘤等），感染（子宫内膜炎、输卵管炎等）和其他良性盆腔疾病（阴道损伤、严重的阴道炎、阴道异物、宫颈息肉、宫颈糜烂、黏膜下肌瘤、子宫肌腺症、子宫内膜异位症、子宫内膜息肉、盆腔动静脉瘘等）。任何情况下，凡是育龄妇女发生的出血，首先应该警惕和排除与妊娠相关的疾病。

医源性异常子宫出血包括性激素、下丘脑抑制剂、洋地黄类、苯妥英钠、抗凝剂等药物应用和宫内节育器的放置等。

可引起异常子宫出血的全身性疾病有甲状腺功能减退症、肝硬化、肾脏疾病、血液系统疾病等。某些甲状腺功能减退症患者雌二醇、黄体生成素水平低于正常，可并发不排卵。肝硬化时性激素代谢降低，性激素结合球蛋白减少，导致体内游离雌激素增加，而孕激素因与肾上腺皮质结合球蛋白结合而影响不大，导致雌激素过度刺激而发生内膜出血。肾脏疾病尤其是肾衰竭时，血小板功能较差，容易破坏，在酸中毒时毛细血管脆性增加，由于红细胞生成素减少，红细胞寿命缩短造成患者贫血，综合原因使患者容易发生子宫异常出血。血液系统疾病包括血管壁异常、血小板数量和（或）功能异常、凝血功能障碍（包括各型血友病在内的各种凝血因子缺乏症）。

异常子宫出血尤其是经药物治疗无效者，首先必须除外血液系统疾病。部分凝血机制异常可能以异常子宫出血为首发症状。值得一提的是，血液病的发病率远高于妇产科医师的想象，应予以足够的重视。

三、治疗方案

治疗原则：止血，调整周期，减少经量，纠正贫血。

由于青春期功血患者有可能无月经经验，再加上羞怯心理，往往就诊延迟，造成了严重的贫血状态，影响了学习和生活，带来了巨大的精神压力。因此，正确及时的治疗尤为重要。青春期功血诊断一旦确立，治疗一般包括止血、调整周期并促排卵。更年期功血治疗原则为止血和调整周期，一般无促排卵的要求。

（一）止血

青春期功血的急性期止血主要是用性激素，输血及对症促凝止血药物仅作为支持和辅助治疗。更年期功血首选诊断性刮宫，以达到诊断和治疗的目的。

1. 性激素止血

性激素非一般止血药。但功血是由神经内分泌失调引起卵巢功能异常所致，所以用性激素治疗有特效。性激素的使用目前有两种主张。

（1）子宫内膜脱落止血法：又称"药物性刮宫"。功血多数为无排卵型功血，缺乏孕激素，子宫内膜长期受雌激素刺激而无孕激素的拮抗，呈持续增生或增生过长，无分泌期改变。因此，认为青春期功血的内分泌失调在于缺乏孕激素，所以用孕激素是最合理的。用孕激素可使内膜转化为分泌相，停孕激素后功能层内膜可完整剥离，然后在自身雌激素影响下修复而出血停止，达到止血的目的。

药物性刮宫最常用天然黄体酮，具体用法是 20～40mg，每天 1 次，共 5～7d，肌内注射。其他药物也可应用，如左炔诺酮、醋酸甲羟黄体酮等，人工合成孕激素往往具有孕激素及弱雄激素作用，可使内膜迅速转变为分泌相，剂量大、时间长可使内膜萎缩，更适合更年期功血。

用药期间需注意：患者的血红蛋白需大于 80g/L；撤退出血的第一天为下一周期的第一天，不应将撤退性出血视为治疗无效而反复使用孕激素造成反复出血；停药后一般 1～3d 即有撤退性出血，一般撤退性出血共 7d，有时少量出血延长 2～3d，如出血不能按时终止，需分析原因。

激素治疗时也可加用雄激素以减少出血量。青春期功血一般不用雄激素治疗。孕激素撤退同时给予丙酸睾酮 25mg 肌内注射，每天 1 次，连用 3～5d。也可以用甲睾酮 5mg，每天 1 次。其作用机制可能是雄激素拮抗雌激素的作用，并能使子宫及血管平滑肌张力增强，减轻盆腔充血而利于子宫收缩，协助止血。

（2）子宫内膜生长修复法：该法是应用雌激素，目的在于使内膜生长修复而止血。有研究认为，雌激素还可通过增加纤维蛋白原水平，增加凝血因子，促进血小板聚集及降低毛细血管通透性而起作用。发生点滴状阴道出血常与雌激素刺激不足有关，如果 B 超提示内膜薄，说明子宫内膜存在的很少，因而无充分的内膜组织对孕激素产生反应，孕激素治疗的效果并不理想，更适合雌激素治疗。

此法适用于血红蛋白小于 60g/L 或一般情况差，已不能再承受继续阴道出血者。可以选择肌内注射苯甲酸雌二醇。首次剂量 2mg，肌内注射，观察 4h，如出血停止或明显减少，继续观察至 6h、8h 乃至 12h，必要时再给予 2mg，肌内注射。以后则按此间隔重复 2mg。若第一次用药 4h 出血量无明显减少，则再用 2mg。每日最大量一般不超过 12mg，原则是尽量用最少的剂量达到最佳的止血效果。出血控制 3d 后开始减量，减量中注意避免发生撤退性出血，通常每 3d 以 1/3 递减。当血红蛋白增加至 100g/L 以上时，即可考虑孕激素撤退。

雌激素治疗目的在于及时止血，争取时间恢复贫血，所以同时应积极辅助治疗，纠正贫血。最终都要通过一次月经样出血达到止血目的。

也可以用大剂量妊马雌酮（倍美力）治疗。使用结合雌激素 0.6mg/（kg·d），静脉注射 2~7d 不等。全部患者在用药后 6h 内出血时间缩短，最佳作用见于用药第 5~第 7 天不等，效用持续 10~14d，最大剂量达 60mg/d。目前国外用量一般为 25mg，每 4h 1 次，直到出血减少或用至 24h。如果出血很少，接着用小剂量雌激素（妊马雌酮 1.25mg 或雌二醇 2.0mg，每日 1 次，共 7~10d）；如果出血仍较多，需加大雌激素用量，妊马雌酮 1.25mg 或雌二醇 2.0mg，24h 内每 4h 1 次，24h 后每日 1 次，用 7~10d。所有雌激素治疗后还需要孕激素治疗。

国内报道，用倍美力 25mg，静脉注射，一次即有迅速止血。如仍未止血，6h 后可重复用药 1 次，一般用药不超过 2 次。血止后给予调整周期治疗。

（3）雌激素加大量孕激素治疗：对于用苯甲酸雌二醇 2mg，每 4h 1 次，用 3d 以上，出血仍无明显减少的患者，表明每天 12mg 苯甲酸雌二醇仍不能使子宫内膜创面完全愈合而彻底血止，这时给予大量孕激素，可使创面血管末端收缩，将增殖期的子宫内膜迅速转化为分泌期并加以萎缩。子宫内膜出血机制中，雌、孕激素调节着血管的功能和结构，在雌激素存在的情况下，孕激素在子宫内膜止血中起着重要的作用。给予黄体酮 20mg 肌内注射，每天 2 次，约 10d，同时苯甲酸雌二醇逐渐减量，每 3d 减量 1/3，同时积极给予提高血红蛋白的辅助治疗，当血红蛋白升到 90~10g/L，停药后即可出现撤退性出血。临床应用中初步资料显示，停雌激素时内膜不厚，出血量并不多。如果出血量不多，也可以服用避孕药，妈富隆或者敏定偶等，每天 2~3 片，利用其所含的雌激素和孕激素进行止血，应用 2~3 周停药。

2. 其他止血法

（1）前列腺素（PG）合成酶抑制剂：前列腺素在功血患者的发病机制中占有重要的地位。任何因素导致 PG 代谢失调，使血管舒张的 PG 增加或血管收缩的 PG 减少，都有可能影响功血的发生。PG 的广泛深入研究给功血带来了新的疗法，即选择性地影响子宫内膜合成 PG，刺激 $PGF_{2\alpha}$ 合成或减少 PGE_2 的合成，以重建 $PGE_2/PGF_{2\alpha}$ 的正常比值。虽然目前使用的前列腺素合成酶抑制剂并不能选择性抑制某种 PG 的合成，但临床应用有效，其确切机制尚有待研究。目前常用的制剂有甲芬那酸、萘普生等。

（2）一般止血剂：如维生素 C 与维生素 K、酚磺乙胺、卡巴可络等。根据出血量的多少，口服或注射均可。

1）酚磺乙胺能增加血小板生成，并增强其聚集和黏附力，促使凝血活性物质释放，缩短凝血时间，还可增强毛细血管的抵抗力，减少血液渗出。用法：口服，0.5~1g，每天 3 次；肌内注射或静注，0.25~0.5g，每 8~12h 1 次；静滴，2.5~5g/次，用 5% 葡萄糖溶液 500mL 稀释后滴注，每分钟不超过 5mg。

2）卡巴可络主要作用是增强毛细血管的抵抗力，减少其通透性，使断裂的毛细血管回缩，而不影响凝血过程。用法：口服，2.5~5mg，每天 3 次；肌内注射，5~10mg，每 8~12h 1 次，严重时 10~30mg，每 2~4h 1 次。

3）醋酸去氨加压素，又称 DDAVP，是一种合成的非肽类精氨酸加压素拟似物，静脉用 50mL 生理盐水配 0.3μg/（kg·d）DDAVP 在 15~30min 内输完，可在 90~120min 内使凝血因子Ⅷ上升至最高水平而显效。因此可用于治疗血管病、von Willebrand 病，也包括无血液病的异常子宫出血。

（3）抗纤溶酶药物：常用的有 6-氨基己酸、氨甲苯酸等。

1）6-氨基己酸：又名氨基己酸。作用机制是抑制纤溶酶原的激活，阻碍纤溶酶原转变为纤溶酶，从而抑制纤维蛋白的溶解，达到止血的目的。高浓度时，对纤溶酶还有直接抑制作用。用法：静滴，初用量 4~6g，溶于 100mL 生理盐水或 5%~10% 葡萄糖溶液或林格液内，15~30min 滴完。维持量 1g/h，滴注 12~24h 或更久，直至出血停止。不可静脉推注。口服：2g，每天 3~4 次，依病情服用 7~10d。

2）氨甲苯酸：又名止血芳酸、对羧基苄胺、抗血纤溶芳酸。具有抗纤维蛋白溶解作用，其作用机制与氨基己酸相同，作用较之强 4~5 倍。用法：静注或静滴，100~200mg/次，以 5% 葡萄糖溶液或生理盐水稀释后应用，每日总量不超过 600mg。口服，250～500mg，每天 2～3 次，每日最大量 2g。

（4）中成药或中药止血：常用的有云南白药或三七粉 1.5～3g，或血竭 1.5g，每日 1～2 次冲服，能散瘀止血。其他如血见愁、仙鹤草、旱莲草各 30g，水煎服，每日 2～3 次，也可用仙鹤草注射液 10mg 肌内注射，每日 1～2 次。别的有效的止血中药也可采用。

（5）GnRHα 治疗：GnRHα 治疗可以达到快速止血的目的，如对并发肾衰竭或出血性疾病的患者。GnRHα 疗法对于器官移植（特别是肝移植）后月经过多是一种很好的疗法。这种月经过多由于免疫抑制药物的毒性作用而使性激素治疗难以发挥作用。然而，由于 GnRHα 的价格昂贵和长期应用的不良反应而限制了其临床应用。如果长期应用该疗法，推荐应用反向添加治疗，即每日应用小剂量的雌激素减轻不良反应和防止骨丢失。

3. 纠正贫血

此类患者多数为失血性缺铁性贫血，需补充铁剂。贫血轻者可口服铁剂如硫酸亚铁、枸橼酸铁或富马酸亚铁，与维生素 C 和胃蛋白酶同服疗效较好。有些患者因胃肠道反应不能接受。胃肠道不能耐受或口服无效者，可注射右旋糖酐铁 50mg，每日 1 次，血红蛋白上升较快。缺铁性贫血患者，经治疗血红蛋白正常后还需继续补铁剂治疗 6 个月。血红蛋白低于 50g/L，应考虑输血治疗，避免大脑、下丘脑及垂体缺血过久。

4. 抗感染治疗

出血时间长，贫血程度重，抵抗力差，易并发感染。当临床上有感染迹象时应及时应用抗生素，但不可滥用，以免耐药或诱导 L 型细菌的发生。

（二）调整周期

调整周期是止血后的重要步骤。促进下丘脑—垂体—卵巢轴成熟，形成规律的卵巢周期，是治疗功血的最终目的。常用的调整周期方法如下。

1. 后半期用孕激素

由于功血患者月经后半期缺乏孕激素，因此可针对性地于月经后半期用孕激素类药。常用甲羟黄体酮 4～12mg/d，共 10～14d，每月 1 次。若超过 2 个月不用，内膜生长过厚，再用孕激素撤退性出血量可能过多。

2. 雌激素加孕激素联合疗法

用口服复合短效避孕药 21d，间隔 1 个星期，可以达到规律止血的目的，而且可以同时达到避孕的效果。对不需要避孕的患者，一般治疗 3 个月就可以使子宫内膜厚度降至正常，这时可以停用口服避孕药，观察月经。若仍没有自然月经，还可用孕激素定期撤退治疗。

3. 氯米芬

除可定期应用孕激素外，还可应用氯米芬诱导排卵，预防功血复发。该方法常用于青春期功血。

氯米芬（CC）是一种非类固醇药物，具有弱雌激素及抗雌激素的双重作用，是第一种人工合成的促人类排卵药物。国外商品名为 Clomid 及 Serophene，国内商品名分别为克罗米芬及舒经酚。

（1）化学结构：氯米芬是三苯乙烯的衍生物，化学结构与己烯雌酚、他莫昔芬相似。有两种异构体，即反式和顺式的混合物。国外制剂为 38% 反式氯米芬和 62% 顺式氯米芬的混合品。促排卵作用主要由顺式异构体引起。国内制剂顺式与反式异构体各占一半，作用略逊于国外制品，但不良反应也较少。

（2）药物代谢与药理：口服氯米芬后吸收很快。循环中有效浓度为 10～7mol/L，通过肝脏代谢，由粪便、尿、胆汁中排泄。应用放射性标记氯米芬研究显示半衰期约为 5d，因此循环中药物的水平可以持续到早黄体期，口服 6 周后粪便中还可检出。

（3）作用机制：氯米芬作为一种弱雌激素，能与体内强雌激素——雌二醇竞争靶器官雌激素受体，解除内源性强雌激素对下丘脑—垂体的负反馈抑制，促使下丘脑 GnRH 及垂体 FSH、LH 的分泌进而刺激卵泡发育，停药后若卵巢轴功能正常，则可继续分泌 GnRH、FSH、LH。使卵泡继续发育达成熟阶段，并诱导 LH/FSH 峰而导致排卵。因此，在一个高雌激素环境中氯米芬有抗雌激素作用，相反，在低雌激素环境下氯米芬却有雌激素样作用。

氯米芬与靶细胞内雌激素受体结合可持续数周，比内源性雌激素结合受体的时间更久。氯米芬与靶细胞的许多结合位点起作用，目前尚不清楚哪些结合位点具有重要的治疗作用。

（4）用法与不良反应：氯米芬每片50mg，首次应用剂量50mg/d，在月经的第五天或孕激素撤退出血的第五天起共用5d，排卵效应多发生在停药后7~10d，也有延迟至20d者，治疗期间应加强基础体温的监测。若有效，则不必加量。若无效，可用黄体酮或甲羟黄体酮撤退性出血第五天起再递加至100mg/d，共5d。对青春期功血患者止血后应用氯米芬的目的在于：①检验下丘脑—垂体—卵巢轴的成熟程度；用氯米芬诱导排卵成功，提示下丘脑—垂体—卵巢轴接近成熟。②由于抗雌激素作用，可以减少月经量。③调整周期。目的并不在于促排卵。通常连用不多于6个周期。

大量报道已证实氯米芬促排卵率可达70%~80%。使用氯米芬的优点是价廉，无需特殊检查，缺点是长期效果不肯定，并有继发黄体功能不全可能。氯米芬在一般剂量范围内应用，不良反应很少。不良反应的发生和严重性与个体反应性高低有关，并不一定与剂量相关，因此不易预测。不良反应有：卵巢增大（15%），血管舒缩性潮热（11%），腹部不适（7.4%），乳房疼痛（2.1%），恶心、呕吐（2.1%），神经过敏和失眠（1.9%），视觉症状（1.6%），其他如头痛、头晕、尿频、抑郁、乏力、荨麻疹、过敏性皮炎、体重增加，可恢复性脱发，均在1%以下。停药后很快消失。血管舒缩性症状与绝经后症状相似，停药即可恢复，很可能与氯米芬在下丘脑水平抗雌激素作用有关。卵巢增大和囊肿形成并不常见，巨大的卵巢囊肿和过度刺激综合征非常罕见。视觉症状很少见，典型的有视力模糊和闪光暗点，尤其在强光环境中。虽然这些视觉改变在治疗停止后可恢复，也应停用氯米芬。

（三）预防

功血是妇科内分泌门诊常见的疾病之一。青春期功血患者年龄小，缺乏应有的生理卫生知识，又羞于就诊，往往出血多或持续时间长而造成贫血，影响青春期少女的健康和学习。尽管疾病的发生有它的生理因素，但其诱因可以是精神过度紧张、环境和气候的改变、过度疲劳、营养不良或代谢紊乱。重视精神心理因素及其保健工作对预防本病发生及再次发作也是非常重要的。另外，下丘脑—垂体—卵巢轴的成熟需数年，因此，青春期功血的病程长。为此，在止血或周期调整一段时间或出现排卵后，并非意味着建立了周期性排卵功能，仍需继续随诊，预防再次发作。一次治疗后患者或家属常认为出血已止，病已痊愈而不再就医，往往在下一次大出血又发生贫血再来就诊。反复出血长达数年，得不到恰当的治疗，严重影响身心健康。因此，需强调长期治疗、观察的重要性。长期随诊中可应用基础体温监测病情。基础体温简单实用，一般能比较准确地反映卵巢的排卵功能。随诊中，也须将治疗方案向患者和家属宣教，便于她们主动参与，根据病情按照医嘱，及时随诊治疗。

更年期功血应保证患者无器质性病变，经过一定时期的调整周期，达到绝经的目的。

第二节　闭经

正常月经周期是由下丘脑—垂体—卵巢轴各个环节的内分泌功能所调节，如果任何一个环节发生障碍就会发生月经失调，甚至导致闭经。闭经是一种症状，导致该症状的原因很多也很复杂，而且涉及全身多个系统，甚至某些极特殊器官系统的病变也会引起闭经。因此，对闭经正确的诊断程序通常是要查明引起闭经的各器官系统的功能变化和疾病，为患者提供正确的诊疗方案，使患者花费最少的时间和金钱，而得到正确及时的治疗。

一、定义及分类

目前认为有以下几种情况发生称为闭经：
（1）14岁无月经来潮且无第二性征发育。
（2）16岁虽有第二性征发育，但无月经来潮。
（3）曾有月经来潮，而现在至少在相当于3个以往月经周期的时间内无月经或停经6个月。

（4）曾有月经来潮，而现在之前连续 9 个月月经过少。

闭经的分类方式有多种，按曾经有无月经来潮分为原发性闭经和继发性闭经；按引起闭经发生的病变部位，分为子宫性闭经、卵巢性闭经、垂体性闭经、下丘脑性闭经；按血促性腺激素水平高低分为高促性腺激素性闭经、正常促性腺激素性闭经和低促性腺激素性闭经。每一种分类都有其优点和一定的局限性。

二、诊断与治疗

闭经病因错综复杂，与全身多系统、多器官功能相关，因此医师应该对闭经患者进行详细的病史询问以及全面的体格检查，包括：有无精神心理障碍、长期剧烈运动、节食、应激、遗传病史、家族史、营养状况异常、体格异常、生殖道异常以及中枢神经系统疾病史等。

（一）继发性闭经

继发性闭经最初的诊断应建立在详细的病史询问和体格检查基础之上。首先要排除妊娠，其次了解有无甲状腺疾病史以及溢乳史，并检查有无溢乳。亚临床性甲状腺功能减退症导致闭经的可能性虽小，然而不正常的甲状腺激素会影响促性腺激素和催乳素水平，甚至垂体增生肥大而产生类似垂体肿瘤样影像。一个关于 127 名成年始发闭经妇女的研究结果表明，7.5% 催乳素水平异常以及 4.2% 甲状腺激素（TSH）水平异常。在闭经出现之前，甲状腺疾病的其他临床表现常先出现。轻度的甲状腺功能减退症常出现月经过多或过少而不是闭经。因此，医师应该考虑检查 TSH。适当的对症治疗会使上述症状很快消失，月经恢复，垂体增生影像也相应恢复正常，但这需要几个月的时间。

患者如果有明显的催乳素升高、溢乳、头痛或视觉障碍应当接受影像学检查以了解有无垂体肿瘤。以往认为垂体肿瘤罕见并多发于男性，女性患者较难以诊断。实际上，垂体肿瘤较常见，能分泌大量糖肽类激素 α 亚单位，故测定促性腺激素以及 α 亚单位水平有助于鉴别垂体腺瘤的性质。如果催乳素水平高于 100ng/mL（100μg/L）高度提示催乳素瘤，应当做垂体影像学检查，包括 X 线平片、CT 和 MRI。如果垂体肿瘤较大而催乳素水平≤100ng/mL，提示非分泌催乳素腺瘤的可能性大。除外垂体肿瘤，引起高催乳素血症的第二常见原因就是药物（如口服避孕药、抗精神病药、抗抑郁药、抗高血压药、组胺 H_2 受体阻断剂、阿片制剂等）。药物导致的催乳素升高通常小于 100ng/mL。如果高催乳素血症与肿瘤没有关系，那么医师应该查找确定导致高催乳素血症的原因并给予相应治疗。如果 MRI 发现无症状的微腺瘤（小于 10mm），应当动态复查催乳素和进行影像学检查来监测微腺瘤的进展。考虑到微腺瘤生长缓慢，在妊娠期间极少继续生长，术后复发率高，并且很少恶变，对微腺瘤的治疗应当集中在不孕、溢乳和乳房不适上。多巴胺受体激动药可以改善这些症状和不孕，但不能彻底抑制高催乳素血症和使肿瘤消失。溴隐亭很有效，但是卡麦角林比它更有效及更有耐受性。大的腺瘤可用多巴胺受体激动药治疗或是必要时经蝶骨切除。

在排除妊娠、甲状腺疾病和高催乳素血症后，剩下的继发性闭经的诊断可以根据以下程序逐一进行。

1. 孕激素试验

帮助了解下生殖道通畅与否和判断内源性雌激素水平情况。通常在停用孕激素后2~7d，最长不超过 14d 出现撤退性出血。如果出现明显撤退性出血则为孕激素试验阳性反应，表明下生殖道通畅，有内源性雌激素分泌，子宫内膜对内源性雌激素有反应，但是下丘脑—垂体—卵巢轴功能减退，同时可以排除垂体肿瘤，按无排卵型不孕症方案进行治疗。如果只有点滴出血，表明内源性雌激素水平不足。如果没有撤退性子宫出血则是孕激素试验阴性反应，表明下生殖道不通畅，或雌激素不足，或者虽有内源性雌激素分泌，但因子宫内膜蜕膜化反应，给予孕激素后依然不能发生撤退性出血，如无排卵型高雄激素血症。

2. 雌孕激素序贯试验

可以明确是否有子宫和下生殖道病变。如果有撤退性子宫出血则为雌孕激素序贯试验阳性，表明体内内源性雌激素水平缺如或低下，是下丘脑—垂体—卵巢轴或卵巢异常，可以排除子宫和下生殖道病变。如果没有撤退性子宫出血则为雌孕激素序贯试验阴性反应，表明病变部位在子宫或下生殖道，常见的有 Asherman 综合征（宫颈—宫腔粘连征）。

Asherman 综合征是由于子宫内膜受到不同程度损伤而引起的一系列临床综合征。损伤严重时子宫内膜不能周期性增生脱落而表现为继发性闭经，此外还可表现为经血过少、痛经、流产或不孕。常见诱因有过度刮宫和严重盆腔感染；罕见诱因有子宫内膜结核感染、子宫血吸虫病以及席汉综合征。可做子宫造影和宫腔镜协助诊断，后者能明确了解子宫内膜微小病变。治疗包括局部治疗和激素治疗。局部治疗主要是分离粘连子宫内膜，以往多采用子宫扩张术或刮宫术来分离粘连的子宫内膜，术后放置宫内节育器以防止术后再次粘连，但这种方法比较盲目。现在多采用子宫镜直视下直接切割、电灼或激光分离粘连内膜，术后放置弗雷导尿管，导尿管顶端气囊内充盈 3mL 液体，7d 后取出，效果明显优于其他方法。不论哪种方法都可能出现于宫黏膜再次粘连。同时术前、术后应用抗生素。激素治疗指术后给予大剂量雌激素口服 2 个月，于第三周起加服甲羟黄体酮 1 周（第四周停用）。初次治疗未恢复正常月经应重复治疗 1 次，有生育要求的患者更应坚持治疗。

3. 促性腺激素水平检测

如果雌孕激素序贯试验阳性，提示内源性雌激素低下或缺乏，促性腺激素水平检测能够进一步发现异常的来源。促卵泡素（FSH）或黄体生成素（LH）升高表明卵巢异常（高促性腺素性性腺功能减退）。若 FSH 或 LH 正常则表明垂体或下丘脑异常（低促性腺素性性腺功能减退）。蝶鞍的磁共振（MRI）可以用来排除垂体肿瘤。正常的 MRI 表明闭经的原因在下丘脑。根据促性腺激素水平测定结果，可以将剩余的继发性闭经分为正常促性腺激素性继发性闭经，高促性腺激素性继发性闭经以及低促性腺激素性继发性闭经。

（1）高促性腺激素性继发性闭经（FSH≥20IU/L 或 LH≥40IU/L）。

1）卵巢早衰（POF）：卵巢早衰既可表现为原发性闭经也可表现为继发性闭经，发生率随年龄阶段不同而异，40 岁以下约 1% 发生率，30 岁以下约 0.1%，20 岁以前则为 0.01%。严重者表现为没有青春期发育和原发性闭经，青春期后发生的主要表现为伴随卵泡衰竭的月经紊乱（继发性闭经）。POF 患者血性激素水平低下（E_2，抑制素），促性素水平增高（LH，FSH），属于高促性腺激素性闭经。临床上除了心悸、潮热、脸红、焦虑、抑郁、易疲劳等症状外，还会引起骨质疏松。POF 可由多种疾病造成，包括自身免疫性疾病、毒素、药物以及遗传缺陷。30 岁以下的患者应该进行染色体核型检查，以排除存在镶嵌性 Y 染色体的可能。因女性性腺含有睾丸成分容易发生恶性肿瘤，如性腺细胞瘤、无性细胞瘤和绒癌，需要切除性腺组织。卵巢活检以及抗卵巢抗体检查对临床意义不大。处理主要是性腺激素替代治疗。以往医师多认为 POF 患者难以妊娠，但新近调查显示约有 50% 的卵巢早衰妇女有间断性的卵巢功能，其中 5%～10% 可能会有自然妊娠。这可能与雌激素治疗有关，也可能是卵巢功能自发性恢复。尽管如此，还是有必要告诉患者不孕的可能性极大，目前解决卵泡储备缺陷所致不孕的方法仍是使用捐卵。

2）围绝经期：围绝经期妇女 FSH 升高是由于卵泡功能不足和数量减少，抑制素水平下降，从而 FSH 水平升高。另外，围绝经期妇女卵巢内残留的卵泡对促性腺激素最不敏感的，因此 FSH 代偿性升高。

3）垂体腺瘤：有些垂体腺瘤能分泌促性腺激素（FSH 和极少量 LH）和糖肽类激素 α 亚单位，但是这些垂体腺瘤并不是因为性腺功能低下而得以发现，而是因为头痛和视力进行性下降才得以诊断。以往认为垂体腺瘤罕见且难以诊断，随着影像学技术的不断发展，垂体腺瘤的诊断越来越常见。因此，遇有原因不明的促性腺激素水平升高，可以考虑做垂体影像学检查。

4）异位分泌促性腺激素的肿瘤：有些肿瘤能分泌促性腺激素，如肺癌。这种情况十分罕见，病史和体检阴性的闭经不推荐常规 X 线检查。主要予以原发病的治疗。

（2）低促性腺素性继发性闭经（FSH≤5U/L 或 LH≤5U/L）：促性腺激素水平异常低下患者的病变部位在垂体或下丘脑，需加以鉴别。首先了解有无头痛、视力障碍及泌乳病史；有无产后大出血病史；有无服用避孕药、抗精神病药、抗抑郁药、抗高血压药、组胺 H_2 受体阻断剂、阿片制剂等病史；有无过度体重减轻、过度运动史等。其次，做蝶鞍影像学检查以了解蝶鞍区和鞍上有无病变。

1）垂体区病变：垂体催乳素腺瘤是最常见的垂体肿瘤，在尸体解剖中的发现率占所有垂体肿瘤的50%，而垂体微腺瘤在尸体解剖检出率为9%~27%。临床主要表现为高催乳素血症、闭经伴或不伴溢乳，肿瘤大时还会出现头痛和视力障碍，垂体影像学检查显示垂体区异常。垂体催乳素腺瘤治疗包括手术治疗、多巴胺激动剂治疗和放疗。目前观点首选手术治疗，配合药物治疗。而放疗不作常规选择，仅有少数患者在单纯化疗后血催乳素水平降至正常，一般是在巨大肿瘤不能手术切除或者切除后又再复发，以及巨大肿瘤药物治疗无效的情况下才选用化疗。

手术治疗：对于垂体大腺瘤生长迅速、药物控制不理想、出现明显压迫症状、视野异常、头痛、呕吐等神经系统症状者考虑立即手术。利用显微外科技术采用经额路及经蝶窦方法（Cushing 法）手术切除垂体腺瘤可以迅速控制高催乳素血症。对于血催乳素水平在 150~500ng/mL 的腺瘤手术效果最佳，治愈率达 50%，约有 30% 巨大腺瘤和 70% 微腺瘤术后月经恢复正常；催乳素水平越高手术效果越差。手术可产生诸多并发症，如视力障碍、下丘脑损伤、脑脊液溢漏，单纯手术的复发率为 50%~60%，且手术可损伤正常垂体组织，术后垂体功能低下发生率也很高。目前对 PRL 多采用药物或药物手术联合治疗。

多巴胺激动剂治疗：所有垂体催乳素腺瘤患者均可首选多巴胺激动剂治疗，最常用的有溴隐亭以及卡麦角林。①溴隐亭：目前最常用的治疗高催乳素血症的药物，一种选择性多巴胺受体激动剂。1969年开始应用，能有效抑制催乳素分泌，减小催乳素瘤的体积，治疗后 90% 以上的闭经患者月经可恢复并出现排卵，80% 患者泌乳消失，妊娠率高达 80%。溴隐亭治疗还能使 80%~95% 催乳素微腺瘤及50%~60% 大催乳素瘤患者催乳素降至正常，但停药后仅 10% 患者血催乳素长期保持在正常水平。由于药物通过胆汁排泄，所以应用前要注意检查肝胆功能。常见不良反应有恶心、幻觉、头晕、头痛、鼻塞、便秘等，最严重的为体位性低血压。约 12% 的患者不能耐受口服治疗量的不良反应。从小剂量开始用药，睡前或餐中口服，逐渐加大治疗量，可减轻不良反应。如不能耐受口服者，可阴道给药。溴隐亭也有长效型肌内注射制剂及口服缓释剂（缓释剂型为 5~15mg/d），其与短效者的有效率及不良反应发生率相似。现已出现一种注射用溴隐亭，每次 50~100mg，每月 1 次，起效快，可用于治疗巨腺瘤。需要注意的是，对于希望妊娠的患者，溴隐亭 2.5mg/d 直至妊娠而停止，或在卵泡期用药，待排卵后（B 超监测）停药，以防妊娠早期用药过量。仅用药期间需要监测症状和血清催乳素水平的变化。用药4 周血催乳素下降明显，治疗 7~8 周（平均 5~7 周）70%~90% 的患者可恢复排卵性月经和泌乳停止。通常用药 3 个月为 1 疗程。另外，注意避免溴隐亭用药的戒断现象，因停药后可出现垂体催乳素回升或泌乳复发等使病情反复，所以应坚持维持服药。药物维持量以最低剂量即可，如果血清催乳素水平正常且患者无症状 2 年以上，可在医师指导下尝试停药或者用间断的多巴胺激动剂治疗，停药后 3 个月、6 个月、12 个月或者每 6 个月检测血 PRL 值，患者需注意症状再发时及时就诊。②卡麦角林：近年新合成的一种特异性多巴胺 D_2 受体激动剂，每周服用 1~2 次，疗效强，在产后抑乳方面也显示出很好的疗效及耐受性。胃肠道反应轻。高催乳素血症患者口服卡麦角林 1~2mg/周和溴隐亭 5~10mg/d 的疗效相当，而且前者停药后，催乳素能较长时间地稳定在正常范围。对卡麦角林不能耐受者也可经阴道给药。甲磺酸硫丙麦角林即甲磺酸硫培高利特，是一种长效麦角类多巴胺激动剂，是选择性多巴胺 D_2 促效剂，对 D_1 受体无作用。其疗效及不良反应似溴隐亭。起始剂量 25~50μg/d，极量为 150μg/d。可作用于对溴隐亭不能耐受的患者。喹高利特（诺果宁，CV205-502）是一种非麦角碱多巴胺受体激动剂，是选择性多巴胺 D_2 促效剂，对 D_1 受体作用弱。降催乳素作用较溴隐亭强 35 倍以上，不良反应类似，但疗效和产后抑乳耐受性都不如卡麦角林，主要用于对麦角碱类药物过敏以及对溴隐亭耐药者。卡麦角林与盐酸八氢苄喹啉两种新药目前尚不适用于有生育要求者，主要因为对胎儿安全性问题缺乏长期广泛的应用观察，故准备妊娠者治疗时还应当首选溴隐亭。

A. 席汉综合征：由于产后大出血休克导致急性垂体梗死而引发的一系列与垂体功能减退相关的临床综合征。垂体功能减退可以出现于产褥期早期，可以危及生命。受波及的激素依次有生长激素、促性腺激素、促肾上腺皮质激素，最后是促甲状腺激素。治疗上主要是激素替代治疗，根据累及的靶腺程度的轻重给予药物治疗。肾上腺功能低下者，可给予泼尼松，每日 5.0～7.5mg；甲状腺功能低下者，给予甲状腺素，每日 5～30mg；卵巢功能低下者，可利用雌孕激素替代。GnRHα 间歇性刺激，对垂体的功能恢复有帮助，治疗 6 个月后可见症状有好转。现在有良好的产科保健，本综合征已很少见。

B. 空泡蝶鞍综合征：由于鞍隔缺失导致蛛网膜下隙下陷入垂体窝内，后者挤压垂体使之与下丘脑分离。大多数为先天性病变，也可继发于垂体肿瘤梗死、手术或放疗后。鞍底和前后床突呈空泡样变性。临床上可表现为高催乳素血症和闭经。本病虽是良性病变，但由于可能并存垂体肿瘤，对同时有高催乳素血症和闭经的空泡蝶鞍综合征患者应定期监测以观察有无并发垂体肿瘤，以免误诊。治疗上予以激素和促排卵治疗。

C. 其他：囊性松果体肿瘤，肢端肥大症，库欣病，淋巴细胞性垂体炎，蝶鞍区囊肿、结核、类肉瘤病、脂肪瘤，虽极少见但可压迫垂体而引起低促性腺激素性闭经，临床上鉴别诊断时应予以考虑。

2）下丘脑区病变：下丘脑性闭经通常是由 GnRH 异常分泌，以及下丘脑—垂体—卵巢轴破坏引起。常常见于过度的体重减轻、运动或压力。压力和体重减轻如何影响 GnRH 分泌的机制还不清楚，可能与促肾上腺皮质激素释放激素促进内源性阿肽分泌从而抑制促性腺激素释放有关；也可能与多巴胺升高从而抑制 GnRH 脉冲性分泌有关。下丘脑性闭经的诊断一般通过排除垂体病变引起的低促性腺激素性闭经后确立诊断。治疗应当针对病因。此外，适时进行促排卵治疗以恢复生育功能也是有必要的。

A. 神经性厌食：神经性厌食可发生于各个社会阶层，患者常有严重不和谐的家庭，或者过分强调苗条的重要性。临床症状复杂多样，闭经往往先于体重下降出现，伴随低促性腺激素血症，故早期容易被忽视，而仅仅给予低促性腺激素血症的治疗。治疗上首先要帮助患者恢复体重，改变原有不健康饮食习惯，制订一个每日热量摄入食谱，这很重要。当达到健康的体重时月经通常会恢复。此外，补钙以对抗骨质疏松。可以使用口服避孕药或绝经激素疗法来减少骨循环以及局部扭转骨丢失。但这两种方法都不能明显增加骨量。二膦酸盐是常规用来治疗绝经后骨质疏松的，它可能会致畸并且没有试验能证明其对育龄妇女有效。对这些患者推荐足量的钙和维生素 D 摄入。

B. 运动性闭经：年轻运动员可能发生一种综合征叫女运动员三联征，包括饮食紊乱、闭经和骨质疏松。发病机制可能与体重严重下降和应激有关。体重严重下降意味着脂肪含量大量丢失，可致血瘦素水平降低，最终抑制 GnRH 分泌释放。同样，应激通过诱发肾上腺功能亢进来诱发 GnRH 分泌释放，从而抑制促性腺素分泌及生殖功能。治疗上应首先消除思想顾虑，消除因月经未来而产生的恐惧心理，同时充足饮食和恢复体重。若适当增加热量摄入或减少运动训练月经可能恢复。与饮食紊乱的患者一样，持续性闭经的运动员也可能会有骨质丢失的危险。对于青春期的运动员，骨丢失时在骨峰值生长时可能是不可逆的。承重运动可能以局部保护来对抗骨丢失。

（3）正常促性腺激素性继发性闭经：最常见原因是下生殖道流出道阻塞和雄激素过多性持续无排卵。

1）下生殖道流出道阻塞最常见的原因是 Asherman 综合征，其他导致流出道阻塞的原因包括宫颈狭窄以及宫颈内纤维瘤或息肉。

2）多囊卵巢综合征（PCOS）：是导致雄激素过多性持续无排卵的主要原因。对 PCOS 的诊断主要是依靠临床，实验室检查主要用来排除其他引起高雄激素血症的原因。明显升高的睾酮和脱氢表雄酮水平可提示分泌雄激素的肿瘤（卵巢源性或肾源性）。17-羟黄体酮水平可用来帮助诊断成人发病的先天性肾上腺增生。库欣病很少见，因此，患者有典型症状和体征时才进行检测（例如嗅纹、水牛背、明显的向心性肥胖、易碰伤、高血压、近端肌无力）。有过高的循环雌激素的 PCOS 患者子宫内膜癌的风险提高了 3 倍。而有胰岛素抵抗者糖尿病的风险增高了 2～5 倍，应当考虑做糖耐量试验。PCOS 的诊断目前国内学者推荐采纳 2003 年鹿特丹会议修订的诊断标准：①稀发排卵或无排卵。②高雄激素的临床和（或）生物化学征象。③PCOS 超声提示卵巢体积≥10mL，和（或）同一个切面上直径 2～9mm 的卵泡数≥12 个，排除其他高雄激素疾病（如先天性肾上腺皮质增生、库欣综合征、分泌雄激素的肿瘤等）。以上 3 项中具备两项即可诊断。PCOS 治疗的目的除纠正多毛、痤疮，建立规律的月经周期，达到怀孕的目的之外，更重要的是减少发展为子宫内膜癌、乳腺癌、糖尿病、动脉粥样硬化、冠心病等。

最基本的治疗就是通过控制饮食和运动来减肥。应该保持良好的饮食习惯和运动直至减到正常体重。减轻5%~10%体重对于内脏脂肪的代谢转换、降低雄激素水平、改善多毛、恢复正常月经周期及减少胰岛素抵抗是非常重要的，这需要几个月的治疗才能看到疗效。月经可在体重减轻的过程中通过给予孕激素恢复（甲羟黄体酮每日10mg，连续5d；每3个月，或使用醋酸环丙氯地黄体酮的COCP，或用螺内酯的衍生物屈螺酮），这样可以防止内膜增生过厚和异常增生的危险。胰岛素增敏剂，如二甲双胍可以减少胰岛素抵抗和促进排卵功能。临床上雄激素过多症多考虑美容方面的治疗，也有人发现使用局部脱毛剂可以改善不美观的毛发。如果生育年龄自发的排卵不能恢复，通常使用氯米芬（或联合二甲双胍）进行促排卵治疗。

（二）原发性闭经

原发性闭经的病因根据有无第二性征来划分。如果有第二性征发育，应当先排除妊娠。不推荐常规的放射检查。有许多方法可用来诊断原发性闭经，如果有疑似系统性疾病，应进行实验室检查以及放射性检查以确诊。

在这里就以促性腺激素的水平来分类。

1. 高促性腺激素性原发性闭经［FSH≥20U/L和（或）LH≥40U/L］

第二性征不发育和发育不良，无子宫或者子宫异常的患者，应该查染色体。

（1）46，XY通常诊断为雄激素不敏感综合征（患者表现为女性，腹腔镜检查或剖腹检查仅见一条纤维结缔组织组成的条索状性腺），如果有睾丸，需要切除，因为青春期后可能会有发生恶性肿瘤的危险。

（2）46，XX腹腔镜检查或者剖腹探查，如卵巢较正常小，活检存在众多始基卵泡，但窦卵泡少有，常诊断为卵巢抵抗综合征；如仅见一条结缔组织组成的条索状性腺，通常诊断米勒管发育不全，其病因被认为可能抗米勒激素的胚胎性激活导致女性生殖道畸形。患者如果在始基子宫里有内膜组织，可有周期性腹痛、经间痛或乳房胀痛；阴道缺如或缩短以及有异常的成人子宫；如卵巢正常就是成熟卵泡较少，则可能是卵巢早衰，一般这样的患者较少。

（3）多X染色体，称多X综合征，又称超雌，患者身高一般正常，但是智力障碍严重，X染色体越多者智力障碍越重，部分患者可出现精神症状发作。

上述病症治疗采用雌、孕激素周期序贯疗法，以及手术人造阴道。

（4）45，XO称为Turner综合征，因为性腺为条索状结缔组织而无卵泡，故又称先天性卵巢发育不全，它也存在多种嵌合体。由于患者的生长发育以及各器官发育都存在异常，所以治疗的目的为促进身高，刺激乳房与生殖器发育，防止骨质疏松等。对于促进身高治疗存在争议：①运用性激素在骨骺愈合前增加身高。以往曾用苯丙酸诺龙25mg肌内注射，两周1次，疗程为3~6个月；停药半年骨骺未愈合可重复治疗，但是疗效不肯定。近年用雌、雄联合治疗获得较好的疗效，但是其疗效还需要继续观察。促进身高后用雌激素替代疗法，促进乳房和生殖发育，如有内膜者可能有月经来潮，以小剂量达到有效为度。②用生长激素促进身高，一般在5岁开始，所需剂量较大。促进生长效果的好坏取决于开始治疗的骨龄。性激素替代治疗应在12岁后开始。当患者>14岁，年生长速度<2.5cm，宜停止用生长激素，而用雌激素诱导青春期发育。应用生长激素治疗2周，应测血T_3、T_4、TSH，因患者如伴有潜在性甲状腺功能不全，应用生长激素后，会使T_3、T_4下降，如不补充甲状腺素会影响生长激素疗效。

（5）代谢性疾病中的半乳糖血症：是一种常染色体隐性遗传病。该疾病患者的原始性腺中仅有极少数的卵原细胞，是由于半乳糖代谢的毒性作用抑制生殖细胞向生殖嵴迁移的结果。临床上容易出现卵巢早衰的表现。

2. 正常促性腺激素性原发性闭经

关键在于检查是否有流出道阻塞，如先天性宫颈、阴道、处女膜闭锁、阴道横隔等畸形，造成的流出道阻塞。根据患者对于性生活和生育的要求进行相关的矫正手术。如果没有阻塞，可通过超声了解子宫情况，对于没有子宫或者只有始基子宫，通常诊断米勒管发育不全或者发育异常。有正常子宫者则可按照继发性闭经鉴别诊断和治疗。

3. 低促性腺素性原发性闭经（FSH≤5IU/L 或 LH≤5IU/L）

（1）Kallmann 综合征：是单一性促性腺激素释放激素缺乏继而性腺功能减退，同时伴有嗅觉丧失或减退的一种疾病。GnRH 兴奋试验反应低下或无反应。一般第二性征不发育或发育差，内外生殖器为幼稚型。治疗常用雌孕激素终身替代治疗，可有撤药性出血，希望生育者可行促排卵或试管婴儿，嗅觉减退无特殊治疗方法。

（2）原发性垂体单一性促性腺激素缺乏症：本症是指垂体其他功能均正常，仅促性腺激素分泌功能低下的疾病。可能是 LH 或 FSH 分子中的 α 亚单位或受体异常所致。病因未明。主要症状为原发性闭经，性腺及性器官、性征不发育，FSH 和 LH 及雌激素水平低下。卵巢内有较多始基和初级卵泡，骨骺愈合延迟，性染色体正常，为 46，XX。用外源性促性腺激素治疗可促使卵泡发育和排卵。可采用促性腺激素脉冲法和各种超排卵方案。对无生育要求者可给雌、孕激素周期序贯疗法。

另外，根据有无第二性征可做出以下分类。

1）有第二性征：如果患者有正常的第二性征，包括阴毛，那么医师应做 MRI 或子宫输卵管造影以确定有没有子宫。15% 的原发性闭经由米勒管发育不全［先天型阴道缺如以及子宫发育异常（通常为始基子宫）］引起。其病因被认为可能有抗米勒激素的胚胎性激活导致女性生殖道畸形。患者如果在始基子宫里有内膜组织有周期性腹痛、经间痛或乳房胀痛。阴道缺如或缩短以及有异常的成人子宫可以确定为米勒管发育不全。如果患者表现为女性，可做染色体核型分析来确诊。

如果患者有正常的子宫，应当考虑阴道闭塞。处女膜孔闭锁或阴道横隔可导致先天性流出道闭塞，典型表现为由于血液淤积在子宫和阴道里导致的周期性腹痛。如果流出道通畅，医师应当进行类似诊断继发性闭经的方法进行诊断。

2）无第二性征：对于无第二性征的闭经患者的诊断应当建立在实验室检查和染色体核型分析基础上。低促性腺素性原发性闭经的最常见原因是先天性生长和青春发育延迟。那么详细的家族史可以帮助检查病因，因为这常常是家族性的。低促性腺素性原发性闭经所导致的青春和发育延迟与小丘脑或垂体功能衰竭所致无差别。如果有生长和青春发育延迟应当严密监视。Kallmann 综合征常有嗅觉丧失，也能导致低促性腺素性腺功能减退。

第三节　原发性痛经

痛经指月经来潮时出现小腹痉挛性疼痛，是女性常见的一种症状。根据痛经出现的时间将其分为原发性和继发性两种。原发性痛经指的是从月经初潮时即出现痛经症状并在以后每次月经来潮时均出现反复疼痛；继发性痛经是指在女性初潮后一段时间再出现痛经的情况，常并发子宫内膜异位症。

一、病因

原发性痛经的发生主要与经期子宫内膜合成和释放的前列腺素增加有关，同时也受精神、神经因素影响，精神过度紧张、敏感，劳累，受寒，生活习惯突然改变，健康状态不良等，也可以引起子宫的痉挛性收缩，导致痛经。子宫内膜整块剥脱，排出不畅引起的痉挛性收缩而导致的痛经，称膜样痛经。

二、临床表现

从初潮开始每次月经来潮即感小腹坠胀与痉挛性疼痛，严重者伴恶心、呕吐、肛门坠胀，疼痛可放射至后背部与大腿内侧，经量增加后疼痛方能缓解。妇科检查常无异常发现。

三、治疗

（一）一般治疗

进行体育锻炼，增强体质。平日注意生活规律，劳逸结合，适当营养及充足睡眠。重视月经生理的宣传教育，通过解释说服，消除患者恐惧、焦虑情绪，放下精神负担。加强经期卫生，避免剧烈运动、过度劳累，防止受寒。

（二）抑制排卵

如患者愿意控制生育，则口服避孕片（复方炔诺酮片或复方甲地黄体酮片）为治疗原发性痛经的首选方法。应用口服避孕药物，90%以上痛经症状可获得缓解，可能由于内膜生长受到抑制，月经量减少，PG量降到正常水平以下导致子宫活性减弱。治疗可试服3～4个周期，如疗效满意，可继续服用；如症状改善不明显，可适当加用PGs合成抑制剂。由于要在整个月经周期用药，而发生效应仅在周期末1～2d，除非需要同时避孕，一般不受患者欢迎。

（三）前列腺素合成抑制剂（PGSI）

对不愿避孕的患者，则宜选择PGSI，它抑制子宫内膜的PGs合成，显著降低子宫收缩的振幅和频度，但不影响垂体—卵巢轴功能，也不会发生像口服避孕药那样的代谢性不良反应，只要在疼痛发作前开始服用，持续2～3d即可，为其最大优点。但须试用一个阶段，来确定每个人疗效最满意的药物种类及最适宜的剂量。试用调整阶段有时可长达半年。

常用的PGSI按其化学结构可分为如下几类。①吲哚类：如吲哚美辛、苄达明，25mg，口服3～6次或50mg，每日3次。②灭酸类：甲芬那酸，商品名朴湿痛，初次剂量500mg，以后250mg，6～8h1次，氯芬那酸，商品名抗炎灵、氟芬那酸，初次剂量400mg，以后200mg，6～8h1次。③苯丙酸衍生物：对异丁苯丙酸，通用名布洛芬，400mg，每日4次；甲氧萘丙酸钠盐，通用名萘普生，初次剂量500mg，以后250mg，6～8h1次。④保泰松类：保泰松或羟基保泰松，初次剂量200mg，以后100mg，6～8h1次。

上述4类药物都能很快吸收，在月经来潮的头48h内服用即可，但因月经来潮时间常有差异，一般宜在月经的前3d给药，以保证疗效，缓解率在70%左右。如将上述药物更换使用，有效率可达90%，有消化道溃疡及对上述药物过敏者禁忌。不良反应较轻微，多数均能耐受。只有吲哚美辛肠道反应发生率较高，还可发生头晕、疲乏虚弱感、头痛等症状，以致中途停药者甚多。灭酸类或苯丙酸衍生物一类药物，尤其萘普生作用持续时间长，其钠盐在血中迅速达到高值，因而发生作用快，不良反应也小，为目前临床最多选用之药物。

PGSI用量较大时，偶尔出现较严重不良反应，故应注意，必要时停止用药。已知不良反应有如下几种：①胃肠道症状：消化不良、胃灼痛、恶心、腹痛、便秘、呕吐、腹泻及由于消化道出血所致的黑便症。②中枢神经症状：头痛、头昏、眩晕、视物模糊、听力障碍、烦躁、抑郁、倦怠及嗜睡。③其他症状：皮疹、水肿、支气管痉挛、液体潴留、肝肾功能损害（转氨酶升高、黄疸、蛋白尿、血尿）。

（四）β受体兴奋剂

通过兴奋肌细胞膜上的β受体，活化腺苷酸环化酶，进而提高细胞内cAMP含量。一方面促进肌质网膜蛋白磷酸化，加强Ca^{2+}的结合；另一方面抑制肌凝蛋白轻链激酶活性，导致子宫肌松弛，痛经得到迅速缓解，但同时有增快心率、升高血压之不良反应。

近年临床应用单独兴奋子宫$β_2$受体之药物，不良反应显著减少。常用的$β_2$受体兴奋剂有羟甲异丁肾上腺素，药品通用名沙丁胺醇，及特布他林，商品名间羟舒喘宁。给药方法有口服、气雾吸入、皮下、肌内注射及静脉给药等。

在剧烈疼痛时宜用注射法：沙丁胺醇0.1～0.3mg，静脉注射或特布他林0.25～0.5mg，皮下注射，4～8h1次。中、轻度疼痛可口服，沙丁胺醇（2～4）mg/6h或特布他林（2.5～5）mg/8h，也可气雾吸入0.2～0.25mg，2～4h1次。以气雾吸入较好，因用药量少而起效迅速。气雾吸入时应注意。①首先大口把气呼完。②开始深吸气时把药液吸入。③吸气完屏气3～4s。④然后卷唇将气慢慢呼出。常用量每次吸入2口，可维持4～6h。但一般反映β受体兴奋剂疗效不太满意，且有心悸、颤抖等不良反应，因而未能被普遍采用。可是气雾法应用方便、作用迅速，仍可一试。

（五）钙通道阻断剂

该类药物干扰Ca^{2+}透过细胞膜，并阻止Ca^{2+}由细胞内库存中释出而松解平滑肌收缩，为心血管疾病治疗的一项重要进展。应用硝苯地平 20～40mg 治疗原发性痛经，给药后 10～30min 子宫收缩减弱或消失，肌肉收缩振幅、频率、持续时间均下降，基础张力减少，同时疼痛减轻，持续 5h，无特殊不良反应。

（六）维生素 B_6 及镁—氨基酸螯合物

利用维生素 B_6 促进镁离子（Mg^{2+}）透过细胞膜，增加胞浆内 Mg^{2+} 浓度之作用，来治疗原发性痛经。每日量 200mg，4 周后可见红细胞镁含量显著增加。也可与镁—氨基酸螯合物合用，每种各 100mg，每日 2 次，治疗 4～6 个月，痛经的严重程度及持续时间均呈进行性下降。

（七）中医中药治疗

中医学对痛经的认识主要是气血运行不畅，不通则痛。气滞血瘀者以血府逐瘀汤为主，或桃红四物汤活血化瘀；寒凝瘀滞者常用处方为温经汤；气血不足者常用十全大补汤。中成药有桂枝茯苓丸或桃仁承气汤，每日量 5g，分次于早、晚餐前 30min 服用，连续 30d。有人报道缓解率可达 80%，未发现有消化道症状及皮疹等不良反应。用穴位敷贴"痛经膏"效果甚好，还可用针灸的方法进行穴经注射。

第四节　多囊卵巢综合征

多囊卵巢综合征（PCOS）是育龄女性最常见的内分泌疾病，占育龄女性的 5%～10%，占无排卵型不孕的 75%。PCOS 临床表现多样，它不仅涉及生殖系统，而且是一个复杂的多系统综合征，高雄激素血症、高胰岛素血症及胰岛素抵抗（IR）为其重要特征。关于 PCOS 的报道最早可追溯到 1845 年，Chereau 首先描述卵巢质韧、增大的形态学改变，1904 年 Frindley 称为囊性退化卵巢，1935 年 Stein-Leventhal 将其归纳为一组表现为肥胖、多毛、不孕和卵巢囊性增大的综合征，由于病因不清楚，称为 Stein-Leventhal 综合征。自 20 世纪 50 年代起，人们开始注意到这类患者尿 LH 升高，1962 年 Goldziebel 和 Geen 总结 1 079 例病例后认识到 Stein-Leventhal 综合征有许多非典型征象，如多毛、排卵功能障碍，并发现雄激素增高是其主要的特征，因而从 20 世纪 60 年代开始逐渐改称为 PCOS。现在已经知道 IR/高胰岛素血症是 PCOS 的又一重要特征。由于 PCOS 临床表现的高度异质性，导致其诊断标准难以统一。PCOS 的诊断标准经历了许多变迁，2003 年欧洲人类生殖和胚胎学会与美国生殖医学学会（ESHRE/AS-RM）鹿特丹专家会议推荐的标准是目前较为公认的国际标准。即稀发排卵或无排卵；高雄激素的临床和（或）生物化学征象；卵巢多囊征，以上 3 项中具备两项即可诊断，但需除外其他病因（先天性肾上腺皮质增生、库欣病、分泌雄激素的肿瘤）。

过去对 PCOS 的治疗，不论医师还是患者，都只专注于是否排卵和妊娠。但近年来，对 PCOS 的治疗观念已不仅仅限于促排卵和妊娠，PCOS 与糖尿病、高血压、心血管疾病、子宫内膜癌等的关系日益明确，PCOS 患者的远期结局超出了生殖健康的范畴，使 PCOS 的远期保健问题日益突出。目前临床上使用胰岛素增敏剂治疗 PCOS，不仅可改善机体胰岛素抵抗状态，而且可明显改善排卵和受孕，而其蕴涵的真实意义可能还远不止于此。口服避孕药调整 PCOS 患者的不规则月经，可能是另一种从保健角度介入 PCOS 治疗的方法。因此 PCOS 的治疗措施除了传统的降低雄激素水平、建立排卵性月经周期外，还应包括纠正肥胖和脂代谢紊乱、降低心血管疾病发生的风险、保护子宫内膜、治疗 IR 和高胰岛素血症、纠正糖代谢紊乱等治疗策略，要根据患者年龄、病变程度及就诊目的不同权衡考虑相应的治疗方案。

一、有生育要求的 PCOS 患者的治疗

治疗原则是促使无排卵的患者排卵及获得正常妊娠。

（一）一般治疗

1. 改变生活方式，减轻体重

肥胖本身在 PCOS 的发病中起重要作用，60%～70% 的 PCOS 患者有肥胖。肥胖同时也可引起并加

剧胰岛素抵抗和内分泌代谢紊乱。控制体重尤其是减少内脏脂肪，对肥胖的 PCOS 患者非常重要。减轻体重可改善 PCOS 患者内分泌环境，减轻痤疮、多毛，恢复正常月经，减少远期并发症的发生。Saleh 等发现肥胖 PCOS 患者减轻体重的 5%，89% 可恢复规则月经，其中 30% 能自然受孕，并可改善血脂、高胰岛素和高雄激素血症。通过摄入低热量饮食、增加体育锻炼、改变生活方式和饮食结构来减轻体重，这种方法疗效确切、廉价、无不良反应。因此，有必要加强健康宣教，使患者认识到调整生活方式对改善 PCOS 症状、预防远期并发症的作用。

2. 高雄激素血症的治疗

高雄激素血症不仅有痤疮、多毛、脂溢性皮炎等外在表现，影响美观，而且研究发现高雄激素血症与高胰岛素血症关系密切。PCOS 患者通过降低雄激素可以增加卵巢对氯米芬（CC）的敏感性，进而发生周期性撤退性出血，改善子宫内膜状态。

常用药物有醋酸环丙黄体酮（CPA）和达英-35（由 2mg CPA 和 35μg 炔雌醇配合而成）。CPA 为具有较强的抗雄激素活性的孕激素制剂，可抑制 P450c17-α/（17～20）裂解酶活性，减少雄激素合成并在靶器官与雄激素竞争性抢占受体，阻断外周雄激素的作用；通过下丘脑-垂体-卵巢轴的反馈能降低黄体生成素（LH）水平，逐渐使 LH/FSH 比率恢复正常，降低由高 LH 诱导的卵泡膜细胞产生的雄激素水平，减少卵巢性雄激素的产生。炔雌醇可以升高性激素结合球蛋白（SHBG）水平，抑制 5α 还原酶，使睾酮（T）转化为双氢睾酮（DHT）减少，降低游离睾酮水平。用法：达英-35 自月经第 5 天起，每日 1 片，共 21d，可服 3～6 个月。达英-35 对多毛及痤疮的疗效确切，常见的不良反应有性欲减退、眩晕和水潴留，呈剂量依赖性。

螺内酯（SPA）为人工合成的 17-螺内酯甾类化合物，其作用是醛固酮受体，并抑制卵巢 P450c17-α 羟化酶活性从而拮抗雄激素生成。治疗应根据患者的耐受性采用个体化用药方案。一般可给予每日 50～100mg 分两次口服，使用 2～6 个月后减量，以日剂量 25～50mg 长期维持。SPA 和口服避孕药联合应用效果更佳。螺内酯是保钾利尿药，使用期间应注意监测水、电解质平衡及肾功能。常见不良反应有月经频发、不规则出血、乳房胀痛、情绪不稳及性欲降低等。目前尚无致胎儿畸形的报道，但一般认为在停用螺内酯至少 4 个月后才能考虑妊娠。

氟他胺是一种非甾体的抗雄激素制剂，对硫酸脱氢表雄酮（DHEAS）抑制效果最好。因无内在激素活性，即使长期应用，也无明显不良反应。氟他胺可使患者多毛症状明显减轻，血脂水平有所改善。Ajossa 等报道氟他胺能降低 DHEAS 水平和提高子宫灌注，因而不仅能使多毛症状改善，而且有助于恢复生育能力。因存在可能使男婴畸形的潜在危险性，用药期间应避孕。

非那甾胺是一种 5α 还原酶抑制剂，能降低双氢睾酮与雄激素受体的相互作用，应用非那甾胺治疗后，血清 DHT 水平降低而 T 水平增加。不良反应较小，通常表现为胃肠道反应，因可引起男婴生殖器两性畸形，用药期间应避孕。

地塞米松是糖皮质类固醇类药，有效抑制表雄酮硫酸盐，抑制雄激素分泌。其用法为地塞米松每次 0.25mg，每周 3 次（隔日 1 次），长期服用应监测血和尿的皮质醇，并控制饮食，监测体重。

二甲双胍（Met），最新研究发现二甲双胍可直接抑制卵泡膜细胞产生雄激素，改善 PCOS 的高雄激素症状。多毛是胰岛素抵抗的相对指标，PCOS 患者多毛症是体内雄激素过多或毛囊对雄激素反应过强造成的。研究报道，使用二甲双胍治疗 PCOS 患者 12～14 个月后，其毛发直径显著缩小，Ferrimarr-Gallwey（F-G）评分、毛发生长速率也有显著下降，并与 IR 改善程度显著相关。说明二甲双胍通过改善胰岛素抵抗，降低高胰岛素血症，而达到治疗 PCOS 多毛症状的效果。Harborne 等比较了 52 例有多毛症状的 PCOS 患者使用二甲双胍和达英-35 改善多毛的效果，药物治疗 12 个月后，二甲双胍组和达英-35 组多毛症状均显著改善，但二甲双胍组的 F-G 评分改善更为显著。这说明二甲双胍有潜在的治疗多毛症作用，尤其适用于有生育要求的 PCOS 患者，有比传统的抗雄激素类避孕药更广泛的应用前景。

3. 代谢综合征的防治

PCOS 肥胖患者常伴有脂代谢异常，其特点为高甘油三酯、低高密度脂蛋白（HDL）。早在 1921 年就已经有人注意到糖尿病与雄激素之间的关系，但直到 1980 年 Burghen 首次报道 PCOS 患者存在胰岛素抵抗，由此可导致 PCOS 患者中年后患糖尿病、高脂血症及心血管疾病的风险增加。

目前治疗 PCOS IR 的一线药物为二甲双胍，它通过抑制肠道对葡萄糖的吸收减少肝糖原异生，促进糖的无氧酵解，增加外周对糖的摄取和利用，从而改善糖代谢紊乱；在受体后水平提高胰岛素受体的敏感性，从而改善 IR，降低血胰岛素水平；降低游离 T、增加 SHBG 和高密度脂蛋白水平，改善月经，恢复或协助促排卵。二甲双胍还可减少餐后胰岛素分泌，增加卵巢对氯米芬（CC）的敏感性。用法：250mg，每日 3 次，1 周后根据患者 BMI 改为 500mg，每日 2 次或 3 次，每日总量1 000 ~ 1 500mg，有些国家报道最大剂量可达 3 000mg/d（可能与人种差异有关），连续治疗 3 ~ 6 个月。二甲双胍的优点是不会引起低血糖，不良反应以胃肠道反应，如腹胀、恶心、呕吐、口中有金属味、腹胀及腹泻最常见，发生率为 5% ~ 20%，这些症状为剂量依赖性，通常延续 10d 左右缓解或消失，餐中服用症状减轻。二甲双胍严重的不良反应是肾功能损害和乳酸性酸中毒，发生率极低。二甲双胍是妊娠期 B 类药物，目前无证据表明该药物对动物和人类胚胎有毒性或致畸作用，但妊娠期妇女使用的安全性未得到证实。Glueck 等追踪调查了 61 例月经稀发的 PCOS 患者，在妊娠期口服二甲双胍 2 550mg/d，发现其自然流产率和妊娠期糖尿病的发病率下降，同时未发现二甲双胍有致畸作用。而且这些患者的新生儿出生时和出生后 3 个月、5 个月时的体质量、身长、动作、社会行为发育无异常，因此，认为妊娠期应用二甲双胍是比较安全的。当然，还需要进行更大范围、更长时间的追踪调查才能得出定论。尤其在我国，目前二甲双胍的药品说明上并未将妊娠期妇女列为适用人群，妊娠期是否继续应用需根据患者具体情况和医师建议并经过患者充分知情选择后慎重决定。

新一代胰岛素增敏剂为格列酮类，包括曲格列酮、帕格列酮、罗格列酮、噻格列酮等，能有效改善 IR 和高胰岛素血症，降低血清雄激素水平，改善卵巢微环境，调节卵巢本身糖代谢异常所致的局部胰岛素抵抗，使其恢复对促性腺激素的敏感性，恢复排卵，并可改善血脂异常，预防动脉粥样硬化，对伴肥胖的 PCOS 胰岛素抵抗患者效果更加显著。但由于有程度不同的肝脏毒性，长期应用受到限制。

右旋肌醇，有研究认为，PCOS 患者之所以具有 IR 及高胰岛素血症，可能是由于介导胰岛素作用的含右旋肌醇的磷酸多聚糖的缺乏而引起的，因此服用右旋肌醇，可补充外源性介质，从而改善胰岛素敏感性。Nestler 等将 44 例肥胖型 PCOS 患者分为两组，治疗组 22 例，服用右旋肌醇 1 200mg/d，连用 6 ~ 8 周；对照组 22 例，服用安慰剂，连用 6 ~ 8 周。结果表明，治疗组平均血胰岛素曲线下面积由（81 ±69）nmol/（L·min）降至（31 ± 40）nmol/（L·min），血游离 T 浓度由 387pmol/L 降至 173pmol/L；血浆甘油三酯浓度由（2.1±0.2）mmol/L 降至（1.2±0.1）mmol/L；而对照组无显著变化。治疗组 22 例中 19 例排卵，对照组 22 例中仅 6 例排卵。认为右旋肌醇增强了 PCOS 患者的胰岛素作用，提高了排卵率，降低了血雄激素、血压和甘油三酯水平。其安全性、有效性及最佳剂量还待临床进一步论证。

奥曲肽是近年来人工合成的生长抑制素类药物，对人体多种内分泌腺体有抑制作用，可抑制生长激素释放和调节胰岛素、胰高血糖素和胃泌素分泌。实验研究证明，奥曲肽可降低 PCOS 患者的高胰岛素血症，并降低雄激素水平，从而调节受孕。Ciotta 等研究表明，PCOS 高胰岛素血症患者经奥曲肽治疗后，LH、雄激素水平明显下降而 SHBG 水平明显上升，并恢复了糖耐量试验中胰岛素的正常反应。但也有研究表明，使用奥曲肽可使 PCOS 患者的血糖稳态受到破坏，认为不适于体型偏瘦 PCOS 并发高胰岛素血症患者的长期治疗。

此外，还有应用 N-乙酰半胱氨酸治疗 PCOS 高胰岛素血症的报道（0.6mg，每日 3 次），观察血中高胱氨酸水平，N-乙酰半胱氨酸可降低外周血胰岛素、胆固醇、甘油三酯及低密度脂蛋白水平，提高 HDL 水平。Fulghesu 等将 6 例消瘦者及 31 例肥胖 PCOS 高胰岛素血症者列为研究对象，其中 6 例肥胖者服用安慰剂作对照，余者服用 N-乙酰半胱氨酸 1.8 ~ 3.0g/d，连服 5 ~ 6 周。高胰岛素血症的 PCOS 患者治疗后胰岛素曲线下面积显著下降，外周胰岛素敏感性增加，血雄激素及游离 T 水平明显下降，而安慰剂组及胰岛素水平正常者上述指标无改变。N-乙酰半胱氨酸有可能成为 PCOS 胰岛素抵抗患者治疗的一种新选择。

（二）促排卵治疗

1. 一线促排卵治疗

氯米芬（CC）应用至今已有50年历史，为PCOS促排卵的一线药物，Guzick推荐CC治疗PCOS为简单、价廉、安全有效的促排卵方法。CC作用于下丘脑—垂体水平，通过竞争雌激素受体阻断内源性雌激素的负反馈作用，促进促性腺激素释放激素释放，刺激卵泡发育。在滤泡早期使用CC可以促进卵泡成长至成熟而能排卵。由于CC有抗雌激素作用，应用后虽排卵率高，但妊娠率低。应用方法：从自然月经或撤退出血的第3～第5天开始，50mg/d，共5d，如无排卵则每周期增加50mg/d直至150mg/d。在月经第2天、第3天、第4天、第5天应用CC排卵率、妊娠率没有差异。如连续应用≥3个周期的CC促排卵治疗，且至少1个周期CC 150mg，5d，而均无排卵，BBT单相，为CC抵抗，其发生率为15%～20%。对CC治疗反应正常但经过6～12个周期治疗仍未妊娠称作CC治疗失败。由于CC具有抗雌激素作用而影响宫颈黏液，精子不宜生存与穿透；同时影响输卵管蠕动及子宫内膜发育，不利于胚胎着床。此外，CC还有包括血管舒缩引起的潮热，腹部膨胀或不适，胸部疼痛，恶心和呕吐，头痛，视觉症状等在内的不良反应。对于CC耐药的PCOS患者可根据患者的具体情况更换药物或选择联合用药，如IR者可合用二甲双胍；肾上腺来源雄激素增高者，可加用地塞米松；对甲状腺功能低下者，应加用甲状腺素。对于CC引起的子宫内膜发育不良可根据卵泡发育酌情适量加用戊酸雌二醇等天然雌激素对抗，以改善内膜状态，提高妊娠率。

2. 二线促排卵治疗（主要应用于CC抵抗或CC治疗失败者）

Gn促排卵及外科手术治疗。

（1）药物治疗。

1）促性腺激素：主要用于CC抵抗的患者。包括人绝经期促性腺激素（HMG）、高纯度HMG（HP-HMG）、FSH、高纯度FSH（HP-FSH）和基因重组FSH（r-FSH）。r-FSH中几乎不含LH量，特别适用于PCOS患者。用药要根据患者情况酌情采用传统的递增方案、低剂量少量递增方案或逐渐减少方案以及序贯低剂量方案等。

传统的递增方案是20世纪70年代PCOS患者的经典促排卵方案。应用HMG 150U/d，每3～5d增加1/2剂量直至卵巢有反应。但是卵巢过度刺激综合征（OHSS）发生率高（1.1%～14%）。

低剂量递增方案，PCOS患者因高水平T的影响，卵泡发育停滞，抑制素分泌增加，长期处于低FSH水平。考虑到单卵泡发育所需FSH阈值的个体间差异，逐步增加FSH水平，推荐每3～5d增加原剂量的10%～30%，可以增加卵泡的数目。常用的方案是FSH或HMG 75U/d起始，持续14d，然后每周根据卵巢反应增加37.5U/d。这种方案的OHSS发生率低，多胎妊娠率低，起始周期妊娠率较高，是目前PCOS患者最广泛应用的促排卵方案。

低剂量递减方案是根据起始FSH高剂量可以复制中期FSH峰的假想和优势卵泡比小卵泡对FSH更敏感的事实提出的。起始剂量一般为150U/d，然后根据超声监测结果每2～3d递减35～40U。周期妊娠率为10.8%～17%，与递增方案比较差异无显著性，多胎妊娠和OHSS发生率低。比较低剂量递增方案和递减方案在促排卵的应用，两组单卵泡发育、排卵率和妊娠率无明显差异。低剂量递减方案用药较少，OHSS发生率低。

序贯低剂量方案结合了上述两种方案的特点，开始用低剂量递增方案，当主导卵泡直径达14mm时，FSH剂量减半直至绒毛膜促性腺激素日（hCG日：当主导卵泡达18mm，给予hCG 5 000～10 000U注射促卵泡排卵）。其机制是FSH的起始剂量是为了超过FSH阈值以促使卵泡募集，优势卵泡选择后血清FSH水平的降低和主导卵泡在卵泡后期对FSH的敏感性增强。当优势卵泡形成后，若仍维持FSH剂量，则增大FSH阈值窗，造成多卵泡发育。随机前瞻性研究显示序贯低剂量方案和低剂量递增方案同样有效。两种方案妊娠率、安全性相同，而且序贯低剂量方案降低hCG日的雌激素水平及中等大小卵泡数目（14～15mm）。因此基于卵泡选择机制的顺序低剂量方案可能为更符合生理要求的促排卵方案。

2）CC与HMG联合应用（CC 50mg，自月经第3～第7天应用；HMG 75U，月经第5天、第7天、第9天肌内注射），可减少HMG用量，效果良好。不良反应：增加多胎妊娠及OHSS发生率；费用较高，且需要反复 B 超和血清雌激素监测。因此只有具备 B 超及雌激素监测条件，具有治疗 OHSS 经验的医院才能开展促性腺激素治疗，用药前必须做好有关不育的彻底检查除外其他不育因素。优势卵泡达到 4 个或 4 个以上时，发生 OHSS 的风险大大提高，因此如果有 3 个以上卵泡直径 >16mm 的卵泡发育，应取消该周期。另有文献报道 CC、HMG 单次用药联合方案，于月经第 3 天始用 CC 100mg/d，共 5d，第 9 天单次给予 HMG 150U，可避免 OHSS，适于基层应用。

3）促性腺激素释放激素（GnRH）：由于 PCOS 的致病机制可能与 GnRH 之间歇分泌异常有关，因此也可使用 GnRHα 来促排卵。该药对垂体的首发效应，可促使垂体产生内源性的类似正常排卵前的 LH 峰和 FSH 峰；加上其可刺激卵巢颗粒细胞合成前列腺素，增加卵巢中组织型纤溶酶原激活因子活性，故可诱发排卵。方式有两种：其一是脉冲治疗，以一种辅助装置，可以调整适量的 GnRH 分泌频率和剂量，使 GnRH 频率减低，而不改变每次剂量（幅度），达到使 LH 分泌减低而不影响 FSH 水平的目的，因而减低 LH/FSH，有利于优势卵泡的选择及生长发育。虽然理论上此种方法最接近正常生理状态，但由于操作繁杂，患者依从性差，临床应用较少。另一种方式则是连续使用 GnRH，例如使用 GnRH 类似物，GnRHα 作用强度比天然 GnRH 高许多，作用时间也较长，形成连续作用，使垂体去敏感化，导致性腺激素分泌降低，当然如果有必要诱导排卵，则可根据需要再给予 HMG 或 FSH。

4）GnRH 拮抗剂有竞争性结合作用，通过用药剂量变化调节性激素被抑制程度；短期内可抑制性激素水平，无骤升效应，停药后性腺功能恢复快。文献报道 20 例 PCOS 患者，于前 1 个周期口服避孕药，月经第 2 天予 FSH + GnRH 拮抗剂至 hCG 日，临床妊娠率为 44%，继续妊娠率为 28%。

5）其他促排卵药物：二甲双胍近年来应用于 PCOS 促排卵辅助治疗，可增加胰岛素敏感性，降低血中胰岛素浓度，进而改善高雄激素血症，调节月经周期，单独应用也可引起自发排卵。CC 抵抗的患者加用二甲双胍可改善其反应，提高排卵率和妊娠率。

二甲双胍单独应用的促排卵效果：许多研究表明，单用二甲双胍即可取得较好的促排卵效果。这些研究多针对肥胖者，但也有非肥胖者的报道。Ibanez 等研究 18 例非肥胖者，平均体重指数（BMI = 21.4kg/m²），单用二甲双胍 1 275mg/d，6 个月后 14 例患者（78%）排卵，表明二甲双胍也可改善非肥胖 PCOS 者的排卵功能。对 PCOS 并发肥胖的患者研究较多。Costello 等对 9 个单用二甲双胍的研究进行荟萃分析，其中 5 个无对照实验的研究总排卵率为 61%；4 个 RCT 实验总排卵率为 56%；安慰剂组为 35%（P = 0.002）。Homburg 总结 4 个单用二甲双胍的研究，排卵率为 78% ~96%。Fleming 等对 94 例 PCOS 患者进行双盲 RCT 实验，45 例应用二甲双胍 850mg，每天 2 次，共 16 周，47 例用安慰剂，两组的排卵频率（黄体期周数/总观察周数）分别为 23% 和 13%（P <0.01），平均首次排卵时间分别为 23.6d 和 41.8d（P = 0.02），未排卵人数分别为 8 例（17.8%）和 17 例（36.2%），P = 0.04。二甲双胍可显著提高非肥胖 PCOS 患者的妊娠率，降低其流产率。Palomba 等研究了二甲双胍治疗后排卵的 PCOS 患者子宫内膜情况，二甲双胍组包括 37 例非肥胖、原发不孕的 PCOS 患者，对照组包括 30 例年龄和 BMI 与 PCOS 组相匹配的健康妇女。PCOS 组口服二甲双胍 6 个月（850mg/d），对照组不予治疗。通过超声测量子宫、子宫内膜、子宫内膜下肌层血流和子宫内膜厚度和形态，反映子宫内膜的容受性。研究发现，治疗前 PCOS 组子宫、子宫内膜、子宫内膜下血流比对照组低，治疗后这些血流参数得到改善，但和对照组相比无统计学差异，也就是说改善幅度并不大。治疗后 PCOS 组子宫内膜厚度和形态也发生了同样变化。二甲双胍在改善卵巢功能的同时改善子宫的容受性，从而提高妊娠率。但也有不支持上述观点的报道。一些研究表明二甲双胍对极度肥胖者效果不明显。Fleming 等的研究中比较 11 例极度肥胖 BMI >37kg/m² 的患者与其他 BMI <37kg/m² 者，虽 16 周内的平均排卵次数相似（分别为 1.6 和 2.1），但前者的 BMI 和高密度脂蛋白等心血管高危因素的变化不如后者显著，提示极度肥胖者对二甲双胍治疗的反应较差，故尚需深入研究是否需增大二甲双胍剂量，还是在 PCOS 极度肥胖者存在二甲双胍抵抗。最近的两项双盲 RCT 研究也显示（平均 BMI 分别为 28kg/m² 和 35kg/m²），二甲双胍在增加排卵率、妊娠率，降低流产率方面并不优于 CC。

Met + CC 序贯疗法促排卵治疗：近来许多研究显示对于 CC 抵抗的 PCOS 患者，Met + CC 序贯疗法促排卵效果显著。Khorram 等研究发现加用 2 周 Met 后 CC 抵抗改善，排卵率显著提高（使用前 6.7%，使用后 44%）。Kashyap 等比较了以往的 RCT 研究后认为，Met + CC 组的排卵率和妊娠率比单用 CC 组高 3~4 倍。Kocak 等报道一项前瞻性双盲 RCT 试验，受试者均为 CC 抵抗的 PCOS 患者，28 例口服二甲双胍 850mg，每天 2 次，共两周，另 28 例服同剂量安慰剂，在下一月经周期的 3~7d 均服用 CC 100mg/d，两组排卵率分别为 77.7%（21 例）和 14.2%（4 例）（$P < 0.001$），妊娠率分别为 14%（4 例）和 0（$P = 0.04$），表明二甲双胍可增强 CC 抵抗者对 CC 的反应性，其机制可能是二甲双胍影响颗粒细胞中胰岛素样生长因子 I（IGF-I）的作用而改变了卵泡甾类激素的生成状态。但也有研究者不同意这一说法。Moll 等的研究得出了相反结论。他们将 228 例 PCOS 患者分为 Met 加 CC 组和 CC 加安慰剂组。治疗后两组的排卵率分别为 64% 和 72%，Met 加 CC 组低于 CC 加安慰剂组；两组的妊娠率和流产率无显著性差异。2007 年 NIH 对 626 例 PCOS 妇女（平均 BMI 为 35kg/m²）进行大样本多中心的双盲 RCT 研究，经过 6 个月的治疗后，CC 组活婴分娩率是 Met 组的 3 倍，Met 与 CC 联合应用并不优于 CC 单独应用。所以加用二甲双胍能否改善 CC 抵抗尚有争议，另外，尚需进一步探索 Met 先期治疗的适宜剂量和 CC 应用的适当时机。

来曲唑（LE）用于促排卵的研究：来曲唑是特异的、可逆的、非甾体类芳香化酶抑制剂，最初用于乳腺癌的治疗。近年来应用来曲唑促排卵，获得良好的排卵率和临床妊娠率，与 FSH 联合使用，可以降低 FSH 的用量，对子宫内膜无负面影响。LE 促排卵作用的具体机制尚不清楚，可能通过中枢和外周机制起作用。在中枢，LE 通过抑制芳香酶的活性，阻碍雄激素向雌激素的转化，降低机体内雌激素水平，从而解除雌激素对下丘脑和（或）垂体的负反馈作用，使促性腺激素分泌增加，促进卵泡的发育和排卵。现有研究发现，在灵长类动物中雄激素对卵泡早期的发育和募集有促进作用。LE 用于促排卵的推荐剂量有两种，即 2.5mg/d 和 5mg/d（月经周期的 3~7d）。研究发现应用两种剂量 LE 方案促排卵，子宫内膜厚度无差异性，而 5mg/d 组可获得更多优势卵泡，有更高的成功率。但目前在我国，来曲唑药物说明书上未注明其促排卵的用途，且应用于促排卵治疗时间尚短，尚处于试验性治疗阶段，有待更多的临床实践来证明其疗效、适应证及安全性。来曲唑是否会对胎儿产生远期影响尚不可知，因此应用时最好慎重，如非应用不可，应使患者充分知情同意。

（2）手术治疗：早期对于 PCOS 的治疗是手术楔形切除卵巢，但复发率高，易形成粘连，影响受孕，现逐渐被淘汰。微创技术的发展使 PCOS 手术治疗重新受到关注。手术治疗仍然存在一些缺陷，如麻醉风险、术后输卵管卵巢粘连等，容易造成新的不孕因素，而最大顾虑在于对卵巢的破坏和对储备卵泡的消耗，可能会影响卵巢的寿命和功能。

1）腹腔镜下卵巢打孔/电凝术（LOD）：腹腔镜手术具有简单易行、创伤小、恢复快、粘连轻、患者易于接受等优点，已基本取代传统的卵巢楔形切除术。主要适用于难治性 PCOS，以及因其他疾病需进行腹腔镜检查盆腔者。通过破坏产生雄激素的卵巢间质，间接调节垂体—卵巢轴，血清 LH 浓度下降，LH 及 T 水平下降诱发排卵，增加妊娠机会并可降低流产危险。Amer 等回顾分析了 116 例无排卵 PCOS 患者 LOD 后不同时期的月经恢复、妊娠率、多毛和痤疮改善情况。术前患者排卵率为 8%，术后 1 年内、术后 1~3 年、术后 4~9 年恢复规律月经周期者分别为 67%、37%、55%；妊娠率分别为 49%、38%、38%，且多毛和痤疮也大大改善。2/3 的 PCOS 患者应用 LOD 后月经恢复正常，而约 1/2 患者的月经恢复可维持较长时间。多数妊娠发生在术后 1~6 个月，约 1/3 的人生育能力可持续多年。若未妊娠，血清激素水平又逐渐恢复到术前水平。

方法：应用电针或激光，采用功率 30W，每孔持续作用 5s。建议术前仔细超声检查，观察卵巢不同平面卵泡数目，详细计数卵泡数目，根据卵巢内现有卵泡数目个体化处理，避免打孔过多造成卵巢功能下降或衰竭，或者由于打孔过少而起不到治疗效果。一般每侧卵巢打孔 5~10 个，直径约 2mm，孔深 8mm。

术中注意事项：打孔个数不要过多；打孔不要过深；电凝的功率不要过大；避开卵巢门打孔；促排卵引起的 PCO 不是 LOD 的指征。

可能的不良反应：治疗无效；增加盆腔粘连风险；卵巢功能减退，卵巢早衰。

最近出现了一种用超声刀进行 LOD 的新技术。超声刀是 20 世纪 90 年代开创的兼切割和凝固功能的新型手术器械，Takeuchi 等将其应用于 LOD 也取得了较好效果。他们对 34 例 CC 抵抗者分别用超声刀和 NYAG 激光进行 LOD。将超声刀能量水平调至 3 级，在腹腔镜下每侧卵巢穿刺 20～30 次，每次 2～4s，打孔深度 2～3mm。两组排卵率均为 94%，2 年内妊娠率分别为 77% 和 60%。

2）经阴道未成熟卵泡穿刺抽吸术（IMFA）：月经周期第 3 天阴道超声计数卵巢窦卵泡数，在月经第 10～第 12 天复查超声，如双侧无直径 8mm 以上的卵泡，则在阴道超声引导下行 IMFA。在随后的月经周期第 3 天，复查血内分泌激素并计数卵巢窦卵泡数，如窦卵泡数每个卵巢 ≤10 个，$T < 1.6nmol/L$，可促排卵治疗；如果未达到上述标准，则再行 IMFA。IMFA 能使 CC 抵抗的 PCOS 不孕患者获得良好的单卵泡发育和单胎妊娠率。缺点是也可能引起盆腔粘连，至今尚无导致卵巢功能衰竭的报道。

3）经阴道注水腹腔镜（THL）：是一种新的微创手术，经阴道后穹隆注入生理盐水或林格液使盆腹腔膨胀，可更好地暴露卵巢和输卵管的结构，无须牵拉即可进行盆腔操作。Fernandez 等对 13 例 CC 抵抗、不排卵的 PCOS 患者行 THL，术中采用双极电凝针，功率 110～130W，进针深度 10mm，根据卵巢的体积大小打孔 10～15 个，所有手术操作均在 30min 内完成。术后观察无 1 例出现并发症，6 例恢复正常月经，6 例妊娠，其中 3 例自然妊娠，THL 后 3 个月妊娠率 33%，6 个月为 71%，无 1 例流产发生。

4）经阴道超声引导卵巢间质水凝术：阴道超声引导下将 75℃ 无菌生理盐水注入卵巢间质，术后排卵率较高，但妊娠率较低，目前应用不多，尚有待大样本研究进一步证实。

5）微型腹腔镜下卵巢楔形切除术：最近报道该术式效果较好，并发症少，有较好的发展前景。Yildirim 等选择经 CC 和 FSH 治疗无效的 134 例无排卵的 PCOS，在微型腹腔镜下按照微创手术的原则行卵巢楔形切除术，术后 2 年 121 例妊娠（90%），其中 104 例在术后 6 个月内妊娠（78%）。其中 44 例后来行剖宫产或诊断性腹腔镜手术，发现仅 5 例有轻度粘连。

3. PCOS 的三线治疗——体外受精－胚胎移植（IVF-ET）

对于应用 6 个月以上标准的促排卵周期治疗后有排卵但仍未妊娠的 PCOS 患者，或多种药物促排卵治疗及辅助治疗无排卵并急待妊娠的患者，可以选择体外受精－胚胎移植的辅助生育技术。可以说，IVF-ET 是难治性 PCOS 患者一种有效的治疗方法。但由于 PCOS 的高雄激素血症和胰岛素抵抗，造成其生殖、内分泌系统的多种功能紊乱，使 PCOS 患者在进行 IVF 治疗时易发生 Gn 高反应，导致卵泡数过多、血 E_2 过高，进而增加 OHSS 的发生率；过高的 LH 水平还可使卵子质量下降，受精率降低。所有这些使 PCOS 患者成为 IVF 治疗中的相对难点问题。Hwang 等报道 PCOS 患者行 IVF/ICSI 治疗可能提高受精率。

PCOS 患者体外受精治疗过程中为避免上述问题可采取下述方法：

（1）应用 r-FSH 低剂量递增方案诱导排卵可以获得单个成熟卵。

（2）可不在促排卵后当月移植，而将卵子冷冻保存。

（3）未成熟卵母细胞的体外成熟（IVM）。

其中 IVM 技术是近年来发展起来的新兴技术。哺乳动物卵的未成熟培养成功是在 1996 年，韩国 Kwang Cha 于 1991 年把这项技术应用于人类临床。1994 年最早报道 IVM-IVF 获新生儿的是澳大利亚的 Eoumson，从 PCOS 患者卵巢中取未成熟卵。IVM 是指从卵巢采取的卵－冠－丘复合体，在体外培养至成熟并受精，然后将胚胎植入子宫腔内。与传统的体外受精相比，虽然妊娠率及种植率不如后者高，但避免 OHSS 风险，因此，将有可能取代传统的 IVF，而作为不育患者新的助孕技术。法国的一项调查结果显示，33 例患者接受 45 个 IVM 周期，11 例血清 hCG 阳性（穿刺周期妊娠率 26.2%，移植周期妊娠率 27.5%），其中 9 例临床妊娠穿刺周期妊娠率 20%，移植周期妊娠率 22.5%。后又有学者对 PCOS 患者进行无刺激周期 IVM，也取得较好效果。虽然至今 IVM 已出生婴儿中出生缺陷与正常妊娠相比无差异，但 IVM 技术在 PCOS 治疗中的地位需通过更多的随机对照实验加以明确。

（三）促排卵前的预治疗

PCOS 患者常常存在高雄激素血症和高胰岛素血症，多数文献报道，存在高雄激素血症和胰岛素抵抗时，先采用达英-35 和二甲双胍纠正内分泌紊乱将会提高促排卵药物的促排卵效果。Mulders 等研究表明正常促性腺激素的无排卵妇女其肥胖、LH 水平、胰岛素抵抗与妊娠率呈负相关，且流产率增高。因此，减肥及增加胰岛素敏感性等促排卵的前期治疗在临床上日益得到重视。但在具体应用过程中，可根据患者具体情况个体化处理。

1. 胰岛素增敏剂

近年来，有许多研究报道评价使用胰岛素增敏剂来降低 PCOS 患者的高胰岛素血症对排卵的影响。随机对照研究结果显示，胰岛素增敏剂可以改善子宫内膜功能，而且降低 PCOS 患者的流产率。有研究将 CC 抵抗的 PCOS 患者随机分组，在 FSH 促排卵周期前接受 1 个月的二甲双胍（1 500mg/d）治疗，对照组不用二甲双胍治疗。结果接受二甲双胍治疗组 HCG 日直径大于 15mm 的卵泡数目显著少于对照组（平均 2.5 个对 4.5 个卵泡），血清 E_2 的浓度显著低于对照组。表明二甲双胍可以降低 FSH 治疗对 OHSS 和多胎妊娠的危险性。

2. 达英-35

可有效降低血 LH、FSH、T 水平，而且能升高 SHBG、胰岛素生长因子-1（IGF-1）结合蛋白水平，降低游离 IGF-1 水平，从而减少 IGF-1 在合成雄激素过程中的协同作用，增加 PCOS 患者对促排卵的反应性。

二、无生育要求患者的治疗

治疗近期目标为调节月经周期，治疗多毛和痤疮，控制体重；远期目标为预防糖尿病，保护子宫内膜，预防子宫内膜癌，预防心血管疾病的发生。

（一）生活方式调整

通过控制饮食、运动、改变生活方式、戒烟、戒酒等行为方式调整，减轻体重以改善 IR，体重降低至正常范围可以防止 PCOS 远期不良结局，如糖尿病、高血压、高脂血症和心血管疾病等代谢综合征。

（二）口服避孕药

口服避孕药（OC）适用于有高雄激素血症或高雄激素表现，主要有各种短效口服避孕药，达英-35 为首选。达英-35 可改善高雄激素血症，还能较快改善高雄激素的临床表现，可有效避孕和建立规律月经，使子宫内膜周期性脱落，避免子宫内膜癌的发生。

注意事项：PCOS 患者是特殊人群，常常存在糖、脂代谢紊乱，用药期间应监测血糖、血脂变化；对于青春期女孩在应用 OC 前应取得充分的知情同意；服药前排除口服避孕药的禁忌证。

（三）孕激素

对于无明显高雄激素临床和实验室表现及无明显胰岛素抵抗的无排卵患者，可单独采用定期孕激素治疗，以恢复月经。主要有甲羟黄体酮（MPA）及琪宁（黄体酮胶丸）、地屈黄体酮（达芙通）、黄体酮等天然孕激素。孕激素可保护子宫内膜，减少子宫内膜癌的发生；月经后半期应用可改变 LH 的分泌频率，在一定程度上降低雄激素水平，费用较低。但不能改善严重代谢紊乱状况。

（四）二甲双胍

1. 二甲双胍对月经周期、体重、血脂及糖代谢的影响

Essah 等回顾性研究发现，二甲双胍可以有效恢复 PCOS 患者的规律月经。将患者分为服用二甲双胍 3~6 个月组和 6 个月以上组，两组比较后发现 6 个月以上组中恢复规律月经的患者更多。说明二甲双胍治疗时间越长，PCOS 患者恢复并保持规律月经的比率越高。关于二甲双胍能否降低 PCOS 患者的体质重量，近年来的研究结论不一。Harborne 等研究了不同剂量二甲双胍对肥胖 PCOS 患者体质重量和代谢的不同影响。肥胖组包括 BMI 为 30~37kg/m² 的 PCOS 患者 42 例，肥胖组包括 BMI≥37kg/m² 的 PCOS 患者 41 例。实验随机给予患者二甲双胍 1 500mg/d 或 2 550mg/d 治疗，治疗后 4 个月和 8 个月时测定各项指标。治疗后两组的体质重量都下降，但只有肥胖组表现出剂量相关性（$P=0.04$）。病态肥胖组两种剂量引起的体质重量下降相似（3.9kg 和 3.8kg）。也有学者研究发现，二甲双胍治疗后体质重

量、BMI 和腰臀比无显著变化。改变生活习惯、降低体质重量仍然是肥胖PCOS患者的一线治疗方案。

2. 二甲双胍对 PCOS 远期并发症的作用

二甲双胍对 PCOS 患者的血脂水平异常有改善作用。目前关于二甲双胍降低 PCOS 患者患心血管疾病风险的研究都是间接的，无直接证据证明其改善PCOS心血管病发病率和死亡率。不过很多研究证明，二甲双胍可以降低心血管疾病相关因子，例如血胰岛素、低密度脂蛋白和载脂蛋白 α。Banaszewska 等发现，二甲双胍治疗 6 个月后，PCOS 患者的胆固醇、低密度脂蛋白和甘油三酯水平下降，二甲双胍可以作为 PCOS 患者心血管疾病的预防用药。二甲双胍可以使 PCOS 患者的血压有所下降，但无统计学意义。

3. 二甲双胍对青春期 PCOS 的治疗作用

PCOS 起病于青春期，肥胖和多毛症状多在月经初潮之前出现，并伴有雄激素水平的升高。部分患者成年后随着年龄的增长可能转为正常，而大多数患者继续发展为典型的 PCOS。二甲双胍能安全可靠地调整月经稀发的青春期 PCOS 患者的内分泌状态，提高血清 E_2 和 P 水平，恢复正常月经，降低体质重量。De Leo 等使用二甲双胍(1 700mg/d)治疗 18 例 15～18 岁肥胖的青春期 PCOS 患者 6 个月，所有患者的月经恢复规律。这些患者每个月经周期都有排卵，同时，T、雄烯二酮和游离 T 下降。患者的 BMI 在治疗期间降至 21～24kg/m²。结果证实，二甲双胍对青春期 PCOS 患者治疗作用可以改善月经、排卵以及多毛、痤疮、肥胖等高雄激素血症表现，不仅能纠正卵巢的高雄激素水平，而且可通过降低肾上腺类固醇的生成，纠正功能性的肾上腺高雄激素水平，治疗青春期 PODS。

（五）子宫内膜癌的预防

对于 PCOS 闭经患者，子宫内膜增厚或子宫淋漓出血的患者应刮取子宫内膜，行组织病理学检查，如有子宫内膜增生可应用孕激素来对抗雌激素的作用，减少子宫内膜增生及子宫内膜癌的发生。

第五章

妇科肿瘤

第一节　外阴及阴道肿瘤

　　随着人类生活水平的提高，女性的寿命不断延长，一些过去发病率较低的疾病越来越多见，外阴及阴道肿瘤就是其中一类，多发生于老年女性患者。这类疾病初发时往往无典型的临床症状，易被忽视，当最后被确诊时，往往已经比较严重。同时老年女性还容易并发其他的内科疾病，导致疾病的治疗，尤其是化疗药物的选择变得比较棘手。本节将对外阴及阴道肿瘤的分类、临床表现及治疗方法等相关知识进行讲解，力求涵盖大部分常见的肿瘤类型，为临床医学工作提供借鉴。

　　外阴即女性外生殖器，位于两股内侧，前方为耻骨联合，后方达肛门，包括阴阜、大阴唇、小阴唇、阴蒂、尿道口、处女膜、前庭大腺（巴氏腺）和尿道旁腺（斯氏腺）。外阴表面被覆角化鳞状上皮，在处女膜处转为非角化鳞状上皮，在尿道口转为移行上皮。阴道属于女性内生殖器，由黏膜、肌层和纤维结缔组织构成。黏膜层由复层鳞状上皮细胞覆盖。

　　外阴及阴道肿瘤包括良性肿瘤和恶性肿瘤。

一、外阴良性肿瘤

　　1. 种类

　　外阴良性肿瘤少见，主要有上皮来源的乳头状瘤、汗腺瘤、色素痣和中胚叶来源的平滑肌瘤、纤维瘤、脂肪瘤等。

　　2. 临床表现

　　一般无临床症状。少数患者可因为肿瘤较大，导致会阴坠胀、行动不便或性生活困难。若肿瘤受到刺激或摩擦，则可出现瘙痒和疼痛症状，甚至发生出血、溃疡及继发感染。

　　3. 治疗

　　一般采用手术局部单纯切除即可，少数肿瘤如乳头瘤和汗腺瘤需在切除时做冷冻切片检查，除外恶性后再做局部切除。

二、外阴恶性肿瘤

　　外阴恶性肿瘤主要发生于老年患者，但围绝经期妇女也有发生，占女性生殖器官恶性肿瘤的2%～5%，最常见的类型是鳞状细胞癌。外阴癌若在早期确诊，大部分可治愈。有些患者曾患生殖器疣或有长期的外阴刺激症状伴瘙痒，局部不适或少许血性分泌物，对于这些症状应提高警惕。许多病例的外阴癌是从湿疣或鳞状上皮不典型增生发展而来，其中一部分被发现与人乳头瘤病毒（HPV）的几个亚型有关（特别是16、18、31型）。最常见的侵犯部位为大阴唇（约占50%），小阴唇占15%～20%，累及阴蒂和巴氏腺的病例较少。早期的病变可能包括非肿瘤性上皮性病变，晚期病变则表现为外阴外生性生长的肿物或质硬的溃疡。

1. 分类

外阴恶性肿瘤按病理类型分为上皮来源的肿瘤如鳞状细胞癌和基底细胞癌，来源于中胚叶的肿瘤如纤维肉瘤、脂肪肉瘤、平滑肌肉瘤、葡萄状肉瘤、血管肉瘤等，以及其他类型的肿瘤如恶性黑色素瘤和转移性恶性肿瘤。

2. 转移方式

外阴癌的转移方式受组织学类型的影响。分化好的病变倾向于沿表皮扩散且浸润表浅，而未分化的病变则更容易发生深部浸润。外阴以外的扩散可直接浸润邻近器官，如阴道、尿道和肛门或经过淋巴转移至腹股沟和股动脉旁淋巴结。淋巴转移的危险因素包括临床淋巴结状态、年龄、分化程度、肿瘤分期、肿瘤厚度、间质浸润深度和脉管系统浸润情况，血行转移少见。

3. 诊断

在诊断外阴癌时要排除良性外阴病变，包括慢性肉芽肿性病变（如性病淋巴肉芽肿、梅毒）、湿疣、汗腺腺瘤或神经纤维瘤。活检对于诊断外阴癌很必要，对任何局限性的不典型外阴病变，如硬化苔藓和其他白斑型改变相关的病变等均应进行活检。在局部麻醉下，进行多点取材，注意样本一定要包括每一个病变的边缘。活检时禁止使用电刀，以免影响标本病理检查的结果。非肿瘤性上皮性病变并发外阴癌的概率为1%～5%。

外阴癌通过活检做出诊断，此操作可在门诊进行，必要时可在麻醉下进行。为了分期必要时可进行膀胱镜、直肠镜、肺部X线检查和静脉尿路造影。疑有膀胱或直肠受累时必须采用活检加以证实。

4. 分期

现采用国际妇产科联盟（FIGO）2009年修订的分期（表5-1）。

表5-1 FIGO外阴恶性肿瘤分期（2009年）

Ⅰ期	肿瘤局限于外阴
Ⅰa	病灶局限于外阴或会阴，直径≤2cm，间质浸润深度≤1.0mm，无淋巴结转移
Ⅰb	病灶局限于外阴或会阴，直径>2cm，或间质浸润深度>1.0mm，无淋巴结转移
Ⅱ期	任何大小的肿瘤，累及邻近会阴结构（阴道下1/3，尿道下1/3，肛门），淋巴结阴性
Ⅲ期	任何大小的肿瘤，累及或未累及邻近会阴结构（阴道下1/3，尿道下1/3，肛门），淋巴结阳性
Ⅲa	（1）1个淋巴结转移（≥5mm）或（2）1～2个淋巴结转移（<5mm）
Ⅲb	（1）2个或2个以上淋巴结转移（≥5mm）或（2）3个淋巴结转移（<5mm）
Ⅲc	淋巴结阳性，包膜外扩散
Ⅳ期	肿瘤侵犯会阴其他结构（阴道上2/3，尿道上2/3）或远处转移
Ⅳa	肿瘤侵犯下列任一部位
	（1）尿道上段或阴道上段黏膜、膀胱黏膜、直肠黏膜、骨盆
	（2）腹股沟淋巴结固定或溃疡
Ⅳb	任何远处转移，包括盆腔淋巴结

注：浸润深度指肿瘤邻近最表浅真皮乳头的表皮—间质连接处至浸润最深点。

5. 治疗

外阴癌的标准治疗为手术，对大多数Ⅲ期或Ⅳ期患者来说，一般为手术辅以外照射治疗。现在外阴根治术的定义与以前相比也有所变化，影响根治性手术效果的是病灶距切缘的距离（应达到2cm）。由于标准的外阴根治术会带来性心理方面的问题和诸多并发症，故对于早期外阴癌患者目前倾向于保留外阴并进行个体化的治疗。由于外阴浸润前和浸润性肿瘤可能是由HPV诱发的，其致癌效应可能广泛波及外阴上皮，所以应对患者密切随访，以早期发现复发或再发肿瘤。

目前尚无标准的化疗方案，常用的化疗药物有氟尿嘧啶、顺铂或卡铂、阿霉素或表柔比星、博来霉素、氮芥等。可单药化疗，也可联合使用。对于少数因病变部位或疾病范围而无法承受根治术或不适于手术的患者，采用放疗可达到长期生存的效果。

Ⅰ期外阴癌的治疗取决于肿瘤和患者的情况。行外阴根治术后5年生存率超过90%。选择对于外阴无严重萎缩的微小浸润病灶（浸润深度<1mm）可行扩大切除术（5～10mm）。对于其他的Ⅰ期病

变，如果为单侧发生，无弥散性严重的萎缩，且临床检查淋巴结阴性，则应行局部根治性切除术及单侧淋巴结清扫术。接受此种手术患者的病变直径应不大于2cm且浸润深度不大于5mm，无脉管系统浸润，临床上无淋巴结受累。若临床检查淋巴结阴性患者拒绝或医疗上考虑其无法承受腹股沟切除术，则可以腹股沟放疗作为替代治疗。

Ⅱ期外阴癌的标准治疗是外阴根治术伴双侧腹股沟及股动脉淋巴结清扫，要达到切缘无肿瘤，手术切缘距肿瘤需达10mm。术后5年生存率为80%～90%，还取决于原发肿瘤的大小。局部的辅助性放疗适用于手术切缘距肿瘤<8mm、脉管系统受累、肿瘤厚度>5mm，特别是发现淋巴结阳性的患者。若临床检查淋巴结阴性，患者拒绝或医疗上考虑其无法承受腹股沟切除术，则可以腹股沟放疗作为替代治疗。

Ⅲ期外阴癌的标准治疗是外阴根治术伴双侧腹股沟及股深淋巴结清扫术。淋巴结受累情况是影响生存的关键因素。单侧淋巴结受累的患者5年生存率为70%，若单侧阳性淋巴结≥3个，则生存率降至30%。若腹股沟淋巴结阳性则加用盆腔及腹股沟放疗。术前放疗可应用于为手术创造条件或缩小手术范围。放射剂量可达55Gy，并建议同时应用氟尿嘧啶。

Ⅳ期外阴癌的标准治疗是外阴根治术加盆腔脏器廓清术。对于所切除的病灶巨大且肿瘤距切缘较近的患者术后对外阴加用放疗。巨大的原发肿瘤也可先行放疗为手术创造条件，再行根治手术。放疗同时应用氟尿嘧啶。应用放疗作为原发外阴癌的最终治疗时，同时使用氟尿嘧啶或联合应用氟尿嘧啶与顺铂。

复发性外阴癌的治疗和结局都取决于复发肿瘤的部位及范围。标准术式为外阴根治术加盆腔脏器廓清术。局部复发的患者采用局部广泛切除，联合应用或不用放疗。放疗同时进行细胞毒性化疗。对于转移性疾病尚无有效、标准的化疗或其他系统性治疗方法。

6. 生存率

外阴癌的生存率主要取决于腹股沟淋巴结的病理状态。若患者术后检查无淋巴结受累，则5年总生存率可达90%；若有淋巴结受累，则为50%～60%。大约30%的术后患者发现有淋巴结转移。腹股沟淋巴结阴性且病灶直径≤2cm的患者5年生存率为98%，而无论病灶大小，单侧阳性淋巴结不少于3个，或双侧阳性淋巴结不少于2个的患者5年生存率为29%。

7. 几种外阴恶性肿瘤

（1）外阴鳞状细胞癌：是最常见的外阴恶性肿瘤，占外阴恶性肿瘤的80%～90%。多见于60岁以上妇女，有5%～10%的外阴色素减退疾病患者会发展成为外阴鳞癌。现在认为一部分外阴鳞癌与HPV（特别是16、18、31型）感染有关。遗传也是发病因素之一。

主要表现为难治性外阴瘙痒和外阴肿物。多见于大阴唇，其次为小阴唇和阴蒂。早期皮损可为小而硬的结节或小溃疡，边界不清，常发展为疣状或乳头状。晚期可为不规则状，伴或不伴有溃疡。发生溃疡时，溃疡边缘宽，高起呈菜花状，质硬，有臭味。

早期诊断是治疗的关键。外阴鳞状细胞癌位于体表，据病史、症状和体征诊断并不困难。但需与外阴尖锐湿疣、外阴溃疡、外阴慢性营养不良等良性疾病相鉴别。活检病理检查为唯一可靠的鉴别方法。

治疗原则同上述外阴癌的治疗。影响愈后的高危因素有：病灶位于中线部位（阴蒂、尿道口、阴道口、会阴联合、会阴体）、淋巴结阳性、脉管系统受累、肿瘤低分化。

（2）外阴恶性黑色素瘤：占外阴恶性肿瘤的2%～3%，是由皮肤和其他器官的黑色素细胞系统发生的一种恶性肿瘤，是一种神经外胚叶源性肿瘤。常来自交界痣或混合痣。肿瘤均起源于表皮真皮交界处。任何年龄的妇女都可以发生。

多见于小阴唇、阴蒂，表现为黑痣迅速增大，颜色变深，周围发红，结节状或溃疡型的稍隆起的病灶。常伴有瘙痒或疼痛、出血或周围有卫星状损害发生。

需进行病理活检以明确诊断。因容易发生远处转移，故应注意淋巴结及肝、肺、脑是否受累。早期诊断及手术切除很重要。

治疗原则同上述外阴癌的治疗。化疗效果不明显，可应用达卡巴嗪。放疗效果也不满意。

预后大多很差。外阴部黑痣有恶变的可能，宜及早切除，范围在病灶外 1~2cm，深度达正常组织。

（3）外阴基底细胞癌：少见，多发生于年老女性。表现为大阴唇的小肿物，生长缓慢，很少转移，有局部破坏性。显微镜下见肿瘤细胞自表皮基底层长出，伸向间质，细胞境界不清、核大、形态一致。周边细胞呈栅栏状排列，周围可伴黏液变性。常伴有全身其他部位同时发生，或伴发其他恶性肿瘤，检查时应注意。手术治疗或局部氟尿嘧啶治疗，原则同上述外阴癌的治疗。

（4）外阴佩吉特（Paget）病：又称乳房外湿疹样癌，较罕见。易发生于顶泌汗腺分布区。常发生于 40~60 岁妇女，表现为界限清楚的红色斑片，基底有浸润，表面有渗出结痂或角化脱屑，伴瘙痒，似湿疹，易误诊。显微镜下可见表皮内有单个或呈巢状排列的 Paget 细胞。细胞大，圆形，内含一个大的胞核，细胞质丰富、淡染。本病发展缓慢，预后较乳腺 Paget 病好。治疗原则同上述外阴癌的治疗。

三、阴道良性肿瘤

1. 分类

阴道良性肿瘤主要有中胚叶来源的平滑肌瘤、纤维瘤和上皮来源的乳头状瘤、阴道腺病以及血管瘤等。

2. 临床表现

一般无临床症状。少数患者可因为肿瘤较大，导致白带增多、下坠感、膀胱直肠压迫症状以及性生活困难。肿瘤也可发生出血、溃疡及继发感染。阴道血管瘤破裂时可出现大出血、休克症状。

3. 治疗

一般采用手术局部单纯切除即可。无症状的阴道腺病可不治疗，但因其有发展为透明细胞癌的可能，应严密随访观察。病灶较小的血管瘤可采用激光或电灼治疗，海绵状血管瘤可采用放疗。

四、阴道恶性肿瘤

1. 分类

阴道恶性肿瘤占女性生殖器官恶性肿瘤的 2%。最常见的类型是阴道鳞状细胞癌，其次为阴道腺癌，其他如恶性黑色素瘤、平滑肌肉瘤、纤维肉瘤、胚胎性横纹肌肉瘤、内胚窦瘤等十分罕见。不同肿瘤的好发年龄也有不同。阴道鳞状细胞癌及恶性黑色素瘤好发于老年，平滑肌肉瘤好发于生育年龄，阴道腺癌好发于青春期，内胚窦瘤好发于婴幼儿期，胚胎性横纹肌肉瘤好发于生育期以前。

2. 临床表现

阴道恶性肿瘤在临床可表现为阴道出血及血性分泌物、阴道肿物，晚期可出现膀胱直肠受累的症状。

3. 诊断

阴道恶性肿瘤的诊断主要依据活检病理学检查，为了更好地明确肿瘤的侵犯范围，必要时可行诊断性刮宫，直肠乙状结肠镜及膀胱镜检查，影像学检查如超声、MRI 和 CT 及静脉肾盂造影检查等。现采用国际妇产科联盟（FIGO）的阴道原发恶性肿瘤的分期（表5-2）。

表5-2　FIGO 阴道原发恶性肿瘤分期

Ⅰ期	肿瘤局限于阴道壁
Ⅱ期	肿瘤侵及阴道下组织，但未达盆壁
Ⅲ期	肿瘤侵达盆壁
Ⅳ期	肿瘤超出小骨盆或侵及膀胱或直肠黏膜，膀胱黏膜水肿除外
Ⅳa期	肿瘤侵及邻近器官
Ⅳb期	肿瘤侵及远处器官

4. 治疗

阴道恶性肿瘤的治疗主要为放疗及手术治疗，化疗仅起辅助作用。大多数患者可选择放疗。手术一般为根治性子宫切除加阴道部分切除术及盆腔淋巴结清扫术，阴道切缘应达病灶外1cm。对于年轻的患者可考虑同时行卵巢移位术，为放疗做准备。必要时术前及术后可辅以放疗。氟尿嘧啶、顺铂、阿霉素、环磷酰胺、长春新碱、博来霉素等药物可用于辅助化疗，一般选择联合用药。

5. 预后

阴道恶性肿瘤的预后与分期、肿瘤类型、区域淋巴结的转移相关，随着目前个体化、综合疗法的采用，患者的5年生存率有了一定的提高。

6. 几种恶性肿瘤

（1）阴道鳞状细胞癌：是最常见的阴道恶性肿瘤，约占阴道恶性肿瘤的93%。发病高峰为50~70岁妇女。现在认为一部分阴道鳞状细胞癌与HPV（特别是16、18型）感染有关。局部慢性刺激及盆腔放疗史也是发病因素之一。

主要表现为无痛性阴道出血及有臭味的排液。晚期累及膀胱、直肠时可出现尿频、尿急、排尿困难、里急后重，也可引起腰骶部疼痛。好发于阴道上1/3前壁和阴道下1/3后壁。

活检病理学检查为唯一可靠的鉴别方法。

治疗原则同上述阴道恶性肿瘤的治疗。预后与分期、细胞分化程度和部位（发生于阴道下2/3的预后差）相关。

（2）阴道腺癌：约占阴道恶性肿瘤的5%，常见于青春期及年轻妇女。现在认为阴道腺癌与妊娠期孕妇雌激素暴露有关。

主要表现为无痛性阴道出血及排液。晚期累及周围脏器时可出现尿频、尿急、排尿困难、里急后重，也可引起腰骶部疼痛。病灶表现多样，可为息肉或结节样，也可为溃疡状。

活检病理学检查为唯一可靠的确诊方法。

治疗原则同上述阴道恶性肿瘤的治疗。

预后与分期、细胞分化程度和是否有淋巴结转移相关，有孕期雌激素暴露史的患者预后相对较好。因可远期复发，故应注意长期随访。

（3）阴道平滑肌肉瘤：约占阴道恶性肿瘤的2%，常见于40~60岁妇女。病因不清。好发于阴道中上段。

主要表现为阴道直肠痛，阴道出血及排液。

活检病理学检查为唯一可靠的确诊方法。

治疗方法以手术为主，辅以化疗及放疗。化疗方案与其他部位的平滑肌肉瘤方案相同。

总体预后较差。病理显示细胞分裂活跃者复发率高，预后差。

第二节 宫颈癌

近60年来，以宫颈脱落细胞涂片为主要内容的宫颈癌筛查的普及和推广使宫颈癌的发生率和死亡率在世界范围内普遍下降了70%。与发达国家相比，发展中国家常因为缺乏经济有效的筛查，仅有少数妇女能够得到宫颈癌筛查服务。因此宫颈癌仍是一种严重危害妇女健康的恶性肿瘤，在发展中国家尤其如此。

一、流行病学

宫颈癌是最常见的妇科恶性肿瘤。据世界卫生组织统计，其发病率在女性恶性肿瘤中居第二位，仅次于乳腺癌。全世界每年估计有46.6万的新发宫颈癌病例，其中80%患者发生在发展中国家。在不同国家或地区宫颈癌的发病率和死亡率存在着显著差异。已建立宫颈癌筛查的发达国家和一些发展中国家的流行病学资料显示，宫颈浸润癌的发病率和死亡率均已大幅度下降。我国自20世纪50年代末期就积极开展了宫颈癌的防治工作，取得了显著成效。全国宫颈癌的死亡率（中国人口年龄调整率）由20世纪70年代的10.28/10万人下降到20世纪90年代的3.25/10万人，下降了69%。我国由于幅员辽阔、人口众多，经济发展和医疗水平尚不均衡，较难实施统一完善的普查计划，每年仍有新发宫颈癌病例约 10 万人，占全球新发病例总数的 1/5。

二、病因学

宫颈癌的病因学研究历史悠久，也提出了许多可能的病因。概括来讲主要包括两个方面：其一是行为危险因素，如性生活过早、多个性伴侣、多孕多产、社会经济地位低下、营养不良和性混乱等；其二是生物学因素，包括细菌、病毒和衣原体等各种微生物的感染。近年来，在宫颈癌病因学研究方面取得了突破性进展，尤其在生物学病因方面成绩显著，其中最主要的发现是明确人乳头瘤病毒（HPV）是宫颈癌发生的必要条件。

1. 宫颈癌发生的必要条件——HPV 感染

与宫颈癌最为密切的相关因素是性行为，因而人们很早就怀疑某些感染因子的作用。在 20 世纪六七十年代，人们将主要的目光投向单纯疱疹病毒（HSV）Ⅱ型，尽管 HSV 在体外被证实具有一定的致癌性，且在宫颈癌标本中有一定的检出率，但临床活体标本能检出 HSV 的始终仅占极小部分，流行病学调查也不支持 HSV 与宫颈癌的关系。而其他的因子，如巨细胞病毒、EB 病毒、衣原体等迄今尚未发现有力证据。

1972 年 Zur Hansen 提出，HPV 可能是最终导致生殖道肿瘤的性传播致病因子。1976 年德国研究者在宫颈癌中发现有 HPV 特异序列，以后的大量流行病学和分子生物学研究肯定了 HPV 在宫颈癌发生中的作用。1995 年国际癌症研究中心（IARC）专门讨论有关性传播 HPV 在宫颈癌发生中的作用，认为 HPV 16 和 18 亚型与宫颈癌的发生有关。进一步的问题是 HPV 是否是宫颈癌的必需和充足病因？最有代表性的研究是 Walboomers 等于 1999 年对 1995 年 IARC 收集来自美洲、非洲、欧洲和亚洲 22 个国家冻存的浸润性宫颈癌组织重新进行 HPV 试验，应用 HPVL1MY09/MY11 引物检出率为 93%，对 HPV 阴性组织重新应用 L1GP5 +/GP6 + 引物，检出率为 95.7%，使用 14 种高危 HPV E7 引物，检出率为 98.1%，总检出率为 99.7%。实验动物和组织标本研究还表明，HPV-DNA 检测的负荷量与宫颈病变的程度呈正相关，而且 HPV 感染与宫颈癌的发生有时序关系，符合生物学致病机制。这些流行病学资料结合实验室的证据都强有力支持 HPV 感染与宫颈癌发生的因果关系，均表明 HPV 感染是宫颈癌发生的必要条件。关于 HPV 在宫颈癌发生中的作用或重要性，有研究者认为其重要性与乙型肝炎病毒与肝癌的关系相似，高于吸烟与肺癌的关系。

2. 宫颈癌发生的共刺激因子

事实证明，性活跃妇女一生感染 HPV 的机会大于 70%，但大多为一过性的，通常在感染的数月至两年内消退，仅少数呈持续感染状态，约占 15% 左右。已经证实，只有高危 HPV 持续感染才能导致宫颈癌及其前期病变的发生，但她们之中也仅有极少数最后才发展为宫颈癌。因此可认为 HPV 感染是宫颈癌发生的必要条件，但不是充足病因，还需要其他致病因素协同刺激。现已发现一些共刺激因子与宫颈癌的发生有关，有研究者总结宫颈癌发生的共刺激因子为：①吸烟。②生殖道其他微生物感染，如 HSV、淋球菌、衣原体和真菌等可提高生殖道对 HPV 感染的敏感性。③性激素影响：激素替代和口服避孕药等。④内源或外源性因素引起免疫功能低下。

国外有学者将宫颈癌的发生形象地用"种子—土壤"学说来解释，其中将 HPV 感染比喻为种子，共刺激因子为营养，宫颈移行带为土壤。

三、诊断

1. 临床表现

（1）症状：原位癌与微小浸润癌常无任何症状。宫颈癌患者主要症状是阴道分泌物增多、阴道流血，晚期患者可同时表现为疼痛等症状，其表现的形式和程度取决于临床期别、组织学类型、肿块大小和生长方式等。

1）阴道分泌物增多：是宫颈癌最早出现的症状。分泌物大多质稀薄，可混有血性液体。若并发感染，可有特殊的气味。

2）阴道流血：是宫颈癌最常见的症状。早期患者大多表现为间歇性、无痛性阴道流血，或表现为性生活后及排便后少量阴道流血。晚期患者可表现长期反复的阴道流血，量也较前增多。若侵犯大血管，可引起致命性大出血。由于长期反复出血，患者常可并发贫血症状。

3）疼痛：是晚期宫颈患者的症状。疼痛主要是癌肿侵犯或压迫周围脏器、组织或神经所致。

4）其他症状：主要取决于癌灶的广泛程度及所侵犯脏器。癌肿压迫髂淋巴管、髂血管使回流受阻，可出现下肢水肿；侵犯膀胱时，可引起尿频、尿痛或血尿，甚至发生膀胱阴道瘘；如两侧输尿管受压或侵犯，严重者可引起无尿及尿毒症，是宫颈癌死亡的原因之一。当癌肿压迫或侵犯直肠时，出现里急后重、便血或排便困难，甚至形成直肠阴道瘘。

（2）体征：宫颈原位癌、微小浸润癌和部分早期浸润癌患者局部可无明显病灶，宫颈光滑或为轻度糜烂。随宫颈浸润癌生长发展可出现不同体征，外生型者宫颈可见菜花状赘生物，组织质脆易出血。内生型者由于癌细胞向周围组织生长，浸润宫颈管组织，使宫颈扩张，从而表现为宫颈肥大、质硬和颈管膨大。无论是外生型或内生型，当癌灶继续生长时，其根部血管被浸润，部分组织坏死脱落，形成溃疡或空洞。阴道壁受侵时可见赘生物生长。宫旁组织受侵时，盆腔三合诊检查可扪及宫旁组织增厚或结节状或形成冰冻骨盆。

晚期患者可扪及肿大的锁骨上和腹股沟淋巴结，也有患者肾区叩痛为阳性。

2. 检查

（1）盆腔检查：不仅对诊断有帮助，还可判断患者的临床期别。

1）阴道检查：阴道窥器检查以暴露宫颈及阴道穹隆及阴道壁时，应缓慢扩张并深入暴露宫颈和阴道，以免损伤病灶而导致大出血。阴道检查时应主要观察宫颈外形和病灶的位置、形态、大小及有无溃疡等。阴道指诊时应用手指触摸全部阴道壁至穹隆部及宫颈外口，进一步了解病灶的质地、形状、波及范围等，并注意有无接触性出血。

2）双合诊：主要了解子宫体的位置、活动度、形状大小和质地，以及双附件区域、宫旁结缔组织有无包块和结节状增厚。

3）三合诊：是明确宫颈癌临床期别不可缺少的临床检查，主要了解阴道后壁有无肿瘤病灶浸润、宫颈大小及形态、宫旁组织情况，应同时注意有无肿大的盆腔淋巴结可能。

（2）全身检查：注意患者的营养状况，了解有无贫血及全身浅表淋巴结的肿大和肝、脾肿大。

（3）实验室检查和诊断方法：极早期的宫颈癌大多无临床症状，需经宫颈癌筛查后最后根据病理组织学检查以确诊。

1）宫颈细胞学检查：是目前宫颈癌筛查的主要手段，取材应在宫颈的移行带处，此为宫颈鳞状上皮与柱状上皮交界处。

2）阴道镜检查：适用于宫颈细胞学异常者，主要观察宫颈阴道病变上皮血管及组织变化。对肉眼病灶不明显的病例，可通过阴道镜协助发现宫颈鳞柱交界部位有无异型性上皮变化，并根据检查结果进行定位活检行组织学检查，以提高宫颈活检的准确率。

3）宫颈活组织病理检查：是诊断宫颈癌最可靠的依据。适用于阴道镜检查可疑或阳性、临床表现可疑宫颈癌或宫颈其他疾病不易与宫颈癌鉴别时。宫颈活检应注意在靠近宫颈鳞柱交界的区域（SCJ）和（或）未成熟化生的鳞状上皮区取活检可减少失误，因为这常常是病变最严重的区域。溃疡的活检必须包括毗邻溃疡周边的异常上皮，因为坏死组织往往占据溃疡的中心。取活检的数量取决于病变面积的大小和严重程度，所谓多点活检通常需要 2～4 个活检标本。一般宫颈活检仅需 2～3mm 深，约绿豆大小，当怀疑浸润癌时，活检应更深一些。

4）宫颈锥形切除术：宫颈锥形切除术（锥切）主要应用于宫颈细胞学检查多次异常而宫颈活组织学结果为阴性，或活组织学结果为原位癌但不能排除浸润癌的患者。其在宫颈病变的诊治中居于重要地位，很多情况下锥切既可明确诊断，同时达到治疗目的。按照使用的切割器械不同，锥切可分为传统手术刀锥切、冷刀锥切（CKC）、激光锥切（LC）和近年流行的环形电切术（LEEP）。锥切术的手术范围应根据病变的大小和累及的部位决定。原则上锥切顶端达宫颈管内口水平稍下方，锥切底视子宫阴道部病变的范围而定，应达宫颈病灶外 0.5cm。在保证全部完整切除宫颈病变的前提下，应尽可能多地保留宫颈管组织，这对未生育而又有强烈生育愿望的年轻患者尤为重要。术后标本的处理十分重要，应注意以下几方面：①锥切的宫颈标本应做解剖定位点标记，可在宫颈 12 点处剪开或缝线作标记，并标明宫颈内外口。②锥切标本必须进行充分取材，可疑部位做亚连续或连续切片，全面地评价宫颈病变以免漏诊。③病理学报告应注明标本切缘是否受累、病变距切缘多少毫米、宫颈腺体是否受累及深度和病变是否为多中心等，均有助于宫颈病变的进一步治疗。

5）宫颈管搔刮术：是用于确定宫颈管内有无病变或癌灶是否已侵犯宫颈管的一种方法，其常与宫颈活检术同时进行，从而便于及早发现宫颈癌。

6）影像学检查：宫颈癌临床分期通常不能准确地确定肿瘤范围，因此不同的影像学诊断方法，如 CT 扫描、MRI 及正电子发射断层扫描术（PET），用于更准确地确定病灶范围，便于制订治疗计划。但这些检查一般不是都有条件进行，而且结果多变，因而这些检查结果不能作为改变临床分期的依据。MRI 具有高对比度的分辨率和多方位的断层成像能力，对宫颈癌分期的准确率为 81%~92%；MRI 在宫颈癌的术前分期中极具价值：①可以通过宫颈本身信号改变直接观察肿瘤的有无及侵犯宫颈的深度。②可以判断宫旁侵犯的程度、宫颈周围器官（膀胱或直肠）是否受侵以及宫颈癌是否向上或向下侵及宫体或阴道。③可以提示肿大淋巴结的存在，进一步判断淋巴结转移的可能。

7）鳞状细胞癌抗原（SCCA）检测：SCCA 是从宫颈鳞状上皮中分离出来的鳞状上皮细胞相关抗原 TA-4 的亚单位，由 SCCA-1 和 SCCA-2 抗原组成，是宫颈鳞癌较特异的肿瘤标志物，现已被广泛应用于临床。

四、宫颈癌的分期

采用国际妇产科联盟（FIGO）2009 年的临床分期标准（表 5-3）。临床分期在治疗前进行，治疗后不再更改。

表 5-3　FIGO 宫颈癌分期（2009 年）

Ⅰ期	肿瘤局限于宫颈（忽略扩展至宫体者）
ⅠA	镜下浸润癌，深度≤5mm，宽度≤7mm
ⅠA$_1$	间质浸润深度≤3mm，宽度≤7mm
ⅠA$_2$	间质浸润深度 3~5mm，宽度≤7mm
ⅠB	肉眼可见癌灶局限于宫颈，或者镜下病灶 > ⅠA$_2$
ⅠB$_1$	肉眼可见癌灶最大径线≤4cm
ⅠB$_2$	肉眼可见癌灶最大径线 >4cm
Ⅱ期	肿瘤侵及宫颈外组织，但未达盆壁或未达阴道下 1/3
ⅡA	无宫旁浸润
ⅡA$_1$	肉眼可见癌灶最大径线≤4cm
ⅡA$_2$	肉眼可见癌灶最大径线 >4cm
ⅡB	有宫旁浸润
Ⅲ期	肿瘤浸润达盆壁和（或）累及阴道下 1/3 和（或）引起肾盂积水或肾无功能
ⅢA	肿瘤累及阴道下 1/3，没有扩展到盆壁
ⅢB	肿瘤扩展到骨壁和（或）引起肾盂积水或肾无功能
Ⅳ期	癌扩散超过小骨盆或临床已侵犯膀胱黏膜或直肠黏膜
ⅣA	肿瘤侵犯膀胱黏膜或直肠黏膜和（或）超出小骨盆（邻近器官）
ⅣB	转移至远处器官

五、宫颈癌的转移途径

宫颈上皮内因缺乏淋巴管和血管，而且基底膜又是组织学屏障，可以阻止癌细胞的浸润，因此宫颈原位癌一般不易发生转移。一旦癌细胞突破基底膜侵入间质，病程即是不可逆，癌细胞可到处转移。宫颈癌的转移途径主要是直接蔓延和淋巴转移，少数经血行转移。

1. 直接蔓延

是最常见的转移途径，通过局部浸润或循淋巴管浸润而侵犯邻近的组织和器官。向下可侵犯阴道穹隆及阴道壁，因前穹隆较浅，所以前穹隆常常较后穹隆受侵早。癌细胞也可通过阴道壁黏膜下淋巴组织播散，而在离宫颈较远处出现孤立的病灶。向上可由宫颈管侵犯宫腔。癌灶向两侧可蔓延至宫旁和盆壁组织，由于宫旁组织疏松、淋巴管丰富，癌细胞一旦穿破宫颈，即可沿宫旁迅速蔓延，累及主韧带、骶韧带，甚至盆壁组织。当输尿管受到侵犯或压迫可造成梗阻，并引起肾盂、输尿管积水。晚期患者癌细胞可向前、向后蔓延分别侵犯膀胱或直肠，形成癌性膀胱阴道瘘或直肠阴道瘘。

2. 淋巴转移

是宫颈癌最重要的转移途径。一般沿宫颈旁淋巴管先转移至闭孔、髂内及髂外等区域淋巴结，然后再转移至髂总、骶前和腹主动脉旁淋巴结。晚期患者可远处转移至锁骨上及深、浅腹股沟淋巴结。

宫颈癌淋巴结转移率与其临床期别有关，研究表明Ⅰ期患者淋巴结转移率为15%～20%、Ⅱ期为25%～40%，Ⅲ期为50%以上。20世纪40年代末Henriksen对宫颈癌淋巴结转移进行详细研究，其将宫颈癌的淋巴结转移根据转移时间的先后分为一级组淋巴结和二级组淋巴结。

（1）一级组淋巴结。
1）宫旁淋巴结：横跨宫旁组织的一组小淋巴结。
2）宫颈旁或输尿管旁淋巴结：位于输尿管周围，横跨子宫动脉段附近淋巴结。
3）闭孔或髂内淋巴结：围绕闭孔血管及神经的淋巴结。
4）髂内淋巴结：沿髂内静脉近髂外静脉处淋巴结。
5）髂外淋巴结：位于髂外动、静脉周围的6～8个淋巴结。
6）骶前淋巴结。
（2）二级组淋巴结。
1）髂总淋巴结。
2）腹股沟淋巴结：包括腹股沟深、浅淋巴结。
3）腹主动脉旁淋巴结。
3. 血行转移

宫颈癌血行转移比较少见，大多发生在晚期患者，可转移至肺、肝、心、脑和皮肤。

六、治疗

浸润性宫颈癌诊断明确后，选择最佳的治疗方案是临床医师面临的首要问题。最佳治疗方案的选择通常取决于患者的年龄、全身健康状况、肿瘤的进展程度、有无并发症和并发症的具体情况以及治疗实施单位的条件。因此，有必要先对患者进行全面仔细的检查评估，再由放疗科医生和妇科肿瘤医生联合对治疗方案做出决定。

治疗方案的选择需要临床判断，除了少数患者的最佳方案只能是对症治疗以外，大多数患者的治疗选择主要是手术治疗、放疗或放化疗。对于局部进展患者的初始治疗大多学者建议选择放化疗，包括腔内放疗（Cs或Ra）和外照射X线治疗。手术治疗和放疗之间的争论已经存在了几十年，特别是围绕Ⅰ期和ⅡA期宫颈癌的治疗。对于ⅡB期及以上期别宫颈癌患者治疗，大多采取顺铂化疗和放疗联合的放化疗。手术＋放疗组患者的严重并发症发生率（25%）大于放疗组（18%）和手术治疗组（10%）。

总体上讲，对于早期宫颈癌患者，手术治疗和放疗的生存率是相似的。放疗的优点是几乎适用于所有期别的患者，而手术治疗则受限于临床期别，在国外的许多机构中，手术治疗被用于希望保留卵巢和阴道功能的Ⅰ、ⅡA期年轻宫颈癌患者。由于手术技巧提高和相关材料的改进，目前手术所导致的患者死亡率、术后尿道阴道瘘发生率均<1%，这使选择手术治疗的患者明显增加。其他因素也可能导致选择手术而不是放疗，包括妊娠期宫颈癌、同时并发肠道炎性疾病、因其他疾病先前已行放疗、存在盆腔炎性疾病或同时存在附件肿瘤，还有患者的意愿。但在选择放疗时必须考虑到放疗对肿瘤周围正常器官的永久性损伤和继发其他恶性肿瘤的可能。

（一）手术治疗

是早期宫颈浸润癌首选的治疗手段之一，以及晚期及某些复发性宫颈癌综合治疗的组成部分。宫颈癌手术治疗已有100余年历史。随着对宫颈癌认识的不断深入，手术理论与实践的不断完善及宫颈癌其他治疗手段尤其是放疗和化疗的不断进展，宫颈癌手术治疗的术式及其适应证也几经变迁，日趋合理，但其中对手术治疗的发展最重要的贡献者当数Wertheim和Meigs两位学者。当今开展的宫颈癌各种手术方式均为他们当年所开创术式的演变与发展。

1. 宫颈癌手术类型及其适应证

宫颈癌手术治疗的目的是切除宫颈原发病灶及周围已经或可能受累的组织、减除并发症。其原则是既要彻底清除病灶，又要防止不适当地扩大手术范围，尽量减少手术并发症，提高生存质量。目前国外多采用Piver 1974年提出的将宫颈癌手术分为5种类型。

（1）筋膜外子宫切除术（Ⅰ型）：切除所有宫颈组织，不必游离输尿管。筋膜外全子宫切除的范围国内外不同学者在描述上尽管存在一定的差异，但不管如何，与适用于良性疾病的普通全子宫切除术的范围并不相同，主要差异在于普通全子宫切除术不需暴露宫旁段输尿管，而是沿子宫侧壁钳夹、切断宫颈旁组织及阴道旁组织，包括主韧带、宫骶韧带、宫颈膀胱韧带等，为避免损伤输尿管，须紧靠宫颈旁操作，这种操作方法必然会残留部分宫颈组织，而不能很完整地切除宫颈。筋膜外全子宫切除术主要适用于ⅠA$_1$期宫颈癌。

（2）改良根治性子宫切除术（Ⅱ型）：这一术式基本上是Wertheim手术，在子宫动脉与输尿管交叉处切断结扎子宫动脉。部分切除主韧带和宫骶韧带，当上段阴道受累时切除阴道上段1/3。选择性切除增大的盆腔淋巴结。这一术式主要适用于ⅠA$_2$期宫颈癌。

（3）根治性子宫切除术（Ⅲ型）：基本上为Meigs手术。在膀胱上动脉分出子宫动脉的起始部切断并结扎子宫动脉，切除全部主韧带、宫骶韧带及阴道上1/2。主要适用于ⅠB期和ⅡA期宫颈癌。

（4）超根治性子宫切除术（Ⅳ型）：和Ⅲ型的主要区别：①完整切除膀胱子宫韧带。②切断膀胱上动脉。③切除阴道上3/4。这一手术泌尿道瘘的发生率较高，主要用于放疗后较小的中心性复发癌。

（5）部分脏器切除术（Ⅴ型）：适用于远端输尿管或膀胱的中心性复发。相应部分切除后，输尿管可重新种植于膀胱。当根治术时发现远端输尿管受累时，也可采用该手术，当然也可放弃手术治疗改行放疗。

国内治疗宫颈癌手术的术式与国外略有不同，基本根据上海张惜阴教授提出的四级手术。

Ⅰ级：筋膜外全子宫及附件切除术（年轻患者保留一侧卵巢）。

Ⅱ级：扩大全子宫切除术，阴道和宫旁各切除1cm。

Ⅲ级：次广泛全子宫切除术，宫旁和阴道各切除2～3cm。适用于ⅠA期宫颈癌，一般不行盆腔淋巴结切除术，但特殊情况除外。

Ⅳ级：广泛性全子宫切除术及盆腔淋巴结清扫术，宫旁组织和阴道各切除至少3cm以上，适用于ⅠB～ⅡA期宫颈癌。

目前宫颈癌根治术通常经腹施行，但也可经阴道施行，事实上经阴道根治术的历史早于经腹。经阴道子宫根治术特别适用于肥胖，并发心、肺、肾重要脏器疾病难以耐受腹部手术等。但操作难度大，主要依靠术者触觉完成手术，要完成淋巴结切除较为困难，目前临床应用较少。随着腹腔镜手术技术的日益成熟，目前腹腔镜宫颈癌根治术也在蓬勃开展，并且已经显现出其微创效优的特点。

2. 并发症

宫颈癌手术并发症可分为术中、术后及晚期并发症。

（1）术中并发症。

1）术中出血：根治性全子宫切除术时出血最容易发生在两个步骤，第一为清扫淋巴结时损伤静脉或动脉，第二容易出血处是分离主韧带和游离输尿管隧道。对这类出血可看清出血点者，采用缝扎或结扎止血。对细小静脉或静脉壁细小破裂出血，最简单有效的方法是压迫止血。

2）脏器损伤：容易损伤的脏器有输尿管、膀胱、直肠和闭孔神经，若操作仔细、技术和解剖熟悉，多能避免。一旦损伤发生可根据损伤部位和范围作修补术。闭孔神经损伤发生后应立即修补缝合。

（2）术后并发症。

1）术后出血：多发生于术中出血漏扎或止血不严，若出血发生在阴道残端，可出现术后阴道出血。处理方法经阴道结扎或缝扎止血。若出血部位较高，或腹腔内出血，且出血量较多，则需开腹止血。对手术后数日发生的残端出血要考虑感染所致，治疗以抗感染为主。

2）输尿管瘘：游离输尿管时损伤管壁或影响其局部血供加之术后感染、粘连、排尿不畅等，可形成输尿管阴道瘘或腹膜外渗尿等。近年来发生率已降至1%以下，防治措施除不断改进技术外，最重要的是手术细致，尽量避免损伤及预防感染，避免排尿不畅。

3）盆腔淋巴囊肿：手术后回流的淋巴液潴留于后腹膜间隙而形成囊肿，发生率为12%～24%。淋巴囊肿一般较小，若无症状可随访观察。但较大的囊肿可引起患侧下腹不适，甚至造成同侧输尿管梗阻。需要时可在超声引导下行穿刺抽吸。淋巴囊肿的预防主要靠尽量结扎切断的淋巴管，也有人提出不缝合反折腹膜可减少其发生。

4）静脉血栓及肺栓塞：是宫颈癌围术期最可能致死的一个并发症，任何时候都应对此提高警惕，术中、术后应予以特别的关注，以防发生这种可能致死的并发症。术中是腿部或盆腔静脉形成血栓的最危险时期，应注意确保术中腿部静脉没有被压迫，仔细分离盆腔静脉可减少在这些静脉中形成血栓。

5）感染：其发生率已明显下降，主要取决于广谱抗生素的临床应用和手术条件及技巧的提高。

（3）晚期并发症。

1）膀胱功能障碍：Seski、Carenza、Nobili 和 Giacobini 等学者均认为术后膀胱功能障碍是支配膀胱逼尿肌的感觉神经和运动神经损伤的直接结果，手术做得越彻底，损伤的程度就越大，术后发生膀胱功能障碍的可能性越大。膀胱功能障碍通常表现为术后排尿困难、尿潴留、尿道感染等，术后需长期给予持续的膀胱引流，但经对症治疗，几乎所有的患者都能恢复。通过控制手术范围和手术的彻底性，特别是对于早期宫颈癌患者，能够降低这种并发症。Bandy 及其同事报道了根治性子宫切除术（Ⅲ型）及术后是否予放疗对膀胱功能的远期影响，结果发现30%的患者术后需膀胱引流30d 或超过30d，术后盆腔放疗者膀胱功能障碍的发生率明显高于未放疗者。

2）淋巴囊肿：是较麻烦的并发症。在髂外静脉下方结扎进入闭孔窝的淋巴管有助于减少淋巴液流入这一最常形成淋巴囊肿的区域。腹膜后引流也可减少淋巴囊肿的发生，但避免盆腔腹膜的重新腹膜化就可以不再需要引流。如果出现淋巴囊肿，一般不会造成损害，而且如果时间足够长，淋巴囊肿通常会被吸收。Choo 及其同事报道认为直径 <（4～5）cm 的囊肿通常在 2 个月内吸收，处理上只需予以观察。当有证据表明存在明显的输尿管梗阻时需要手术治疗，手术需切除淋巴囊肿的顶，并将舌状下挂的网膜缝合到囊腔内面（内部造袋术），这样可以避免重新形成囊肿。经皮穿刺抽吸囊液常会继发感染，所以需谨慎使用。

（二）放射治疗

在过去的一个多世纪中，由于技术的进步，放疗已经成为与根治性手术一样重要的新的治疗手段。对放疗耐受的宫颈癌病灶很少，已有大量的证据表明放疗能破坏原发病灶和淋巴结中的转移灶。近年来在许多中心仍保留根治性子宫切除术用于治疗相对比较年轻、消瘦、健康状况良好的患者。对于Ⅰ期和ⅡA 期患者，手术和放疗这两种治疗手段都具有相对的安全性和较高的治愈率，这给了医生和患者一个真正的治疗选择。

1903 年，Margaret Cleaves 开始将放疗用于治疗宫颈癌。1913 年，Abbe 报道了宫颈癌 8 年的治愈情况。1914 年建立了放疗的斯德哥尔摩法，1919 年建立了巴黎法，1938 年建立了曼彻斯特法。在存在良好而完整的循环及充分的细胞氧合的情况下，可以获得电离辐射对肿瘤的最大效应。根治性放疗前对患者的准备应与子宫根治性手术一样仔细。应当予高蛋白、高维生素和高热量饮食，尽可能使患者保持良好的全身状况。需控制过多的失血，血红蛋白应维持在 100g/L 以上。

必须注意正常盆腔组织对放疗的耐受情况，在宫颈癌的治疗过程中，正常盆腔组织可能受到相对较高剂量的放射。穹隆部位的阴道黏膜可耐受的放射剂量为 20 000～25 000cGy，阴道直肠隔可耐受4～6 周的 6 000cGy，膀胱黏膜可接受最大达 7 000cGy 的剂量，结肠和直肠可耐受 5 000～6 000cGy，而盆腔内小肠的耐受性较差，可接受的最大剂量为 4 000～4 200cGy。全腹放疗时，小肠的耐受性限制在 2 500cGy，这样的剂量显然也适合盆腔内小肠。放疗的一个基本原则是：任何脏器中的正常组织对放疗的耐受性与该脏器所受到的放射剂量成反比。外放疗与腔内放疗必须以不同的方式结合使用。必须根据每个患者及其特殊的病灶情况制订个体化的治疗计划。需要考虑肿瘤的大小及其分布情况，而不是肿瘤的分期。宫颈癌的成功治疗有赖于临床医师在治疗过程中对病灶的评估能力（也包括对盆腔空间几何的了解），并在必要时对治疗做出调整。因为腔内放疗容易到达宫颈及宫颈管，所以很适合于治疗早期宫颈癌。可以将镭或铯放置到很接近病灶的部位，使病灶表面剂量达到15 000～20 000cGy，而且正常宫颈及阴道组织可以耐受特别高的放射剂量。

1. 放疗的适应证及禁忌证

宫颈癌各期别均可行放射治疗，但ⅠA、ⅠB 及ⅡA 期患者可以用手术方法治愈，手术治疗有保留卵巢、保持阴道弹性等优点，对于年轻患者，医生及患者均乐于选择手术治疗。单纯放疗常常只用于那些不具备手术条件及不愿意接受手术治疗的患者，ⅡB 期以上的患者为放射治疗的适应证。孤立性远隔转移的病灶或手术后复发也为放疗适应证。另外，早期患者术后若发现具有高危因素，应接受辅助性放疗或放化疗。禁忌证包括：患者骨髓抑制，白细胞 $< 3 \times 10^9/L$ 及血小板 $< 70 \times 10^9/L$ 者，急性或亚急性盆腔炎症未被控制者，已出现尿毒症或恶病质的晚期患者，肝炎急性期、精神病发作期及心血管疾病未被控制者。

2. 放疗方法

宫颈癌的转移方式以直接蔓延及淋巴转移为主，其盆腔淋巴结受累的概率ⅠB 期为 15% 左右，Ⅱ期为 30%，Ⅲ期为 45% 左右，故放疗范围应包括原发灶及转移灶。由于宫颈所处的解剖位置，适合于腔内放射源容器的安置，放射源所给予组织的放射剂量与组织距放射源的距离的平方成反比，故腔内治疗所能给予宫颈的放射剂量远远超过体外放疗，但所给予盆腔淋巴结的剂量却不足，所以宫颈癌的放射治疗应包括体外与腔内放疗的综合治疗。单纯体外放疗难以做到既达到根治剂量又不产生严重的放射性损伤，治疗效果远不如综合放疗。

（1）参考点及其意义：在宫颈癌的腔内治疗中，盆腔各点距放射源的距离不同，所获得的放射剂量各异，且差异梯度很大，计算困难，只能选择有实际临床意义的点作为评估剂量的参考点，这种点称为 A 点和 B 点。A 点定位于宫腔放射源的末端之上方 2cm 及放射源旁 2cm 的交叉点，代表宫旁血管区的正常组织受量。B 点为 A 点线外侧 3cm 处，相当于闭孔区，代表盆壁淋巴结的受量。因受肿瘤形态及解剖变异的影响，定位不是十分确切，A、B 两点的定义几经争议及修订仍不完善，但尽管有不足之处，迄今仍沿用以评估及比较剂量。

（2）后装腔内放射治疗：后装腔内放射治疗系统按 A 点的剂量率不同可分为 3 类：高剂量率指 A 点剂量率为 12Gy/h 以上；中剂量率指 A 点剂量率 2～12Gy/h；低剂量率为 A 点剂量率 0.4～2.0Gy/h。高剂量率后装腔内放疗的优点为治疗时间短，机器治疗能力大，患者在治疗中无需护理从而免除患者长时间被迫体位静卧的痛苦，源容器的固定位置易维持和不至于因患者活动而移位等。而低剂量率后装放射治疗系统的治疗时间以小时计算，患者较长时间被动体位卧床不舒服，放射源容器可因此而移位等是其缺点，但放射生物效应好。由于每台治疗机、每个工作日只能治疗 1 个患者，不适合繁忙的治疗中心的工作需求。

（3）体外放疗：^{60}钴的 γ 线或加速器所产生的高能 X 线实施。体外放疗的目的是补充腔内放疗所给予的 A 点以外区域的剂量的不足。综合放疗时的体外照射以全盆大野开始，剂量 20～30Gy，每周 5 次，每次 1 野，每次剂量 2Gy，前后轮照，结束后中央挡铅成四野垂直照射，方法同前，体外放疗给予 B 点的总剂量 40～50Gy。

单纯体外放疗作为宫颈癌的根治性治疗疗效不如综合放疗且并发症的发生率高，在有条件的医院已不再作为常规治疗，但作为晚期患者的姑息治疗，手术前后的补充治疗及对于阴道解剖不良而无法行腔内治疗者的唯一的放射治疗，以及手术后复发患者的挽救性治疗等有极其广泛的适应证。

体外照射的方法除垂直照射外，尚有四野交叉照射、六野交叉照射、钟摆照射及旋转照射等多种方法，这些方法的目的在于以体外放射为主要治疗时尽可能增加肿瘤受量并减少膀胱和直肠的受量。

（4）体外与腔内放疗的配合：并发感染、空洞型、宫旁侵犯或因肿瘤浸润而阴道狭窄的患者应以全盆大野照射开始治疗。随着放疗的进行，肿瘤逐渐消退，阴道的伸展性可能改善，允许腔内治疗的进行。全盆照射的剂量可适当增加，但要相应调整腔内照射的剂量。腔内放疗与体外放疗所给予 A 点的总剂量在 70Gy 左右，根据患者及肿瘤情况个别化调整。

大菜花型宫颈癌，或局部呈现外突性大结节者则以腔内治疗开始，适当增加局部剂量或给予消除量，有条件者先给外突性肿瘤间质插植放疗，使肿瘤最大限度地脱落及消退，改善局部解剖，有利于腔内放疗的进行，改善治疗效果。

常规放疗结束后，可针对残余病灶适当补充三维适形照射。手术中发现不可切除的受累淋巴结，也应银夹标记，常规治疗结束后，适当补充适形放射治疗。适形放疗为一种治疗技术，使高剂量区分布的形状在三维方向上与靶区的形状一致，以物理手段改善靶区与周围正常组织和器官的剂量分布，有效地提高治疗增益。但三维适形照射是一种局部治疗措施，不能作为宫颈癌的常规治疗。

总之宫颈癌的放射治疗有其原则，但不应机械套用，而应根据患者及肿瘤情况，本着负责任的精神进行个别化设计。

3. 放疗的效果及并发症

（1）治疗效果：放射治疗效果受多种因素的影响，影响预后的因素包括肿瘤临床分期、局部肿瘤的大小、肿瘤生长方式、病理类型、肿瘤分化程度、淋巴结转移的有无、转移瘤的大小、是否并发不可控制的感染或贫血及患者的局部解剖等。不恰当的治疗方式当然也影响预后，同一期别的治疗效果各家报道有区别，5 年存活率 I 期为 90% 左右，II 期为 60%～80%，III 期为 50% 左右。

（2）近期放疗不良反应及晚期并发症：近期不良反应包括乏力、食欲缺乏、尿频和便次增多等，对症处理可缓解。少数患者反应较重，可出现黏液血便，严重尿频、尿急，甚至并发白细胞减少或血小板减少，须暂停放疗，适当处理，恢复后再重新开始放疗。

晚期肠道并发症包括放射性直肠炎、乙状结肠炎、直肠阴道瘘、肠粘连、肠梗阻和肠穿孔等。放射性直肠炎为最常见，按程度可分为轻、中、重 3 度。发生率因治疗方式及放射总剂量不同而有差别，为 10%～20%。轻度放射性直肠炎不必特殊处理，嘱患者注意休息，避免粗糙有刺激性的饮食，保持排便通畅即可。中度者则须使用消炎、止血、解痉等药物治疗，严重者甚至须手术干预。

晚期放射性泌尿系统并发症以放射性膀胱炎最常见，表现为反复发生的血尿，可造成严重的贫血，除消炎止血、解痉、矫正贫血等治疗外，可行局部止血处理，必要时行膀胱造瘘术。

（三）化疗

近年来对宫颈癌和化疗研究的进展，已成为各阶段宫颈癌重要和不可缺少的治疗手段。化疗不仅作为晚期及复发癌的姑息治疗，而且有些化疗药物可作为放疗增敏剂与放疗同时应用或作为中、晚期患者综合治疗方法之一，以提高治疗效果。

1. 同步放化疗

1999—2000 年，美国《新英格兰医学》杂志及《临床肿瘤》杂志相继发表 5 个大样本随机对照临床研究，结果表明，同步放化疗提高了宫颈癌患者（包括 I B、II A 期根治性手术后具有高危因素者）的生存率和局部控制率，减少了死亡的危险。从此，世界各地相继采用同步放化疗治疗宫颈癌。Green

等对 1981—2000 年间 19 项采用同步放化疗与单纯放疗治疗宫颈癌的随机对照临床研究中共 4 580 例患者的临床资料进行 Meta 分析，其中同步放化疗患者根据化疗方案不同分为顺铂组和非顺铂组，结果表明，与单纯放疗比较，同步放化疗患者的总生存率明显提高，其危险比（HR）= 0.71，$P < 0.01$。其中，顺铂组 HR = 0.70，$P < 0.01$；非顺铂组 HR = 0.81，$P = 0.201$。临床 I、II 期宫颈癌患者所占比例高的临床研究中，患者获益更大（$P = 0.009$）。该 Meta 分析表明，与单纯放疗患者比较，同步放化疗患者的总生存率和肿瘤无进展生存率分别提高了 12%（95% CI = 8 ~ 16）和 16%（95% CI = 13 ~ 19）；同步放化疗对肿瘤的局部控制（OR = 0.61，$P < 0.01$）和远处转移（OR = 0.57，$P < 0.01$）均有益处。2002 年，Lukka 等对 9 项采用同步放化疗治疗宫颈癌的随机对照临床研究进行 Meta 分析，结果与 Green 等的结果一致。但目前也有一些学者持不同意见，认为宫颈癌患者同步放化疗后的 5 年生存率和局部控制率与单纯放疗比较无明显提高。

宫颈癌同步放化疗的并发症分为早期与晚期两种，早期不良反应有全身乏力、食欲减退、厌食、恶心、呕吐，白细胞减少，甚至血红蛋白、血小板下降，早期放射性直肠炎者感里急后重、腹泻、腹痛。2003 年，Kirwan 等收集 19 项采用同步放化疗治疗宫颈癌患者的研究共 1 766 例患者的临床资料进行 Meta 分析，结果显示，I、II 度血液学不良反应发生率，同步放化疗组高于单纯放疗组，差异有统计学意义；III、IV 度不良反应发生率，同步放化疗组与单纯放疗组比较，白细胞减少症的发生率增加 2 倍（OR = 2.15，$P < 0.001$），血小板减少症增加 3 倍（OR = 3.04，$P = 0.005$），胃肠道反应增加 2 倍（OR = 1.92，$P < 0.001$）。19 项研究中，8 项研究有晚期并发症的记录，其中 7 组资料中同步放化疗组晚期并发症的发生率与单纯放疗组比较，差异无统计学意义。导致上述结果可能的原因：①评定并发症的标准不统一。②并发症资料不全。③近期并发症的定义不同。④并发症发生率的计算方法不同。⑤缺少远期并发症资料。⑥随访时间过短。

2. 新辅助化疗

从 20 世纪 80 年代开始，新辅助化疗（NACT）逐渐应用于局部晚期宫颈癌，NACT 指在主要治疗手段前给予的化疗，属辅助性化疗范畴。其主要意义：①缩小肿瘤体积，增加手术切除率和减少手术风险。②缩小肿瘤体积，提高放射治疗的敏感性。③消灭微转移，减少不良预后因素，降低复发风险，提高患者的生存率。根据 NACT 后主要治疗手段的不同，可分为 NACT + 子宫根治术 +／- 辅助性放疗和 NACT + 放射治疗两种治疗策略。

NACT 后可手术率为 48% ~ 100%，且不增加手术并发症；9% ~ 18% 患者术后病理证实达完全缓解，淋巴结转移率比相同临床期别和肿瘤大小的患者明显下降；更重要的发现是 NACT 后 I B₂ ~ II B 期和 III 期患者的 5 年生存率分别为 83% 和 45%，明显高于单纯放疗。但是否所有期别的局部晚期宫颈癌均能从 NACT 中得到生存期延长的益处目前还存在不同的意见。2001 年 Hwang 等对 80 例 I B₂ ~ II B 期局部晚期宫颈癌患者采用 VBP 方案化疗，3 个疗程后给予子宫根治术 + 后腹膜淋巴结切除术，并进行 10 年随访，结果发现 NACT 有效率为 93.7%，5 年和 10 年无瘤生存率分别为 82.0% 和 79.4%，结果提示 NACT 似乎可提高 I B₂ ~ II B 期局部晚期宫颈癌患者长期生存率。Aoki 等对 21 例年龄小于 50 岁且具有高危因素的 I B ~ II A 期（MRI 提示宫颈深度浸润和肿块大小 ≥ 4cm）和 II B 期患者给予 PVP 方案化疗，2 个疗程后给予子宫根治术，18 例术后接受放疗。并选择具有高危因素和 II B 期、初次治疗接受子宫根治术和术后放疗的 21 例患者作为对照。结果 NACT 有效率为 86%，NACT 组 5 年生存率为 84.0%，明显高于对照组（58.9%）。2001 年 Benedetti-Panici 等报道了一组 441 例多中心、前瞻性、随机对照 III 期临床研究，比较了 I B₂ ~ III 期患者 NACT + 子宫根治术和单一放疗的疗效。结果发现 NACT 组 5 年总生存率和无瘤生存率分别为 58.9% 和 55.4%，明显高于对照组的 4.5% 和 41.3%；I B₂ ~ II B 期患者 NACT 组 5 年总生存率和无瘤生存率分别为 64.7% 和 59.7%，明显高于对照组的 46.4% 和 46.7%；而 III 期患者 NACT 组 5 年总生存率和无瘤生存率与对照组比较差异无统计学意义。因此作者认为 NACT + 子宫根治术疗效与传统放疗相比，只有 I B₂ ~ II B 期患者才能得到生存期延长的益处。与单纯的放疗相比，目前多数文献认为，NACT + 子宫根治术能使 I B₂ ~ II B 期局部晚期宫颈癌患者长期生存率得到提高，但对于 III 期患者来说，尽管 NACT 可使手术率得到提高，但是否使其长期生存率得到提高目前尚有争议。

3. 早期宫颈癌术后的辅助性化疗

目前对具有高危因素的早期宫颈癌患者术后原则上推荐辅助性放疗，但由于放疗可导致患者卵巢、阴道等损伤，年轻患者往往难以接受。随着人们对化疗在宫颈癌治疗中地位的认识，近年来有学者对具有淋巴结转移、脉管内癌栓、间质浸润深度≥75%、手术切缘阳性、肿瘤细胞分化差，以及细胞学类型为非鳞状细胞癌等高危病例进行了术后化疗的临床研究，发现化疗可作为术后辅助治疗或补充治疗手段，有助于提高局部控制率，减少复发转移和改善患者的生存，特别是不愿接受盆腔放疗的年轻宫颈癌患者，采用术后化疗代替盆腔局部放疗，可有效保留阴道和卵巢的功能。

4. 姑息性化疗

Ⅳ期宫颈癌和复发宫颈癌患者预后差，其中放疗后复发者预后更差。其对化疗的临床有效率在10%～20%。初始是放疗抑或非放疗，其化疗有效率存在明显不同。导致这种现象的原因可能为：①放疗破坏了复发癌灶的血液供应，药物难于达到较高浓度。②交叉抗拒。③患者存在的相关并发症，如肾功能不全、尿路梗阻等导致患者对化疗药物的耐受性差。

（四）复发转移宫颈癌的治疗

大多数复发转移宫颈癌发生在初次治疗后的2年内，其治疗十分困难，预后极差，平均存活期为7个月。复发转移宫颈癌治疗方式的选择主要依据患者本身的身体状况、转移复发部位、范围及初次治疗方法决定。目前，国内外对转移复发宫颈癌的治疗趋势是采用多种手段的综合治疗。无论初次治疗的方法是手术还是放疗，均由于解剖变异、周围组织粘连及导致的并发症，给治疗带来了一定的困难，并易造成更严重的并发症。因此，在再次治疗前除详细询问病史外，还应做钡灌肠、全消化道造影、乙状结肠镜以及静脉肾盂造影等，以了解复发转移病灶与周围组织的关系，评价以前的放射损伤范围和正常组织的耐受程度等，从而在考虑以上特殊情况后，选择最适宜的个体化治疗。

1. 放疗后局部复发宫颈癌的治疗

大多数放疗后盆腔局部复发的宫颈癌患者并不适合再次放疗，对于这些患者来说盆腔脏器切除术是唯一的治疗方法。纵观几十年来的国外资料，由于手术不断改进如盆腔填充、回肠代膀胱以及阴道重建术等，使手术并发症及病死率明显下降，多数文献报道病死率小于10%，5年生存率明显改善，达30%～60%。影响手术后生存的主要因素有：初次治疗后无瘤生存期、复发病灶的大小和复发病灶是否累及盆壁，文献报道初次治疗后无瘤生存期大于6个月、复发病灶直径小于3cm和盆壁未被累及的患者存活期明显延长。由于放疗后出现广泛纤维化，导致术前判断复发灶是否累及盆壁比较困难，有学者认为单侧下肢水肿、坐骨神经痛及尿路梗阻这3种临床表现预示复发病灶已累及盆壁，实行盆腔脏器切除术的失败率增加，建议施行姑息性治疗。另外，老年妇女并不是盆腔脏器切除术的反指征。尽管术前进行了严密的评估，但仍有1/3的患者术中发现有盆腔外转移、腹主动脉旁淋巴结转移，以及病灶已累及盆壁，因此临床医师应有充分的思想准备，并加强与患者及家属的沟通。也有作者建议对病灶直径小于2cm的中心性复发患者可采用子宫根治术，但术后易发生泌尿系统的并发症。

2. 子宫根治术后局部复发宫颈癌的治疗

对于子宫根治术后局部复发的宫颈癌患者治疗方法有两种：一是选择盆腔脏器切除术，二是选择放射治疗。据文献报道其5年生存率为6%～77%。有关影响该类患者治疗后预后的因素主要为初次治疗后的无瘤生存期、复发灶的部位和大小。中心性复发患者的预后好于盆壁复发者，对于病灶不明显的中心性复发患者再次治疗后10年生存率可达77%，病灶直径小于3cm的中心性复发患者10年生存率为48%，而对于病灶直径大于3cm的中心性复发患者则预后很差。对于体积较小的复发患者往往可通过增加体外放射的剂量提高局部控制率，但对于体积较大的复发患者来说，增加放射剂量并不能改善其预后。因此，为提高子宫根治术后局部复发患者的存活率，关键是加强初次治疗后的随访，争取及早诊断其复发。

3. 转移性宫颈癌的治疗

（1）全身化疗：对转移性宫颈癌患者而言，全身化疗可作为一种姑息性的治疗措施。目前有许多有效的化疗方案，其中顺铂（DDP）是最有效的化疗药物。许多研究已证明以顺铂为基础的联合化疗治疗后其缓解率、未进展生存期均明显好于单一顺铂化疗者，但总的生存期两者则没有明显差异，因此目前对于转移性宫颈癌是选择联合化疗还是选择单一顺铂化疗尚有争论。另外，迄今尚无随机研究来比较化疗与最佳支持治疗对此类宫颈癌患者生存期、症状缓解和生活质量影响的差异。

近来已有许多新药如紫杉醇、长春瑞滨、健择、伊立替康等与顺铂联合治疗局部晚期宫颈癌和（或）复发转移宫颈癌的Ⅱ期研究发现有效率为40%~66%；其中局部晚期宫颈癌的疗效明显好于复发转移性宫颈癌，但与既往报道的以顺铂为基础的化疗疗效相比无明显提高。2001年5月美国ASCO会议报道GOG的初步研究结果，该研究比较了顺铂单药（$50mg/m^2$）与顺铂联合紫杉醇（顺铂$50mg/m^2$，紫杉醇$135mg/m^2$）治疗28例复发和ⅣB期宫颈癌患者的有效率、无进展生存期和总的生存期，尽管最后结果提示顺铂+紫杉醇组有效率、无进展生存率明显高于单一顺铂者，但两者总的生存期无明显差异。

（2）放疗：作为局部治疗手段对缓解转移部位疼痛及脑转移灶的治疗具有明显作用，Meta分析结果显示短疗程放疗与长疗程化疗疗效相似，因此对于预计生存期较短的转移性宫颈癌患者给予短疗程放疗可提高生活质量。

（五）正在发展中的生物治疗

1. 血管生成抑制剂

生物治疗在阻止肿瘤生长和进展甚至清除较小体积残余病灶方面可能有效。近年来，积累了一些有关血管生成在局部进展型宫颈癌中发挥作用的证据。在一个对111例患者的研究中，Cooper等发现肿瘤的血管生成（可由肿瘤的微小血管密度MVD来反映）是COX多因素分析中的一个重要的预后因素，它与较差的肿瘤局部控制及较差的总生存率有关。相反的，在166例行根治性子宫切除术的ⅠB期宫颈癌患者中，Obermair等发现当MVD<20/HPF时，患者的5年生存率得到改善，为90%，而当MVD>20/HPF，患者的5年生存率为63%。另外，已经发现VEGF受体的表达也与宫颈癌中的MVD成正比。

2. 治疗性HPV疫苗

至于预防性HPV疫苗，2003年WHO召集发展中国家和发达国家的专家来确定检测HPV疫苗效能的合适终点。普遍的共识是：效能终点应当是适合在公共健康机构开展HPV疫苗、全球一致、可测量。因为从病毒感染到表现为浸润癌存在时间上的滞后，因此，一个替代终点应当可用来确定疫苗的效能。因为同一种高危型HPV病毒的持续感染是中度或者高度宫颈不典型增生和浸润性宫颈癌的易感因素，所以，决定将CIN，而不是浸润癌，作为HPV疫苗的疗效终点。

七、预后

影响宫颈癌预后的因素很多，包括患者的全身状况、年龄，肿瘤临床分期、组织学类型、生长方式，以及患者接受治疗的手段是否规范和治疗的并发症等。但临床分期、淋巴结转移和肿瘤细胞分化被认为是其独立的预后因素。

1. 临床分期

无论采用何种治疗手段，临床期别越早治疗效果越好。有研究报道32 052例宫颈癌的生存率，其中Ⅰ期患者的5年生存率为81.6%，Ⅱ期为61.3%，Ⅲ期为36.7%，Ⅳ期仅为12.1%。显示随着宫颈癌临床分期的升高，其5年生存率明显下降。

2. 淋巴结转移

局部淋巴结浸润传统上被认为是宫颈癌预后不良的因素，是手术后患者需接受辅助性治疗的适应证。临床期别越高，盆腔淋巴结发生转移的可能性越大。目前的研究表明，无论是宫颈鳞癌还是腺癌，淋巴结转移对于患者总生存率、疾病特异性生存率、局部复发率和无瘤生存期均是独立的预后因素。然而，有些学者报道淋巴结状态对于早期宫颈癌的预后无重要临床意义，淋巴结转移常与其他预后不良因素有关，如临床分期、肿块大小、脉管癌栓和宫旁浸润。

转移淋巴结的数目也与宫颈癌的复发率和无瘤生存期有关，并且许多研究发现它是Ⅰ、Ⅱ期宫颈鳞癌的独立预后指标。有研究表明，一个淋巴结转移和无淋巴结转移的ⅠB~ⅡA期宫颈癌患者的5年生存率是相似的，分别为85%和87%。但转移淋巴结数目超过1个后，其5年生存率较低。在许多淋巴结转移的ⅠB期宫颈癌患者中，如有4个以上的转移淋巴结，则其预后更差。但也有研究发现盆腔淋巴结转移的数目与其预后无关。

转移淋巴结的位置也与宫颈癌的预后有关。Kamura等发现，ⅠB~ⅡB期宫颈癌患者有1个部位或无淋巴结转移与2个及2个以上部位转移的生存率差异有显著性。

3. 组织学类型

迄今对于宫颈鳞癌、腺癌和腺鳞癌是否存在不同的预后和转归尚有争议。几项研究结果表明，ⅠB~Ⅱ期宫颈腺癌、腺鳞癌患者与鳞癌患者相比，前者局部复发率高，无瘤生存率和总生存率低。研究指出，腺癌患者的预后明显差于鳞癌，原因在于腺癌肿块体积大，增加了化疗的耐受及向腹腔内转移的倾向。有报道具有相同临床分期和大小相似肿瘤的宫颈腺癌和鳞癌的淋巴结转移率分别是31.6%和14.8%、远处转移率分别为37%和21%、卵巢转移率分别是6.3%和1.3%。另外还发现，腺癌患者卵巢转移的发生与肿瘤的大小有关，而与临床分期无关。鳞癌患者卵巢转移则与临床分期有关。但也有研究显示，宫颈腺癌和鳞癌患者在复发率和生存率方面差异无显著性。有报道显示淋巴结转移和肿瘤浸润达到宫旁的腺癌患者预后较差，而无淋巴结转移的腺癌预后与鳞癌差异不明显。

4. 肿瘤细胞的分化

肿瘤细胞分化也是宫颈癌的一个重要预后因素，临床分期和治疗方法相同的患者，由于肿瘤细胞分化程度不一致，其治疗效果和预后也不尽相同。Zamder分析了566例宫颈鳞癌手术切除标本肿瘤细胞分化程度与其5年生存率的关系，若取材部位为肿瘤表面，则肿瘤细胞分化Ⅰ级5年生存率为96%，Ⅱ级为84.0%，Ⅲ级为72.3%；而取材部位为肿瘤中心，则肿瘤细胞分化Ⅰ级5年生存率为85.6%，Ⅱ级为79.8%，Ⅲ级为71.6%。结果表明肿瘤细胞分化越差，其5年生存率越低。

第三节　子宫肌瘤

子宫肌瘤又称子宫平滑肌瘤，是女性生殖器最常见的良性肿瘤，由平滑肌及结缔组织组成。常见于30~50岁的女性，20岁以下少见。因子宫肌瘤多无或很少有症状，临床报道发病率远低于肌瘤真实发病率。

一、发病相关因素

因子宫肌瘤好发于生育年龄，青春期前少见，绝经后萎缩或消退，提示其发生可能与雌性激素相关。生物化学检测证实子宫肌瘤中雌二醇的雌酮转化明显低于正常肌组织；子宫肌瘤组织中雌激素受体（ER）的浓度明显高于周边正常肌组织，故认为子宫肌瘤组织局部对雌激素的高敏感性是子宫肌瘤发生的重要因素之一。此外，研究证实孕激素有促进子宫肌瘤有丝分裂活动、刺激子宫肌瘤生长的作用。细胞遗传学研究显示25%~50%的子宫肌瘤存在细胞遗传学的异常，包括12号和17号染色体长臂片段相互换位、12号染色体长臂重排和7号染色体长臂部分缺失等。分子生物学研究结果提示子宫肌瘤是由单克隆平滑肌细胞增殖而成，多发性子宫肌瘤是由不同克隆细胞形成。但确切病因尚未明了。

二、分类

1. 按肌瘤生长部位分类

分为宫体肌瘤（90%）和宫颈肌瘤（10%）。

2. 按肌瘤与子宫肌壁的关系分类

（1）肌壁间肌瘤：占60%~70%，肌瘤位于子宫肌壁间，周围均被肌层包围。

（2）浆膜下肌瘤：约占20%，肌瘤向子宫浆膜面生长，并突出于子宫表面，肌瘤表面仅由子宫浆膜覆盖。

1）带蒂浆膜下肌瘤：若瘤体继续向浆膜面生长，仅有一蒂与子宫相连，称为带蒂浆膜下肌瘤，营养由蒂部血管供应，若血供不足肌瘤可变性坏死。

2）游离性肌瘤：若带蒂浆膜下肌瘤蒂扭转断裂，肌瘤脱落可形成游离性肌瘤。

3）阔韧带肌瘤：若肌瘤位于侧壁向宫旁生长突出于阔韧带两叶间称为阔韧带肌瘤。

（3）黏膜下肌瘤：占 10% ~ 15%。肌瘤向宫腔方向生长，突出于宫腔，仅为黏膜层覆盖。黏膜下肌瘤易形成蒂，在宫腔内生长犹如异物，常引起子宫收缩，肌瘤可被挤出宫颈外口而突入阴道。

各种类型的肌瘤同时发生在同一子宫，称为多发性子宫肌瘤。

三、病理

1. 巨检

即肉眼所见情况。肌瘤为实质性球形包块，表面光滑，质地较子宫肌层硬，压迫周围肌壁纤维形成假包膜，肌瘤与假包膜间有一层疏松网状间隙故易剥出。肌瘤长大或多个相融合时呈不规则形状。肌瘤的切面呈灰白色，可见旋涡状或编织状结构。肌瘤的颜色和硬度与纤维组织多少有关。

2. 镜检

即显微镜下所见情况。肌瘤主要由梭形平滑肌细胞和不等量纤维结缔组织构成。肌细胞大小均匀，排列成旋涡状或棚状，核为杆状。

四、肌瘤变性

肌瘤变性是指肌瘤失去了原有的典型结构，常见的变性有以下 5 种。

1. 玻璃样变

又称透明变性，最常见。肌瘤剖面旋涡状结构消失，被均匀的透明样物质取代。

镜下见病变区肌细胞消失，为均匀透明无结构区。

2. 囊性变

继发于玻璃样变。子宫肌瘤玻璃样变继续发展，肌细胞坏死液化，肌瘤内出现大小不等的囊腔，其间有结缔组织相隔，数个囊腔也可融合为一个大囊腔，内含清亮无色液体，也可凝固成胶冻状。此时子宫肌瘤变软，很难与妊娠子宫或卵巢囊肿区别。

镜下见囊腔壁为玻璃样变的肌瘤组织构成，内壁无上皮覆盖。

3. 红色样变

多见于妊娠期或产褥期，为肌瘤的一种特殊类型坏死。发生机制可能与肌瘤内小血管退行性变引起血栓及溶血，血红蛋白渗入肌瘤内有关。患者可有剧烈腹痛，伴恶心、呕吐、发热，白细胞计数升高。妇科检查发现肌瘤体积迅速增大，有压痛。肌瘤剖面为黯红色，如半熟的牛肉，有腥臭味，质软，旋涡状结构消失。

镜检见组织高度水肿，假包膜内大静脉及瘤体内小静脉有血栓形成，广泛出血伴溶血，肌细胞减少，细胞核常溶解消失，并有较多脂肪小球沉积。

4. 肉瘤样变

肌瘤恶变即为肉瘤样变，较少见，发病率仅为 0.4% ~ 0.8%，多见于年龄较大的妇女。短期内肌瘤迅速增大或伴不规则出血应考虑恶变。绝经后妇女肌瘤增大更应警惕恶变可能。恶变的肌瘤组织变软而且糟脆，切面灰黄似生鱼肉状，与周围组织界限不清。

镜下见平滑肌细胞增生，排列紊乱，旋涡状结构消失，细胞有异型性。

5. 钙化

多见于蒂部细小、血供不足的浆膜下肌瘤及绝经后妇女的肌瘤。常在脂肪变性后进一步分解为甘油三酯，再与钙盐结合，形成碳酸钙石，沉积在肌瘤内。X 线拍片可清楚看到钙化影。

镜下可见钙化区为层状沉积，呈圆形，有深蓝色微细颗粒。

五、临床表现

1. 症状

症状与肌瘤部位、有无变性相关，而与肌瘤大小、数目关系不大。常见症状如下。

（1）经量增多及经期延长：多见于大的肌壁间肌瘤及黏膜下肌瘤。

1）肌瘤使子宫腔增大、子宫内膜面积增加，并影响子宫收缩，可有月经量增多、经期延长等症状。

2）子宫肌瘤可能使附近的静脉受挤压，导致子宫内膜静脉丛充血与扩张，从而引起月经过多。

3）黏膜下肌瘤伴坏死感染时，可有不规则阴道流血或血样脓性排液。长期经量增多可导致继发性贫血、乏力、心悸等症状。

（2）下腹包块：肌瘤较小时腹部摸不到包块，当肌瘤逐渐增大使子宫超过 3 个月妊娠大小时腹部较易触及。包块位于下腹正中或偏左或偏右，实性，可活动，无压痛，生长缓慢。巨大的黏膜下肌瘤脱出阴道外，患者可因外阴脱出肿物来就诊。

（3）白带增多：肌壁间肌瘤使子宫腔面积增大，内膜腺体分泌增多，并伴有盆腔充血致使白带增多。子宫内膜腺肌瘤感染可有大量脓性白带，如有溃烂、坏死、出血时，可有血性或脓血性恶臭的阴道排液。

（4）压迫症状：不同部位的子宫肌瘤可以有不同的压迫症状。

1）子宫前壁下段肌瘤可压迫膀胱引起尿急、尿频。

2）子宫颈肌瘤可引起排尿困难、尿潴留。

3）子宫后壁肌瘤（峡部或后壁）可引起下腹坠胀不适、便秘等。

4）阔韧带肌瘤或宫颈巨型肌瘤向侧方发展嵌入盆腔内压迫输尿管使上泌尿道受阻，形成输尿管扩张，甚至发生肾盂积水。

（5）其他：常见下腹坠胀、腰酸背痛，经期加重。患者可引起不孕或流产。肌瘤红色变性时可有急性下腹痛，伴呕吐、发热及肿瘤局部压痛；子宫黏膜下肌瘤蒂扭转可有急性腹痛；子宫黏膜下肌瘤由宫腔向外排出时也可引起腹痛。

2. 体征

与肌瘤大小、位置、数目及有无变性相关。

（1）大肌瘤：子宫肌瘤较大时下腹部可扪及实性不规则肿块。妇科检查子宫增大，表面不规则单个或多个结节状突起。

（2）浆膜下肌瘤：浆膜下肌瘤腹部可扪及实性球状肿块与子宫有蒂相连。

（3）黏膜下肌瘤：黏膜下肌瘤位于宫腔内者妇科检查时子宫均匀增大；脱出子宫颈外口者妇科检查时可以看到宫颈口有粉红色、表面光滑的肿物，宫颈四周边缘清楚，如伴有感染时可有坏死、出血及脓性分泌物。

六、诊断

根据病史、症状及体征诊断多无困难。个别患者诊断困难可采用 B 超、宫腔镜、腹腔镜、子宫输卵管造影等协助诊断。有时 B 超提示子宫内光团时，宫腔镜检查可以诊断为黏膜下子宫肌瘤。

七、鉴别诊断

子宫肌瘤应与下列疾病鉴别。

1. 妊娠子宫

子宫肌瘤囊性变时应与先兆流产鉴别。妊娠时有停经史、早孕反应，子宫随停经月份增大变软，借助尿或血 hCG 测定、B 超可确诊。

2. 卵巢肿瘤

多无月经改变，常位于子宫一侧。实性卵巢肿瘤应注意与带蒂浆膜下肌瘤鉴别。肌瘤囊性变注意与卵巢囊肿鉴别。注意肿块与子宫的关系，可借助 B 超、腹腔镜等检查协助诊断。

3. 子宫腺肌病

局限性子宫腺肌病类似子宫肌壁间肌瘤，质硬，可有经量增多等症状，也可使子宫增大，月经量增多。但子宫腺肌病有继发性渐进性痛经史，子宫多呈均匀性增大，很少超过 3 个月妊娠大小，有时经前与经后子宫大小可有变化。B 超有助于诊断。有时两者可以并存。

4. 子宫恶性肿瘤

（1）子宫肉瘤：好发于老年妇女，生长迅速，侵犯周围组织时出现腰腿痛等压迫症状。有时从宫颈口有息肉样赘生物脱出，触之易出血。肿瘤的活组织检查有助于鉴别。

（2）子宫内膜癌：以绝经后阴道出血为主要症状，好发于老年妇女。子宫呈均匀增大或正常大小，质软。围绝经期妇女子宫肌瘤可以并发子宫内膜癌。诊刮或宫腔镜下子宫内膜病理检查有助于鉴别。

（3）宫颈癌：有不规则阴道出血及白带增多或不正常排液等症状。外生型宫颈癌较易鉴别，内生型宫颈癌则应与宫颈管黏膜下肌瘤鉴别。可借助 B 超检查、宫颈细胞学刮片检查、宫颈活组织检查、宫颈管搔刮、分段诊刮及宫腔镜检查等鉴别。

5. 其他

卵巢巧克力囊肿、盆腔炎性包块、子宫畸形等疾病可根据病史、体征及 B 超检查鉴别。

八、治疗

治疗应根据患者年龄、生育要求、症状及肌瘤的部位、大小、数目全面考虑。

1. 随访观察

肌瘤小，无症状，一般不需治疗，尤其是近绝经期妇女。绝经后肌瘤多可逐渐消失。每 3 ~ 6 个月随访一次，肌瘤增大明显或出现症状，可进一步治疗。

2. 药物治疗

（1）适应证：肌瘤小于 8 周妊娠大小；症状轻；近绝经年龄；全身情况不宜手术。

（2）药物。

1）雄激素：①可以对抗雌激素，使子宫内膜萎缩。②直接作用于子宫平滑肌，使其收缩而减少出血。③近绝经期可以提前绝经。

丙酸睾酮 25mg，肌内注射，每 5d 1 次；经期 25mg/d，共 3d；每月总量不超过 300mg。

2）促性腺激素释放激素类似物（GnRHα）：采用大剂量连续或长期给药可抑制垂体分泌 FSH 和 LH，降低雌二醇到绝经水平，以缓解症状，并抑制肌瘤生长使其萎缩，但停药后可恢复到原来大小。用药 6 个月以上可以产生围绝经期综合征、骨质疏松等不良反应，故长期用药受限。

戈舍瑞林 3.6mg 或亮丙瑞林 3.75mg，皮下注射，1 次/月，3 ~ 6 个月。适用于：①术前辅助治疗，降低手术难度，减少术中出血，待症状控制、贫血纠正、肌瘤缩小后手术。②近绝经期患者有提前过渡到自然绝经的作用。

3）其他药物：作为术前用药或提前绝经使用，但不宜长期使用，以防拮抗糖皮质激素的不良反应。可用米非司酮 12.5mg/d，口服。

3. 手术治疗

（1）适应证：子宫大于 10 周妊娠大小；月经过多继发贫血；有膀胱、直肠压迫症状；肌瘤生长较快；非手术治疗失败；不孕或流产排除其他原因。

（2）手术途径：经腹；经阴道；宫腔镜；腹腔镜。

（3）手术方式。

1）肌瘤切除术：适用于 35 岁以下有生育要求的患者。多于开腹或腹腔镜下切除；黏膜下肌瘤可经阴道或宫腔镜摘除。

2）子宫切除术：适应于①肌瘤大。②个数多。③症状明显。④不要求保留生育功能。⑤疑有恶变。注意事项：①必要时术中冷冻切片行组织学检查。②依具体情况决定是否保留双侧附件，术前行宫颈刮片细胞学检查排除宫颈恶性病变。③若患者较年轻，宫颈无病变，可行子宫次全切除术。

九、子宫肌瘤合并妊娠

1. 发病率

子宫肌瘤合并妊娠占肌瘤患者的 0.5% ~ 1%，占妊娠的 0.3% ~ 0.5%。肌瘤小常被忽略，故实际发病率高于报道。

2. 肌瘤对妊娠及分娩的影响

与肌瘤大小及生长部位有关：①黏膜下肌瘤可影响受精卵着床导致早期流产。②肌壁间肌瘤过大可因机械压迫，宫腔变形或内膜供血不足而引起流产。③妊娠后期及分娩时可因胎位异常、胎盘低置或前置、产道梗阻等难产而做剖宫产。④若肌瘤阻碍胎儿下降应行剖宫产，术中是否同时切除肌瘤，需根据肌瘤大小、部位和患者情况而定。⑤胎儿娩出后可因胎盘粘连、附着面大或排出困难及子宫收缩不良导致产后出血。

3. 妊娠对肌瘤的影响

妊娠期及产褥期易发生红色变性，表现为肌瘤迅速增大，剧烈腹痛，发热和白细胞计数升高，通常非手术治疗能缓解。妊娠并发肌瘤多能自然分娩，但要预防产后出血。

第六章

异常分娩

第一节　产力异常

产力包括子宫收缩力、腹壁肌和膈肌收缩力以及肛提肌收缩力，其中以子宫收缩力为主，贯穿分娩的全过程。子宫收缩的节律性、对称性及极性不正常或强度、频率有改变，称子宫收缩力异常，简称产力异常。

一、子宫收缩乏力

引起子宫收缩乏力的常见原因有头盆不称或胎位异常、子宫局部因素、精神因素、内分泌失调、药物影响等，根据发生时间不同可分为原发性和继发性，临床上根据子宫收缩乏力的性质又分为协调性收缩乏力和不协调性收缩乏力两种。

（一）诊断

1. 协调性子宫收缩乏力（低张性子宫收缩乏力）

子宫收缩具有正常的节律性、对称性和极性，但收缩力弱，宫腔压力低〔<15mmHg（2.00kPa）〕，持续时间短，间歇期长且不规律，多属于继发性宫缩乏力。

2. 不协调性子宫收缩乏力（高张性子宫收缩乏力）

子宫收缩的极性倒置，节律不协调，宫腔内压力达20mmHg（2.66kPa），宫缩时子宫下段收缩力强，间歇期子宫壁不能完全松弛，收缩不协调，属无效宫缩。这种收缩乏力多为原发性宫缩乏力，需与假临产鉴别。鉴别方法为肌内注射哌替啶100mg，休息后宫缩停止者为假临产，不能使宫缩停止者为原发性宫缩乏力。这种不协调性子宫收缩乏力可使产妇体力消耗，继而出现水、电解质平衡失调，胎儿—胎盘循环障碍而出现胎儿窘迫。

3. 产程图曲线异常（图6-1）

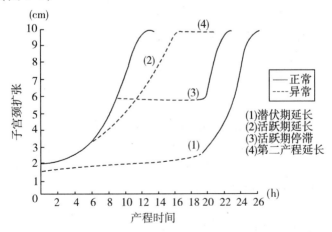

图6-1　产程曲线

潜伏期延长：初产妇潜伏期正常约需 8h，最长时限 16h，超过 16h 称为潜伏期延长。

活跃期延长：初产妇活跃期正常约需 4h，最大时限 8h，超过 8h 称为活跃期延长。

活跃期停滞：进入活跃期后，宫颈口不再扩张达 2h 以上。

第二产程延长：第二产程初产妇超过 2h，经产妇超过 1h 尚未分娩。

第二产程停滞：第二产程达 1h 胎头下降无进展。

胎头下降延缓：活跃晚期至宫口扩张 9～10cm，胎头下降速度每小时少于 1cm。

胎头下降停滞：活跃晚期胎头停留在原处不下降达 1h 以上。

滞产：总产程超过 24h。

（二）治疗原则

不论原发性还是继发性子宫收缩乏力，首先应寻找原因，阴道检查了解宫颈扩张、胎先露下降、头盆比例等情况。若发现有头盆不称，估计不能经阴道分娩者，应及时行剖宫产；若无头盆不称或胎位异常，估计能经阴道分娩者应采取措施加强宫缩，继续试产。

不协调性子宫收缩乏力者，应调节子宫收缩，使之恢复正常节律性及极性。在未恢复协调性宫缩之前，禁用缩宫素加强宫缩。

（三）治疗

1. 协调性子宫收缩乏力

（1）第一产程。

1）一般处理：消除产妇精神紧张，多休息，多进食，补充营养和水分，及时排空膀胱等。

2）加强子宫收缩：经一般处理无效，确诊为协调性子宫收缩乏力，可选用下列方法加强宫缩。①人工破膜：宫颈扩张 3cm 或 3cm 以上，无头盆不称，无脐带先露，胎头已衔接者，可行人工破膜。②缩宫素静脉滴注：适用于协调性宫缩乏力，宫口扩张 3cm，胎心良好，胎位正常，头盆相称者。将缩宫素 2.5U 加入 5% 葡萄糖溶液 500mL 内，从每分钟 4～5 滴开始，根据宫缩调整。应有专人观察产程进展，监测宫缩、胎心等情况。③地西泮静脉推注：该药有松弛宫颈平滑肌、软化宫颈、促进宫口扩张作用。适用于宫口扩张缓慢或宫颈水肿时。常用剂量为 10mg 静脉滴注，与缩宫素联合应用效果更好。

经上述处理，若产程仍无进展或出现胎儿窘迫，应及时行剖宫产。

（2）第二产程：若无头盆不称，出现宫缩乏力时，应使用缩宫素加强宫缩；若胎头双顶径已过坐骨棘平面，应等待自然分娩或会阴侧切助产；若胎头未衔接或伴胎儿窘迫，应行剖宫产术。

（3）第三产程：为预防产后出血，应使用缩宫素加强宫缩。

2. 不协调性子宫收缩乏力

可给予强镇静剂哌替啶 100mg 肌内注射或地西泮 10mg 静脉滴注，使产妇充分休息，醒后多数恢复为协调性子宫收缩；若经以上处理无效或出现胎儿窘迫、头盆不称情况，应及时行剖宫产；若已变为协调性子宫收缩乏力则按加强宫缩处理。

二、子宫收缩过强

（一）协调性子宫收缩过强

1. 诊断

子宫收缩的节律性、对称性和极性均正常，仅子宫收缩力过强、过频，宫腔内压力 >50mmHg（6.65kPa）。若产道无阻力，宫口迅速开全，分娩在短期内结束，宫口扩张速度 >5cm/h（初产妇）或 10cm/h（经产妇），总产程不足 3h 称为急产。由于产程过快，产妇易发生软产道裂伤和产后出血；胎儿易发生宫内窘迫；新生儿容易出现颅内出血。

2. 治疗

有急产史者需提前住院待产，提前做好接产及抢救新生儿窒息准备；产后及时检查、缝合软产道裂伤；新生儿肌内注射维生素 K_1 预防颅内出血。

（二）不协调性子宫收缩过强

1. 强直性子宫收缩

（1）诊断：大部分由外界因素造成，如临产后不适当使用缩宫素、胎盘早剥等。产妇表现为烦躁不安、持续性腹痛、腹部拒按；胎位触不清，胎心听不清；甚至出现病理性缩复环、血尿等先兆子宫破裂征象。

（2）治疗：一经确诊，应给予宫缩抑制剂，如 25% 硫酸镁液 20mL 加入 25% 葡萄糖溶液 20mL 静脉缓慢注射；若处理无效或为梗阻性难产、重型胎盘早剥，应马上行剖宫产术。

2. 子宫痉挛性狭窄环

子宫壁局部肌肉呈痉挛性不协调性收缩所形成的环状狭窄，持续不放松，称为子宫痉挛性狭窄环。多在子宫上下段交界处，也可在胎体某一狭窄部，以胎颈、胎腰处常见。与产妇精神紧张、过度疲劳和粗暴的产科操作有关。

（1）诊断：持续性腹痛、烦躁不安，宫颈扩张缓慢，胎先露部下降停滞，阴道检查有时可触及狭窄环。此环和病理性缩复环不同，特点是不随宫缩而上升。

（2）治疗：积极寻找原因，及时纠正。如停止阴道内操作，停用缩宫素。如无胎儿宫内窘迫，可给予镇静剂或宫缩抑制剂，待宫缩恢复正常时等待经阴道自然分娩或助产。若经处理无好转或伴胎儿窘迫征象，应立即行剖宫产术。

第二节　产道异常

产道包括骨产道及软产道，是胎儿经阴道娩出的通道，产道异常临床以骨产道异常多见。

一、骨产道异常

骨盆径线过短或形态异常，致使骨盆腔小于胎先露部可以通过的限度，阻碍胎先露下降，影响产程顺利进展，称为狭窄骨盆。狭窄骨盆的产妇易发生继发性宫缩乏力、生殖道瘘、产褥感染、先兆子宫破裂及子宫破裂，其胎儿及新生儿易出现胎儿窘迫、胎死宫内、颅内出血、新生儿产伤、新生儿感染。

根据骨盆狭窄部位的不同，分为以下几种。

（一）骨盆入口平面狭窄

我国妇女常见为单纯性扁平骨盆和佝偻病性扁平骨盆，由于骨盆入口平面狭窄，胎头矢状缝只能衔接于骨盆入口横径上。胎头侧屈使两顶骨先后依次入盆，呈倾势不均嵌入骨盆入口。若前顶骨先嵌入，矢状缝偏后，称前不均称；若后顶骨先嵌入，矢状缝偏前，称后不均称；只有胎头双顶骨均通过骨盆入口平面时，才能经阴道分娩。

1. 扁平骨盆

骨盆入口呈横椭圆形，骶岬向下突出，使骨盆入口前后径缩短而横径正常。

2. 佝偻病性扁平骨盆

幼年时患佝偻病，骨骼软化使骨盆变形，骶岬被压向前，骨盆入口前后径缩短，使骨盆入口呈横的肾形，骶骨下段后移变直向后，尾骨呈钩状突向骨盆入口平面。

（二）中骨盆及骨盆出口平面狭窄

我国妇女以漏斗骨盆、横径狭窄骨盆多见。

1. 漏斗骨盆

骨盆入口各径线正常，两侧骨盆壁向内倾斜，如漏斗状。其特点是中骨盆及骨盆出口平面均明显狭窄，坐骨棘间径、坐骨结节间径缩短，耻骨弓 <80°，坐骨结节间径与出口后矢状径之和常 <15cm。

2. 横径狭窄骨盆

骶耻外径值正常，但髂棘间径及髂嵴间径均缩短，使骨盆入口、中骨盆及骨盆出口横径均缩短，前后径稍长，坐骨切迹宽。当胎头下降至中骨盆或骨盆出口时，常不能顺利地转成枕前位，形成持续性枕横位或枕后位。

（三）骨盆3个平面狭窄

均小骨盆指骨盆外形属女性骨盆，但骨盆入口、中骨盆及骨盆出口平面均狭窄，每个平面径线均小于正常值2cm或更多。多见于身材矮小、体型匀称的妇女。

（四）畸形骨盆

骨盆失去正常形态称为畸形骨盆，如骨软化症骨盆、偏斜骨盆。

（五）骨盆狭窄诊断

1. 病史采集要点

询问孕妇幼年发育情况，有无佝偻病、脊髓灰质炎、脊柱和髋关节结核以及外伤史；有无难产史及其发生原因；新生儿有无产伤等。

2. 体格检查要点

（1）一般检查：身高小于145cm、身体粗壮、颈短；步态呈"X"或"O"跛形；腹部形态呈尖腹、悬垂腹；米氏（Michaelis）菱形窝不对称等骨盆异常发生率增高。

（2）腹部检查：注意腹部形态、宫高、腹围、胎位是否正常，骨盆入口狭窄往往因头盆不称，胎头不易入盆导致胎位异常，如臀先露、肩先露。中骨盆狭窄影响已入盆的胎头内旋转，导致持续性枕横位、枕后位等。

3. 超声显像检查

可观察胎先露与骨盆的关系，还可测量胎头双顶径、胸径、腹径、股骨长度，预测胎儿体重，对判断能否顺利通过骨产道有意义。

4. 估计头盆关系

检查跨耻征可了解胎头衔接与否。具体方法：孕妇排空膀胱、仰卧，检查者将手放在孕妇耻骨联合上方，将浮动的胎头向盆腔方向压。若胎头低于耻骨联合前表面，则跨耻征阴性；若胎头平耻骨联合前表面，则跨耻征可疑阳性；若胎头高于耻骨联合前表面，则跨耻征阳性。出现跨耻征阳性的孕妇，应让其两腿曲起半卧位，再次检查胎头跨耻征，若转为阴性，则不是头盆不称，而是骨盆倾斜度异常。

5. 骨盆测量

（1）骨盆外测量：可间接反映真骨盆的大小。骶耻外径＜18cm为扁平骨盆；坐骨结节间径＜8cm，为漏斗骨盆；各径线＜正常值2cm或2cm以上为均小骨盆；两侧斜径及同侧直径相差＞1cm为偏斜骨盆。

（2）骨盆内测量：骨盆外测量异常者应作骨盆内测量。若对角径＜11.5cm，骶岬突出为扁平骨盆；若坐骨棘间径＜10cm，坐骨切迹宽度＜2横指，则为中骨盆平面狭窄；若坐骨结节间径与出口后矢状径之和＜15cm，则为骨盆出口平面狭窄。

（六）治疗

明确狭窄骨盆的类别和程度，了解胎位、胎儿大小、胎心、宫缩强度、宫颈扩张程度、破膜与否，结合年龄、产次、既往分娩史综合判断，决定分娩方式。

1. 骨盆入口平面狭窄的处理

（1）明显头盆不称（绝对性骨盆狭窄）：足月活胎不能经阴道分娩，临产后行剖宫产术结束分娩。

（2）轻度头盆不称（相对性骨盆狭窄）：严密监护下可试产2～4h，产程进展不顺利或伴胎儿窘迫，应及时行剖宫产术结束分娩。

2. 中骨盆平面狭窄的处理

胎头在中骨盆完成俯屈及内旋转动作，若中骨盆平面狭窄、胎头俯屈及内旋转受阻，易发生持续性枕横位或枕后位。临床表现为活跃期或第二产程延长及停滞、继发宫缩乏力。若宫口已开全、双顶径达坐骨棘水平以下、无明显头盆不称，可徒手回转胎头等待自然分娩或助产；若有明显头盆不称或出现胎儿窘迫征象，短时间又不能经阴道分娩者，应马上行剖宫产术。

3. 骨盆出口平面狭窄的处理

临产前对胎儿大小、头盆关系做充分估计，决定能否经阴道分娩。出口横径与后矢状径相加 >15cm，多数可经阴道分娩。如需助产时，应做较大的会阴切开，以免会阴严重撕裂；坐骨结节间径与出口后矢状径之和 <15cm，足月活胎不易经阴道分娩，应做剖宫产术。

4. 骨盆 3 个平面狭窄的处理

均小骨盆若胎儿估计不大，胎位正常，头盆相称，宫缩好，可以试产。若胎儿较大，有头盆不称应尽早行剖宫产术。

5. 畸形骨盆的处理

根据畸形骨盆种类、狭窄程度、胎儿大小等综合分析，若畸形严重、明显头盆不称，宜及时行剖宫产术。

二、软产道异常

软产道包括子宫下段、宫颈、阴道及骨盆底软组织构成的弯曲管道。软产道异常所致的难产少见，易被忽视。诊断及治疗如下。

（一）外阴异常

1. 外阴水肿

严重贫血、重度子痫前期、慢性肾炎、心脏病等孕妇，在有全身水肿的同时，常有外阴严重水肿。分娩时阻碍胎先露下降，易造成组织损伤和愈合不良。产前要做综合处理，会阴部可用 50% 硫酸镁湿敷；产时需做预防性的会阴切开；产后加强局部护理。

2. 外阴瘢痕

外伤或炎症后瘢痕挛缩，导致外阴及阴道口狭小，影响胎先露下降。若瘢痕范围小，分娩时可作会阴切开；若瘢痕范围大，难以扩张者，应行剖宫产术。

3. 外阴静脉曲张

轻者可经阴道分娩，严重者可行剖宫产分娩。

（二）阴道异常

1. 阴道横隔

横隔多位于阴道上、中段，局部较坚韧，产时阻碍胎先露下降。分娩时，若横隔低且薄，可直视下自小孔处做 X 形切开，胎儿娩出后再切除剩余的隔，残端用肠线连续或扣锁缝合；若横隔高且厚，则需行剖宫产术分娩。

2. 阴道纵隔

阴道纵隔若伴有双子宫、双宫颈，位于一侧子宫内的胎儿，通过该侧阴道分娩时，纵隔被推向对侧，分娩多无影响；阴道纵隔发生于单宫颈时，若纵隔薄，胎先露下降时自行断裂，分娩无阻碍；若纵隔厚阻碍胎先露下降时，须在纵隔中间剪开，分娩结束后再切除剩余的隔，残端用肠线连续或扣锁缝合。

3. 阴道狭窄

药物腐蚀、手术感染导致阴道瘢痕挛缩形成阴道狭窄者，若狭窄位置低、程度轻，可做较大的会阴切开后经阴道分娩；若狭窄位置高、范围广，应行剖宫产术。

4. 阴道尖锐湿疣

妊娠期尖锐湿疣生长迅速，宜早期治疗。若病变范围广、体积大，可阻碍胎先露下降，且容易发生出血和感染。为预防新生儿患喉乳头状瘤宜行剖宫产术。

5. 阴道囊肿或肿瘤

阴道壁囊肿较大时，可阻碍胎先露下降，产时可先行囊肿穿刺抽出囊液，待产后再择期处理原有病变；若阴道壁肿瘤阻碍胎先露下降，又不能经阴道切除者，应行剖宫产术。

（三）宫颈异常

1. 宫颈外口黏合

临床较少见，多在分娩受阻时发现。若宫口为一小薄孔状，可用手指轻轻分离黏合处，宫口即可迅速开大；若黏合处厚且韧，需做宫颈切开术或选择剖宫产。

2. 宫颈水肿

多见于胎位或骨盆异常，宫口未开全、过早用腹部压力，使宫颈前唇受压水肿。轻者可抬高产妇臀部或向宫颈两侧注入0.5%利多卡因5~10mL，待宫口近开全时，用手将宫颈前唇上推越过胎头，即可经阴道分娩；若经以上处理无效或水肿严重，可行剖宫产术。

3. 宫颈坚韧

多见于高龄初产妇，宫颈弹性差或精神过度紧张使宫颈挛缩，临产后宫颈不易扩张。此时可静脉推注地西泮10mg或向宫颈两侧注入0.5%利多卡因5~10mL，若无效应行剖宫产术。

4. 宫颈瘢痕

多见于宫颈锥切术后、宫颈裂伤修补术后感染等，导致宫颈瘢痕形成。临产后虽宫缩很强，但宫口不扩张，此时不宜试产过久，应行剖宫产术。

5. 宫颈癌

因宫颈变硬而脆、弹性差，临产后不易扩张，若经阴道分娩有发生裂伤大出血及扩散等风险，故不宜经阴道分娩，而应行剖宫产术，术后行放疗。如为早期浸润癌，可先行剖宫产术，随即行广泛性子宫切除及盆腔淋巴结清扫术。

6. 宫颈肌瘤

位于子宫下段或宫颈的较大肌瘤，因阻碍胎先露下降需行剖宫产术；若肌瘤不阻塞产道可经阴道分娩，肌瘤待产后再做处理。

第三节　胎位异常

分娩时枕前位（正常胎位）约占90%，胎位异常仅占10%，其中胎头位置异常占6%~7%，是造成难产的常见原因之一。

一、持续性枕后位、枕横位

在分娩过程中，胎头以枕后位或枕横位衔接，在下降过程中，胎头枕部因强有力的宫缩绝大多数向前转135°或90°，转为枕前位而自然分娩。仅有5%~10%胎头枕骨持续不能转向前方，直至分娩后期仍然立于母体骨盆的后方或侧方，致使分娩发生困难，称为持续性枕后位或持续性枕横位（图6-2）。发生原因与骨盆异常、胎头俯屈不良、子宫收缩乏力、头盆不称等有关。

（一）诊断

1. 临床表现

临产后胎头衔接较晚，因胎先露部不能紧贴子宫下段及宫颈，常出现协调性子宫收缩乏力及宫颈扩张缓慢。枕后位时，因枕部压迫直肠，产妇自觉肛门坠胀及排便感，过早使用腹部压力导致宫颈前唇水肿和产妇疲劳，影响产程进展。持续性枕后位或持续性枕横位常出现活跃期延缓或第二产程延长。

2. 腹部检查

胎背偏向母体后方或侧方，对侧可明显触及胎儿肢体，胎心在脐下一侧偏外方。

3. 肛门检查或阴道检查

若为枕后位，检查时感到盆腔后部空虚，矢状缝位于骨盆斜径上；若为枕横位，则矢状缝位于骨盆横径上；根据前囟门、后囟门的方向和位置可判断胎方位。当胎头水肿、颅骨重叠、囟门触不清时，需行阴道检查胎儿耳郭和耳屏位置及方向确定胎位。如耳郭朝向骨盆后方则为枕后位；耳郭朝向骨盆侧方则为枕横位。阴道检查是确诊胎位异常必要的手段，其确定胎方位的准确率达80%~90%。

4. 超声显像检查

根据胎头颜面及枕部位置，能准确探清胎头位置以明确诊断。

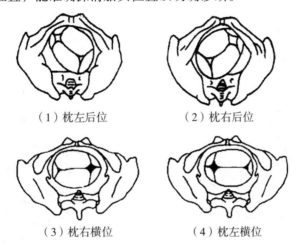

（1）枕左后位　　　　　　（2）枕右后位

（3）枕右横位　　　　　　（4）枕左横位

图6-2　持续性枕后位、枕横位

（二）治疗

持续性枕后位或持续性枕横位如无头盆不称时可以试产，但要密切观察胎头下降、宫口开张及胎心变化。

1. 第一产程

（1）潜伏期：保证产妇足够的营养和休息，如精神紧张、休息不好可肌内注射哌替啶100mg或地西泮10mg，对纠正不协调宫缩有良好效果。嘱产妇向胎腹方向侧卧，有利于胎头枕部转向前方。若宫缩欠佳，宜尽早静脉滴注缩宫素。

（2）活跃期：宫口开大3~4cm产程停滞，排除头盆不称可行人工破膜，使胎头下降压迫宫颈，起增强宫缩、促进胎头内旋转作用。若宫缩乏力，可静脉滴注缩宫素。经以上处理产程有进展则继续试产；若进展不理想（每小时宫口开大<1cm）或无进展时，应行剖宫产术。在试产中如出现胎儿宫内窘迫征象也应行剖宫产分娩。

2. 第二产程

产程进展缓慢，初产妇宫口开全近2h、经产妇已近1h，应行阴道检查了解骨盆及胎头情况。若胎头双顶径已达坐骨棘水平或更低时，可徒手转胎头至枕前位，从阴道自然分娩或阴道助产；如转枕前位困难可转为正枕后位，以产钳助产，此时需作较大的会阴切口，以免发生严重裂伤；若胎头位置较高，疑有头盆不称，需行剖宫产术，禁止使用中位产钳。

3. 第三产程

为防止发生产后出血，胎儿娩出后应立即静注或肌内注射缩宫素。有软产道裂伤者，应及时修补。凡行手术助产及有软产道裂伤者，产后应给予抗生素预防感染。新生儿应按高危儿处理。

二、胎头高直位

胎头呈不屈不仰姿势衔接于骨盆入口，其矢状缝与骨盆入口前后径一致，称胎头高直位。胎头枕骨靠近耻骨联合者为胎头高直前位，靠近骶岬者为胎头高直后位（图6-3）。头盆不称是发生胎头高直位的最常见原因。

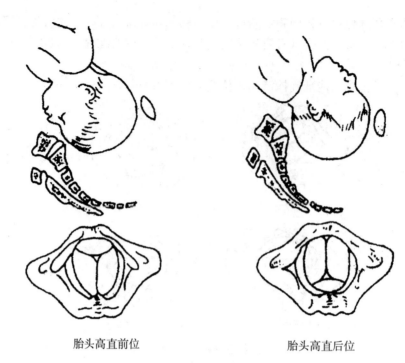

胎头高直前位   胎头高直后位

图 6-3　胎头高直位

（一）诊断

1. 临床表现

由于临产后胎头不俯屈，进入骨盆入口的胎头径线增大，使胎头迟迟不能衔接，导致宫口开张及先露下降缓慢，产程延长。其表现为活跃期延缓或停滞，胎头下降受阻。高直前位胎头入盆困难，一旦入盆后，产程进展顺利。高直后位胎头不能入盆，先露难以下降，即使宫口能开全，先露部仍停留在坐骨棘水平或水平以上。

2. 腹部检查

胎头高直前位时，胎背靠近腹前壁，不易触及胎儿肢体，胎心位置稍高，在近腹中线听得最清楚。胎头高直后位时，胎儿肢体靠近腹前壁，有时在耻骨联合上方可触及胎儿下颏。

3. 阴道检查

因胎头位置高，肛门检查不易查清，应做阴道检查。如发现胎头矢状缝与骨盆入口前后径一致，后囟门在耻骨联合后，前囟门在骶骨前，即为胎头高直前位；反之为胎头高直后位。前者产瘤在枕骨正中，后者产瘤在两顶骨之间。

4. 超声显像检查

可探清胎头双顶径与骨盆入口横径一致，胎头矢状缝与骨盆入口前后径一致。

（二）治疗

胎头高直前位时，若骨盆正常、胎儿不大、产力强，应给予充分试产机会。加强宫缩促使胎头俯屈，胎头转为枕前位后可经阴道自然分娩或阴道助产，若试产失败再行剖宫产术结束分娩。胎头高直后位因很难经阴道分娩，一经确诊应行剖宫产术。

三、前不均倾位

胎头以枕横位入盆时，胎头侧屈，以前顶骨先下降，矢状缝靠近骶岬为前不均倾位（图6-4）。发生前不均倾位的原因尚不清楚，可能与头盆不称、扁平骨盆及腹壁松弛有关。

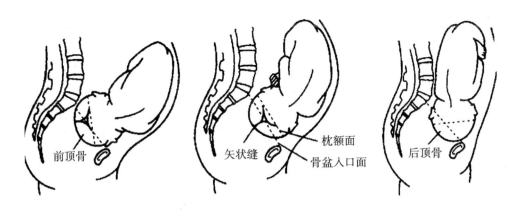

前顶骨　矢状缝　枕额面　后顶骨
骨盆入口面

图 6-4　前不均倾位

（一）诊断

1. 临床表现

常发生胎膜早破，胎头迟迟不衔接，因后顶骨被阻于骶岬之上，胎头难以衔接和下降，导致继发性宫缩乏力、活跃期停滞或产程延长，甚至出现血尿、宫颈水肿或先兆子宫破裂。由于胎头受压过久可出现产瘤和胎儿宫内窘迫。

2. 腹部检查

临产早期，在耻骨联合上方可扪到胎头前顶部。随着产程进展，胎头继续侧屈使胎头与胎肩折叠于骨盆入口处，因胎头折叠于胎肩之后使胎肩高于耻骨联合平面，于耻骨联合上方只能触到一侧胎肩而触不到胎头，易误认为胎头已入盆。

3. 阴道检查

胎头矢状缝在骨盆入口横径上，向后移靠近骶岬。前顶骨紧嵌于耻骨联合后方，产瘤大部分位于前顶骨，因后顶骨的大部分尚在骶岬之上，致使盆腔后半部空虚。

（二）治疗

一旦确诊为前不均倾位，应尽快以剖宫产结束分娩。手术切开子宫下段时，应用力将胎肩往子宫方向推送，使胎头侧屈得到纠正，防止前臂脱出。极个别情况因胎儿小、骨盆宽大、宫缩强者，可通过前顶骨降至耻骨联合后，经侧屈后顶骨能滑过而入盆。

四、面先露

胎头枕部与背部接触，胎头呈极度仰伸姿势通过产道，以面部为先露时称为面先露（图 6-5）。

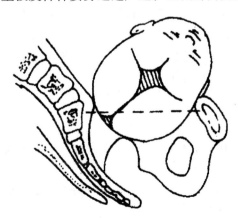

图 6-5　面先露

面先露以颏骨为指示点，有颏左前、颏左横、颏左后、颏右前、颏右横、颏右后 6 种胎方位。其中以颏左前、颏右后多见，且经产妇多于初产妇。发病原因与骨盆狭窄、头盆不称、腹壁松弛、胎儿畸形等有关。

（一）诊断

1. 临床表现

胎头迟迟不能入盆，先露部不能紧贴子宫下段及宫颈，常引起继发性宫缩乏力，导致产程延长。可表现为潜伏期延长、活跃期延长或停滞。颏后位导致梗阻性难产，可出现子宫破裂征象。由于胎头受压过久，可引起胎儿宫内窘迫。

2. 腹部检查

因胎头极度仰伸入盆受阻，胎体伸直，宫底位置较高。颏前位时，胎头轮廓不清；在孕妇腹前壁容易扪及胎儿肢体，胎心在胎儿肢体侧的下腹部听得清楚。颏后位时，于耻骨联合上方可触及胎儿枕骨隆突与胎背之间有明显凹沟，胎心较遥远而弱。

3. 肛门及阴道检查

可触到高低不平、软硬不均的颜面部，若宫口开大时可触及胎儿口、鼻、颧骨及眼眶，并依据颏部所在位置确定其胎位。阴道检查确定面先露时须与臀先露、无脑儿相鉴别。

4. 超声显像检查

可以明确面先露并能探清胎位。

（二）治疗

颏前位时，若无头盆不称，产力良好，有可能自然分娩；若出现继发性宫缩乏力，第二产程延长，可用产钳助产，但会阴切开要足够大。若有头盆不称或出现胎儿窘迫征象，应行剖宫产术。持续性颏后位时，难以经阴道分娩，应行剖宫产术结束分娩。若胎儿畸形，无论颏前位或颏后位，均应在宫口开全后行穿颅术结束分娩。颏横位若能转成颏前位，可以经阴道分娩；持续性颏横位应行剖宫产结束分娩。由于头、面部受压过久，新生儿可出现颅内出血、颜面部肿胀，需加强护理，保持仰伸姿势数日之久。

五、臀位

臀位是最常见的异常胎位，占妊娠足月分娩总数的3%~4%，经产妇多见。臀位易并发胎膜早破、脐带脱垂，分娩时后出胎头困难，导致围生儿死亡率较高，是枕先露的3~8倍。臀先露以骶骨为指示点，分骶左前、骶左横、骶左后、骶右前、骶右横、骶右后6种胎方位。根据两下肢所取的姿势又分为以下3种。

（1）单臀先露或腿直臀先露：胎儿双髋关节屈曲，双膝关节伸直，以臀部为先露，最多见。

（2）完全臀先露或混合臀先露：胎儿双髋及膝关节均屈曲，以臀部和双足为先露，较多见。

（3）不完全臀先露：以一足或双足、一膝或双膝或一足一膝为先露，较少见。

臀先露对产妇易引起胎膜早破或继发性宫缩乏力，使产后出血与产褥感染的机会增多，若宫口未开全而强行牵拉，容易造成宫颈撕裂甚至延及子宫下段；对胎儿易致脐带脱垂、胎儿窘迫或死产；新生儿窒息、臀丛神经损伤及颅内出血发生率增加。

（一）诊断

1. 临床表现

腹部检查在孕妇肋下触及圆而硬的胎头；因宫缩乏力致宫颈扩张缓慢，产程延长。

2. 腹部检查

子宫呈横椭圆形，宫底部可触及圆而硬、有浮球感的胎头，耻骨联合上方可触到圆而软、形状不规则的胎臀，胎心在脐左（右）上方最清楚。

3. 肛门及阴道检查

可触及胎臀或胎足，应与颜面部、胎手相鉴别。注意有无脐带脱垂。

N

4. 超声显像检查

能准确探清臀先露类型以及胎儿大小、胎头姿势等。

（二）治疗

1. 妊娠期

妊娠 30 周前，多能自行转为头先露；30 周后仍为臀先露应予矫正。常用方法有胸膝卧位、激光照射或艾灸至阴穴，外倒转术慎用。

2. 分娩期

剖宫产指征：狭窄骨盆、软产道异常、胎儿体重大于 3 500g、胎儿窘迫、胎膜早破、脐带脱垂、妊娠并发症、高龄初产、有难产史、不完全臀先露等。

决定经阴道分娩的处理如下。

（1）第一产程：产妇侧卧，少做肛门检查，不灌肠。一旦破膜，立即听胎心，了解有无脐带脱垂，监测胎心。当宫口开大 4～5cm 时，使用"堵"外阴方法，待宫口及阴道充分扩张后才让胎臀娩出。在"堵"的过程中，每隔 10～15min 听胎心一次，并注意宫口是否开全。宫口已开全再堵易引起胎儿窘迫或子宫破裂。宫口近开全时，要做好接产和抢救新生儿窒息的准备。

（2）第二产程：初产妇做会阴侧切术。分娩方式有 3 种：①自然分娩，胎儿自然娩出，不做任何牵拉，极少见。②臀助产术，当胎臀自然娩出至脐部后，胎肩及后出胎头由接产者协助娩出。脐部娩出后，一般应在 2～3min 娩出胎头，最长不能超过 8min。③臀牵引术，胎儿全部由接产者牵拉娩出，此种手术对胎儿损伤大（图6-6）。

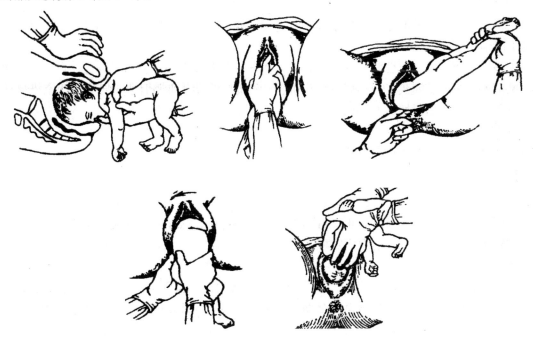

图6-6　臀牵引术

（3）第三产程：使用缩宫素，防止产后出血。有软产道损伤者，应及时检查并缝合，予抗生素预防感染。

六、肩先露

胎体横卧于骨盆入口之上，先露部为肩，称为肩先露（图6-7）。其是对母儿最不利的胎位。除死胎或早产儿胎体可折叠娩出外，足月活胎不能经阴道娩出。若处理不当，易造成子宫破裂，甚至危及母儿生命。

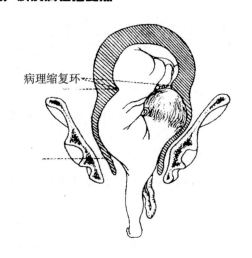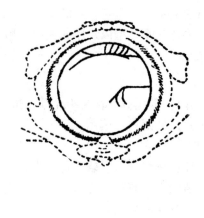

图 6-7　肩先露

（一）诊断

1. 临床表现

易发生宫缩乏力、胎膜早破。破膜后容易发生脐带脱垂和胎儿上肢脱出，导致胎儿窘迫甚至死亡。随着子宫收缩增强，子宫上段越来越厚，下段被动扩张越来越薄，上下段肌壁厚薄相差悬殊，形成环状凹陷，出现病理性缩复环，是子宫破裂的先兆，若不及时处理，将发生子宫破裂。

2. 腹部检查

子宫呈横椭圆形，耻骨联合上方较空虚，在母体一侧触及胎头。胎心在脐周两侧最清楚。

3. 肛门及阴道检查

胎膜未破、先露高浮者，肛门检查不易触及先露部；若胎膜已破、宫口已开张，阴道检查可触及胎肩锁骨、腋窝或肋骨，腋窝尖指向胎肩及胎头位置，据此决定胎头在母体左侧或右侧。若胎手已脱出阴道口外，可用握手法鉴别是胎儿左手或右手。

4. 超声显像检查

能清楚地确定肩先露及具体胎方位。

（二）治疗

1. 妊娠期

妊娠后期发现肩先露应予及时矫正，常用方法有胸膝卧位、激光照射或艾灸至阴穴。上述方法无效可试行外倒转术，转成头位后，包腹固定胎头。

2. 分娩期

足月活胎，应于临产前行剖宫产术。经产妇，足月活胎，宫口开大 5cm 以上，胎膜已破羊水未流尽，可全身麻醉下行内倒转术，待宫口开全助产。出现先兆子宫破裂或子宫破裂征象，无论胎儿死活均应立即行剖宫产术。胎儿已死，无先兆子宫破裂征象，若宫口近开全，可全身麻醉下行断头术或碎胎术。术后常规检查子宫下段、宫颈及阴道有无裂伤，若有裂伤应及时缝合，注意产后出血及感染。

七、复合先露

胎先露部（胎头或胎臀）伴有肢体同时进入骨盆入口，称为复合先露。临床以一手或一前臂随胎头脱出常见。发生原因与胎先露部不能完全填充骨盆入口，先露部周围有空隙有关。

（一）诊断

产程进展缓慢，阴道检查发现胎先露旁有肢体而确诊。

（二）治疗

首先应检查有无头盆不称。如无头盆不称，可让产妇向肢体脱出的对侧侧卧，有利于肢体自然回缩。若脱出肢体与胎头已入盆，可待宫口近开全或开全后上推肢体，使胎头下降后自然分娩或产钳助产。如有头盆不称或伴有胎儿窘迫征象，应尽快行剖宫产术。

第四节　难产的诊断与处理

决定分娩的四大因素是产力、产道、胎儿及精神心理因素，其中任何一个或几个因素异常即可能导致分娩进程受阻而发生难产。常发生于头先露的难产，称为头位难产。随着妇幼保健工作的开展，臀先露、横位的发生率大大减少，致头位难产在难产中所占的比例增加。据 1980 年全国 15 个单位协作调查，头位难产占分娩总数的 12.56%，占难产总数的 69.12%。周溶等报道，1987～1997 年头位分娩占分娩总数的 97.02%，头位难产占分娩总数的 15.70%，占难产总数的 83.62%。难产尤其头位难产若处理不当，可给母儿带来严重危害。因此，产科工作者应当综合分析决定分娩的四大因素，及时正确地诊断难产并给予恰当的处理，防止母儿并发症的发生。

一、难产的因素及其相互间的关系

导致难产的因素虽不外影响分娩的产力、产道与胎儿三方面的异常，但这三方面又各有不同情况造成的不同影响，如产力异常方面有原发性子宫收缩乏力与继发性子宫收缩乏力，产道方面有骨产道异常与软产道异常，胎儿方面不仅有发育方面的异常（包括过度发育与畸形），还有胎位方面的异常。所有这些异常既可以单独存在，又可以相互影响，其影响不仅可以发生于几种异常之间，如胎儿发育异常与骨盆异常等，也可发生于正常与异常之间，如胎儿发育正常与重度骨盆狭窄等。更值得注意的是有些异常并不明显，如轻度骨盆狭窄、头位异常等，其诊断与处理的正确与否，往往建立于医生对此类情况的基本要领与定义的认识与熟悉，如必须了解轻、中、重度骨盆狭窄的区分标准，枕后位不同于持续性枕后位等。临床医、护、助产士不能明辨影响分娩因素的正常与异常界限而诊治失当，主要就是因为对所遇情况的基本概念与定义认识与熟悉不足，所以对难产因素及其相互之间关系的判断尤为重要。

二、头位难产的诊断

明显的胎儿发育异常、胎头位置异常及骨盆狭窄常在临产前容易发现，而临界性异常（如骨盆临界狭窄）及产力异常往往在临产后出现分娩受阻，需要耐心细致地观察产程。善于发现早期异常表现，才能进行及时的诊断及正确的处理。

（一）病史

仔细询问产妇既往内科、外科病史，以及是否有佝偻病、骨质软化症、脊髓灰质炎、严重的胸廓或脊柱变形、骨盆骨折病史，是否有剖宫产、阴道手术助产，是否反复发生臀先露或横位，有无死胎、死产、新生儿产伤等病史。

（二）全面检查产妇情况

了解产妇思想状态，以及对妊娠及分娩的认识。全身体检特别要注意心、肺、肝、肾等重要器官情况，测量血压、脉搏、呼吸、体温，了解有无妊娠并发症和内、外科并发症，有无脱水、酸中毒，以及排尿、排便情况。若仅注意产科情况而忽略产妇全身情况常会造成诊断和处理上的重大失误，给母儿带来严重危害，故应引起产科医务人员的高度重视。

（三）仔细检查产科情况

1. 产道

临产前应仔细检查孕妇产道包括骨产道和软产道是否有明显异常，以决定行选择性剖宫产或经阴道试产。凌萝达等按骨盆狭窄程度进行评分，临界性骨盆狭窄可经阴道试产，但应严密观察在良好宫缩情况下的产程进展，根据分娩进展情况决定处理措施。

2. 胎儿

临产前应尽量准确估计胎儿体重，除了测量宫高、腹围外，还应做 B 超测量胎儿径线（如双顶径、头围、腹围、股骨长、肱骨软组织厚度等），尽量使估计的胎儿体重准确一些。产程中注意观察胎头下降情况及胎方位情况，还应加强胎儿监护，及时正确诊断胎儿窘迫。

3. 产力

分娩中产力多数表现正常。但若有胎头位置异常、胎儿过大、羊水过多及骨盆异常，以及某些软产道异常也可影响子宫收缩力。此外，精神因素的影响也不容忽视。

子宫收缩力可根据腹部扪诊或宫缩检测仪了解的宫缩频率、宫缩持续时间、宫缩强弱及宫缩有效强度而分为强、中、弱三等，"强"指正常的强宫缩，为有效宫缩，与宫缩虽强而无效的强直性宫缩不同；"中"为一般正常宫缩；"弱"指微弱宫缩，包括原发性、继发性宫缩乏力及宫缩不协调等效能差或无效的子宫收缩。

（四）头位分娩评分的临床应用

1978 年，凌萝达提出头位分娩评分法，是将骨盆大小、胎儿体重、胎头位置及产力强弱 4 项评分相加综合判断，以帮助助产者决定处理时参考。4 项评分总和≥13 分者为正常，≥10 分者可以试产。

凌萝达的研究表明，头位分娩评分总分 10 分为头位难产分娩方式的一个分界线。10 分中剖宫产占 59.5%，11 分中剖宫产只有 6.1%，12 分以上基本都可经阴道分娩。可见 10 分及 10 分以下者多考虑剖宫产分娩。

若产妇尚未临产，则根据骨盆大小及胎儿体重两项评分之和（头盆评分）进行判断，头盆评分≥8 分者为头盆相称，6~7 分为轻微头盆不称，≤5 分为严重头盆不称。头盆评分≥6 分可以试产，评分 5 分者若系骨盆入口问题可予以短期试产，否则以剖宫产为宜。

（五）产程图监测分娩进展

20 世纪 50 年代 Friedman 提出以产程图监护产程，70 年代末国内开始应用简易产程图监测分娩进展。产程图可直接及时反映产程进展情况，适用于每位产妇的产程监测。当出现产程图异常如宫颈扩张或胎头下降延缓或停滞时，应做进一步检查并进行综合分析，及时诊断头位难产。

三、处理

（一）选择性剖宫产

在临产前决定做选择性剖宫产并不容易，只有符合以下条件者予以考虑。

（1）足月妊娠具有绝对性狭窄骨盆或明显畸形、歪斜骨盆。

（2）胎头高直后位、颏后位、额先露等。

（3）头盆明显不称，头盆评分≤5 分者需做选择性剖宫产。然入口面头盆评分 5 分，枕前位，产力正常或强，总分仍可达到 10 分者，有经阴道分娩的可能，可以短期试产。但出口面若总评分为 10 分者，最好实行剖宫产。

（4）联体双胎、双头畸形在临产前即可经 X 线摄片或超声显像做出诊断，此类无存活可能的畸形即使予以毁胎也难经阴道娩出，而且可并发母体软产道严重损伤，多选择剖宫产，其目的是保护母体。若畸胎有存活可能者更应经剖宫产娩出。

（二）临产过程中考虑做剖宫产

（1）严重胎头位置异常如高直后位、枕横位中的前不均倾位、额位及颏后位，这些胎位往往在宫颈口扩张 3~5cm 后，经阴道检查证实。高直后位体征明确，一旦证实即可做剖宫产；但枕横位中的前不均倾位体征不如高直后位明确，有怀疑时尚需要观察一段时间，随着胎头继续侧屈，矢状缝继续后移，体征逐渐明确，诊断方能成立并选择剖宫产结束分娩；额位时也可观察一段时间，因额位有向面位及枕先露转化的可能，可短期试产，若持续于额位则需考虑剖宫产；颏后位时除非胎儿较小、产力强、胎头达盆底后有可能转成颏前位娩出，如持续于颏后位则需做剖宫产术。

（2）临产后产程停止进展，检查有明显头盆不称。

（3）经过积极处理宫颈始终未能开全。

（4）胎头始终未能衔接者，特别要警惕由于颅骨过分重叠及严重胎头水肿所造成的胎头业已衔接的假象。

子宫收缩乏力，经积极治疗后仍无进展。

（三）试产

除因绝对指征选择性剖宫产者外，头先露的初产妇一般均应试产，尤其骨盆入口面临界性或轻度狭窄更应给予充分试产的机会。试产过程中应有专人守护，严密观察产程进展。试产过程中严格按照产程图进行观察和处理非常重要。中骨盆及骨盆出口狭窄试产应特别慎重，若产程中处理不当，勉强经阴道助产分娩或阴道助产失败后再做剖宫产对母儿均极为不利，容易发生分娩并发症。因此，若发现中骨盆及骨盆出口狭窄，剖宫产指征应当适当放松。

1. 一般处理

应给产妇提供舒适的待产环境，减少对分娩的恐惧心理，消除精神紧张。注意改善产妇全身情况，对疲乏不能进食者，可静脉滴注 5% ~ 10% 葡萄糖溶液、维生素 B_6、维生素 C 或（和）电解质。产妇宜采用左侧卧位，以改善胎儿、胎盘循环，防止仰卧位低血压。产程中应随时排空膀胱，若出现尿潴留，应给予导尿并警惕发生滞产。

2. 产程图异常的处理

（1）潜伏期异常：有潜伏期延长倾向（超过正常平均值即 ≥8h）时应处理。首先应除外假临产，若确已临产可予以哌替啶 100mg 或地西泮 10mg 肌内注射，纠正不协调性子宫收缩，当宫缩协调后常可很快进入活跃期。若用镇静剂后宫缩无改善，可加用缩宫素，观察 2 ~ 4h 仍无进展，则应重新评估头盆关系，若有头盆不称应行剖宫产，以免延误处理导致滞产，危害母儿安全。

（2）活跃期宫颈扩张延缓或停滞：首先应做阴道检查了解骨盆情况及胎方位，若无明显头盆不称，可行人工破膜加强产力，促进产程进展。严重的胎头位置异常，如高直后位、前不均倾位、额位及颏后位等应立即行剖宫产术。若无头盆不称及无严重胎位异常，可用缩宫素加强宫缩，观察 2 ~ 4h 产程仍无进展或进展欠满意（宫颈扩张率 <1cm/h）应行剖宫产。

（3）胎头下降延缓或停滞：第一产程末或第二产程胎头下降延缓或停滞，提示胎头在中骨盆遇到阻力，应及时做阴道检查，了解中骨盆及出口情况，有无宫颈水肿，胎方位及胎头下降水平，胎头水肿及颅骨重叠情况。若无头盆不称或严重胎位异常，可用缩宫素加强宫缩；若为枕横位或枕后位可试行徒手将胎头转为枕前位，待胎头下降至 ≥ +3，宫颈开全后行产钳或胎头吸引器助产，若徒手转胎方位失败，胎头仍持续在 +2 以上，应行剖宫产术。

第七章

助产技术

第一节　待产辅助姿势与导乐陪伴分娩

一、待产辅助姿势

（一）仰卧位

1. 方式

产妇平躺在床上，两腿张开或弯曲，双脚平放床上，第一产程和第二产程可采取仰卧位。可依产妇需求调整床头的倾斜高度。世界卫生组织不推荐仰卧位作为主要待产及分娩体位。这种姿势不利于枕后位或枕横位转为枕前位，而且不能够充分利用重力作用，分娩时使用该体位使得产妇外阴损伤风险增大。

2. 优点

对产科处理（如阴道检查、阴道手术助产）及新生儿处理方便，适合医务人员的需要。

3. 缺点

（1）仰卧位时子宫压迫静脉，使流回心脏血液减少，造成仰卧位低血压，减少胎儿血氧供应，可能引起胎儿窘迫、产后出血增多。

（2）该体位使骨盆可塑性受限制，缩小骨盆径线，易造成头盆不称的假象，增加难产机会。

（3）该体位有对抗重力作用，因此胎儿娩出时需要产妇更加用力，容易使产妇更加乏力。

（4）使宫缩更加频繁，增加产妇不安和产痛。

基于上述原因，仰卧位分娩时继发性宫缩乏力和胎儿窘迫较坐位高，异常分娩也较多。所以仰卧位不是理想的分娩体位，从某种意义上说，仰卧位分娩主要是便于医护人员的操作需要，而不是产妇。

（二）侧躺位

1. 方式

产妇侧卧于床上，蜷缩背部，双臀和膝盖放松，陪伴者或产妇丈夫可以帮助产妇把一只脚抬起，两腿间垫一软垫，第一产程和第二产程均可采取侧躺位。这种姿势所受重力作用虽然不大，但对于疲劳的产妇来说容易得到休息。

2. 优点

（1）该体位使用镇痛药物时比较安全。

（2）对抗重力（在第一产程或第二产程，产程进展速度较快时采用）。

（3）能使会阴放松，减少静脉受压，以及防止仰卧位可能引发的胎儿窘迫和产后出血增多。

（4）对高血压产妇有辅助作用，特别是左侧卧位。

（5）在第二产程，避免对孕妇骶骨产生压力，当胎儿下降时有利于骶骨向骨盆后方移位。

（6）有利于枕后位胎儿旋转。

3. 缺点

若采用此体位分娩，对医护人员（接生者）而言，不便于接生操作及会阴保护。

（三）支撑式前倾跪位

1. 方式

在床上或地板上放几个松软的垫子，产妇跪在垫子或床上，两腿分开，前倾趴在床被、椅座、分娩球或其他支撑物上，陪护者或产妇丈夫用双手不断地抚摸产妇的后背，可以减轻产痛引起的腰酸背痛，使产妇感到舒适一些，特别是胎儿的面部朝向产妇的腹部时，在第一产程和第二产程时采用（图7-1）。

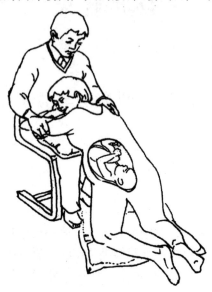

图7-1 支撑式前倾跪位待产

2. 优点

（1）有助于重力优势，校正胎轴，使胎轴与骨盆入口一致。

（2）与侧卧位、仰卧位、坐位相比，更能增大骨盆入口。

（3）产妇易于运动，摇摆或摇晃臀部，缓解脐带受压。

（4）在臀位分娩时，与仰卧位分娩相比较，该体位有利于胎儿顺利分娩。

3. 缺点

（1）产妇可能会比较累，膝盖所承受的重力较大，时间过长容易造成膝盖疼痛。

（2）该体位不适于硬膜外镇痛和镇静药后使用。

（四）蹲坐位

1. 方式

产妇由站位变蹲坐位，双脚平放在地板或床上，同时有同伴或栏杆的协助，或有其他方法来维持身体平衡。主要在第二产程和产妇感觉该体位舒适的时候采用。蹲坐位是最好的一种临产姿势，可增加坐骨结节间径，从而增大骨盆出口径线，并且利用地心引力帮助胎儿娩出。在从第一产程向第二产程进入时，产妇采用该体位，产妇丈夫及其他陪护者分别站在床的两旁，产妇把自己的双臂搭靠在其丈夫及其他陪护者的颈肩上，这种由别人支撑的蹲坐姿势，可以使产妇感到舒服一些（图7-2）。

2. 优点

（1）有效利用重力，增大骨盆出口径线。

（2）增加产妇用力欲望，促进胎儿下降，比水平位更加省力。

（3）产妇自由降低重心，减轻骶部疼痛，感觉更舒适。

（4）对于在第二产程中希望骨盆腔扩大，尤其是胎儿为枕前位，胎儿下降速度较缓慢者更为实用。

（5）产妇若采用蹲坐位分娩，产道宽度会最大，与仰卧位相比，产道横断面的面积可增加30%。

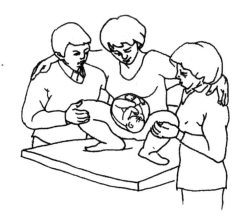

图 7-2　蹲坐位待产

3. 缺点

（1）踝关节受伤、分娩镇痛使得腿部运动神经或感觉神经阻滞不宜采用该体位。

（2）使用该体位用力时间较长易引起外阴及盆底肌肉水肿。

（五）站立位

1. 方式

产妇直立站着可行走，有人搀扶或手抓握栏杆、行走椅等，第一产程和第二产程可采用。

（1）在子宫收缩间歇时产妇分开两脚站立，双臂环抱住陪护者或其丈夫的颈部，头部靠在其肩头，身体斜靠在其身上；陪护者或产妇丈夫支撑产妇的身体，双手环绕住产妇的腰部，给产妇的背部下方进行轻柔地按摩。

（2）在子宫收缩时产妇分开两脚站立，产妇将自己的身体背靠在其丈夫或陪护者的怀里，头部靠在其肩上，双手托住下腹部；陪护者或产妇丈夫的双手环绕住产妇的腹部，在鼓励产妇的同时，不断地与其身体一起晃动或一起走动（图7-3）。

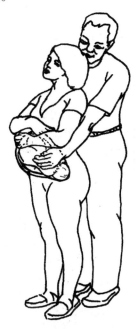

图 7-3　站立位待产

2. 优点

（1）直立姿势可充分利用重力作用，胎儿先露部直接压迫子宫下段的宫颈部，可反射地使子宫收缩强而有力，有效地缩短第二产程。

（2）胎儿重力与产道方向一致，有助于枕后位胎儿旋转。

3. 缺点

（1）该姿势产妇较累，容易发生腰部疲劳，劳累时可以改变为其他姿势。

（2）产妇久站后，会阴部容易发生水肿。

（3）有急产倾向及进程较快的产妇不应采用站立位分娩。

（六）手膝位

1. 方式

产妇双膝着地，身体向前倾屈，双手掌着地支撑自己，膝下垫一软垫。双腿分开一些，左右晃动臀部，有利于减轻产妇的腰骶部疼痛（图7-4）。

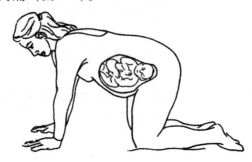

图7-4 手膝位待产

2. 优点

（1）第一产程晚期有助于宫颈前唇的消退，同时减轻骶部疼痛。

（2）可摇摆、爬行、摇晃，有助于枕后位胎儿旋转，增进产妇舒适感，缓解痔疮。

（3）解决胎心问题，尤其是脐带受压时，方便进行阴道检查。

（4）易于进行骶部按压和双臀挤压。

（5）此种姿势可促进骨盆腔内血液循环。

3. 缺点

（1）上臂可能很累。

（2）运用硬膜外镇痛或镇静药削弱产妇运动神经控制能力时不宜采用此体位。

（七）直立坐位

1. 方式

产妇上身垂直坐于床上、椅子上或凳子上。直立坐位是一种常见的分娩姿势，第一产程和第二产程可采用。在子宫收缩间歇期产妇可以采取直坐的姿势坐在床上，后背贴在有靠垫或者枕头的床背上，双腿屈起，双手放松地放在膝头上。保持颏部下垂，当向下用力时，两手抓在大腿背部放松并靠在后面的枕垫上。这样可以使产妇的腹部及腰部得到一些放松，还可以将胎儿的头向宫颈推进，让宫缩更有效（图7-5）。

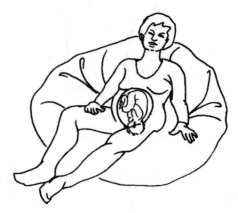

图7-5 直立坐位待产

2. 优点

（1）有利于借助重力，若有人提供支持帮助，会使疲劳的产妇得到休息。

（2）便于在肩部、骶部、下腹部冷热敷。

（3）能使产妇在摇椅或分娩球上晃动或摇摆身体。

3. 缺点

如果有隐形脐带脱垂，此体位可能会导致胎心率恶化。

（八）跨椅坐位

产妇面向椅背将两脚张开跨坐在椅子上，胸腹部靠在有柔软靠垫的椅背上，头部放松地搭在其上（图 7-6）。注意不要用有轮子的椅子，也不要过度使力前倾，以免摔倒。陪护者或产妇丈夫在产妇身后，一条腿跪蹲下去，并不断地用手按压产妇的腰部，这样可以缓解产妇腰部的疼痛。

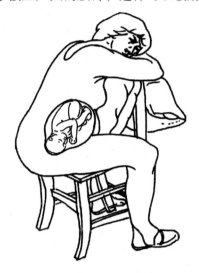

图 7-6　跨椅坐位待产

（九）拉绳

1. 方法

产妇平躺，双膝屈曲，双脚平放在床尾。绳子可环绕横栏或环绕床尾的栏杆（图 7-7）。宫缩开始时，产妇紧紧抓住绳子向上拉，同时仰头并向下用力，但产妇不能将自己拉起变为坐位，应该继续保持平躺，以最大限度地利用腹直肌力量。宫缩结束时，孕妇躺下休息。

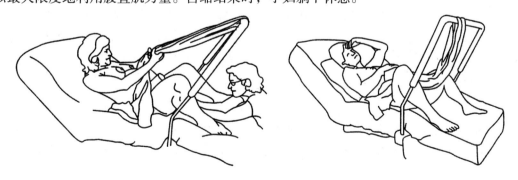

图 7-7　拉绳待产

2. 优点

能帮助产妇更有效地用力。

3. 缺点

（1）产妇用力时需克服重力作用，容易疲劳。

（2）可导致产妇仰卧位低血压而减少胎儿血氧供应。

（3）缩小骨盆径线，易产生头盆不称的错觉，阻碍枕后位或枕横位胎位旋转。

二、导乐陪伴分娩

导乐（Doula）是一希腊词，意为女性看护者，是指一位有生育经验或接生经验的妇女，在产时和产后给予孕妇、产妇持续生理上的支持、帮助及精神上的安慰、鼓励，使其顺利完成分娩过程。导乐是由 20 世纪 30 年代主张自然分娩的美国克劳斯医生（Dr. M. Klaus）倡导的，参照德国都柏林医院一对一护理的经验，改由受过训练的非医务人员妇女 Doula 来陪伴和支持母亲分娩，1993 年总结经验，出版了《Mothering the mothers》一书，介绍了导乐如何帮助产妇拥有一个更短、更容易、更健康的分娩过程。这就是导乐分娩的由来。

分娩本是自然的生理过程，但随着住院分娩的普及，医疗干预随之增加，形成了以医生或护士为主体的服务模式，忽视了对产妇心理、精神全面的支持和帮助，造成产妇过度紧张、恐惧，自信心下降，手术产率增高，产后出血率增高，母婴不良结局率增加等。据国内外文献报道和临床观察，导乐是产妇分娩时有力的支持系统，能给予产妇精神和心理上最大的支持帮助，是以产妇为中心的新型服务模式。

（一）适用对象

（1）自然分娩的孕妇、产妇。

（2）情绪紧张、恐惧及对自然分娩无信心的孕妇、产妇。

（二）方法

据国外专家介绍，在美国和英国的一些医院，凡是有生育经验、富有爱心、乐于助人的妇女均可担当导乐。导乐主要是采取产妇自愿选择的原则，产妇可选择亲密的家人，如母亲、丈夫，也可以选择熟悉的朋友、邻居等作为导乐人员，她们互相都非常熟悉和了解，有安全感，往往第一产程早期都在家待产，环境熟悉，自由体位，有利于产程进展。当宫口开大 2~3cm 后才到医院住院。导乐人员一直陪在产妇身边给予精神和心理上的鼓励支持，帮助产妇顺利度过分娩过程。

而国内导乐陪伴分娩在很多省市均开展，并且经过多年的实践，不断地变化和改进，目前国内开展的导乐陪伴分娩与国外仍有一定的差异，且各家医院实施情况也不一致。主要模式有"一对一"导乐分娩、"二对一"导乐分娩和"多对一"导乐分娩。"一对一"导乐分娩是产妇由 1 位有经验的助产士全程一对一陪伴，如重庆市妇幼保健院主要采用此模式；"二对一"导乐分娩是产妇由 1 位有经验的助产士及 1 名家属全程陪伴，如北京妇产医院、江西省妇幼保健院主要采用此模式；"多对一"导乐分娩由 1 名有经验的助产士、1 名有经验的妇产科医师、产妇丈夫及 1 位有自然分娩经验的亲友组成，如浙江省东阳市人民医院主要采用此模式。国内的导乐分娩目前多数只在临产开始或宫口开大 3cm 至产后 2h 提供服务。但也有医院在妊娠后期孕妇就自愿选择 1 名导乐人员，从产前检查开始彼此就接触、熟悉、了解，当孕妇临床住院后，就由该导乐人员一直陪伴在孕妇身边直到分娩结束回到母婴同室。

（三）实施过程

（1）病房及分娩室的环境宜温馨、舒适、宁静、使用合理和安全，并对产房和病房进行日常的清洁与定时的消毒。走廊墙壁一侧应有扶手栏和足够的空间供孕妇自由走动，提供选择不同体位时需要的椅子、靠垫、分娩球等。分娩室宜为单独房间，利于陪产和保护孕妇隐私。备有抢救的设施设备，保证临床使用。

（2）开展导乐陪伴分娩前应对导乐人员进行培训，了解导乐陪伴分娩的意义。培训包括理论和实践两部分，理论培训时重点加强分娩相关知识及妇女孕期、产时、分娩及产后期的生理心理和感情变化特征等内容。实践训练重点包括人际交流技巧、移情技巧、支持技巧、非药物镇痛技术等训练；同时根据产妇的经历不同、性格不同、需要不同，导乐人员要学会观察产妇的心理，了解产妇的需要，提供全方位支持，并在孕妇学校向孕妇及家属讲课，介绍分娩过程，让他们了解自然分娩的好处及剖宫产的近远期并发症，有导乐的陪伴，分娩经历并不可怕。在孕期就做好分娩时的心理及生理准备，有条件最好让孕妇在住院前先熟悉产科医务人员和产房环境。

（3）导乐人员要具备健康的身体和良好的心理素质，要有爱心、同情心和责任心，热爱导乐工作，能吃苦耐劳，具有支持和帮助孕妇度过难以忍受痛苦的能力，具有良好的人际交流和沟通技巧，给人以信赖感和安全感。针对产妇在产程中出现的焦虑、紧张、恐惧、怀疑等情绪进行全面评估，以及时了解产妇的身心情况和需要，并针对产妇的不同情况施行心理护理措施，做好解释、安抚、疏导工作，尊重产妇的个性，尽量满足产妇的需求，关怀和照顾产妇，让产妇以积极、健康的心态迎接分娩过程，降低风险，保证母婴健康。

（4）向孕妇提供健康知识教育是导乐人员的工作范畴，包括在孕妇学校向孕妇及其家属讲课，宣传分娩陪伴分娩知识，告知产妇分娩时应该注意的事项，使她们在孕期就做好分娩时的心理及生理准备，并接受导乐陪伴分娩方式。

（5）良好的人际交流和沟通是构建和谐医患关系的关键。导乐人员如何取得产妇的信任，必须从第一印象开始，一个人着装和修饰要大方合体，衣着整洁，给患者以安全和信任感；面部表情是情绪的主要线索，所以微笑是导乐的基本功；眼睛是心灵的窗户，目光的柔和、专注，给人以真诚和信赖；和蔼的态度、亲切的语言能拉近与产妇的距离，赢得信任和配合；关注产妇对事物的反应，尽快做出评判，针对不同性格的产妇，适时调整心态，做好解释、安抚、疏导工作；领悟和理解产妇的感受，学会复述产妇的问题，表示你在听、你在想办法；沟通语言尽量通俗易懂，多用大众化语言，少用产妇听不懂的医学术语；导乐人员可以通过姿态、动作拉近与产妇的距离，根据不同产程选择适当位置和距离。在第一产程，随着产程的进展和宫缩的加强产妇情绪会变得紧张、恐惧，导乐要持续给予精神和心理上的支持和帮助，鼓励产妇进食、进水，直到产妇采取自由体位、深呼吸，给予腰骶部、穴位的按摩，分散注意力，以降低产妇的痛阈；导乐是产妇与家属之间沟通的桥梁，应及时将产妇信息传递给家属，将家属的关心和鼓励反馈给产妇。在第二产程导乐可以与产妇亲密接触，宫缩间歇时头贴在产妇耳边鼓励支持，给予擦汗、喂水，发现产妇做得对时，给予表扬和鼓励，对产妇树立信心很有帮助，使产妇在后来更容易接受建议，告诉产妇怎么配合接生，使分娩尽快结束。结束分娩后要祝贺母亲顺利地完成分娩过程，让母亲早接触、早吸吮，在产房观察 2h 送回母婴同室，与产妇进行友好告别。

总之，根据文献报道及临床实践，导乐陪伴分娩给予产妇的心理安慰及情感支持，有助于减轻产妇心理压力，消除焦虑、恐惧情绪，增强分娩信心，缩短产程，降低剖宫产率，降低胎儿窘迫及新生儿窒息率，减少产后出血，增强产妇及家属满意度，提高母乳喂养成功率，是产时服务的一项适宜技术，有利于提高产科质量，保证母婴安全。

第二节　缩宫素应用

缩宫素是由下丘脑分泌，储存于神经垂体中的一种激素，其重要作用是选择性兴奋子宫平滑肌，可促进宫颈成熟、增强子宫收缩力及收缩频率，故临床上广泛应用于妊娠晚期引产及产程中加强宫缩，以及在产后促进子宫收缩，减少产后出血发生率。

一、适应证

1. 母体方面

（1）妊娠期高血压：轻度、重度子痫前期胎儿已成熟，或重度子痫前期经非手术治疗效果不明显或病情恶化，子痫控制后 24h 无产兆，并具备阴道分娩条件者。

（2）妊娠期并发症：妊娠并发慢性高血压、慢性肾小球肾炎、肾盂肾炎反复发作、糖尿病等，需提前终止妊娠。

（3）胎膜早破：孕周≥36 周，胎儿已成熟，24h 未自然临产者。

（4）绒毛羊膜炎：继续妊娠可能造成胎儿宫内感染。

（5）延期或过期妊娠：妊娠达 41 周以上，生化或生物物理监测指标提示胎儿胎盘功能不良或妊娠达 42 周。

（6）有潜伏期延长趋势，潜伏期超过 8h，经过休息后排除不协调宫缩和头盆不称者。

（7）活跃期继发宫缩乏力者（排除头盆不称）。

（8）新生儿娩出后促进子宫收缩，减少产后出血。

2. 胎儿方面

（1）胎儿宫内环境不良：继续妊娠会对胎儿造成危害，甚至随时有胎死宫内之可能，相对宫外环境比宫内环境更有利于新生儿的存活。这种情况包括：严重的胎儿生长受限，母儿血型不合，胎儿水肿，羊水过少，可疑胎儿宫内窘迫。

（2）胎死宫内及胎儿畸形。

二、禁忌证

1. 绝对禁忌证

（1）有子宫手术史，包括古典式剖宫产、子宫整形术、子宫穿孔修补术等，此外还有因肌瘤较大、数目较多，子宫肌瘤剜除术透过内膜进入宫腔的情况。

（2）前置胎盘（尤其是中央性前置胎盘）或前置血管。

（3）绝对或相对头盆不称及胎位异常，不能经阴道分娩者。

（4）胎儿不能耐受阴道分娩负荷者（严重胎儿胎盘功能不良）。

（5）孕妇不能耐受阴道分娩负荷，如心力衰竭、重型肝肾疾病、重度先兆子痫并发脏器损伤。

（6）脐带隐性脱垂。

（7）软产道异常，包括宫颈浸润癌、宫颈水肿、产道梗阻等。

（8）某些生殖感染性疾病（如疱疹感染急性期、HPV 感染等）。

（9）骨盆结构畸形。

（10）对引产药物过敏者。

2. 相对禁忌证

（1）子宫下段横切口剖宫产史。

（2）臀位。

（3）羊水过多。

（4）双胎及多胎妊娠。

（5）经产妇分娩次数≥5 次者。

（6）孕妇有心脏病或重度高血压。

三、应用前准备

（1）严格把握使用指征。

（2）仔细核对预产期，防止人为的早产和不必要的引产。

（3）判断胎儿成熟度：如果胎肺尚未成熟，如情况许可，尽可能先促进胎肺成熟，再引产。

（4）详细检查骨盆大小及形态、胎儿大小、胎位、胎头是否入盆、头盆是否相称，排除阴道分娩禁忌证。

（5）对高危妊娠孕妇在引产前应常规胎心监测、B 超检查胎儿状态和羊水情况，必要时生物物理评分，以了解胎儿胎盘储备功能、胎儿能否耐受经阴道分娩。

（6）妊娠并发内科疾病，在引产前，需请内科医师会诊，充分估计孕妇原发病严重程度及阴道分娩风险，并进行相应检查，制订详细防治预案。

（7）向孕妇解释引产的指征和方式，获得其知情同意。

（8）引产医师应熟练掌握各种引产方法及其并发症的早期诊断和处理，要严密观察产程，做好详细记录，引产期间需配备阴道助产及剖宫产手术所需的人员和设备。

（9）宫颈成熟度的评价：目前公认的评估宫颈成熟度常用的方法是 BISHOP 评分法。评分≤4 分提示宫颈不成熟，需促宫颈成熟。评分≥7 分提示宫颈成熟。评分越高，宫颈越成熟，引产成功率越高。0~3 分引产不易成功，4~6 分成功率仅 50%，7~8 分成功率 80%，评分≥8 分者，引产成功率与经阴道分娩自然临产结果相似。

四、应用方法

（1）持续性小剂量静脉滴注缩宫素为安全常用的引产方法，但在宫颈不成熟时，引产效果不好。其特点是：可随时调整用药剂量，保持生理水平的有效宫缩，一旦发生异常可随时停药，缩宫素作用时间短，半衰期为 1~6min（平均 3min）。

（2）静脉滴注药的配制方法：应先用 0.9% 氯化钠溶液 500mL，用 7 号针头行静脉滴注，根据用药目的调整好输液滴速（引产或催产），然后再向 0.9% 氯化钠溶液中加入 2.5U 缩宫素，将药液摇匀后继续滴入。切忌先将 2.5U 缩宫素溶于 0.9% 氯化钠溶液中直接穿刺行静脉滴注，因此法可能在短时间内使过多的缩宫素进入体内，对母儿不安全。

（3）缩宫素引产方法：因缩宫素个体敏感度差异极大，静脉滴注缩宫素应从小剂量开始循序增量，起始剂量为 2.5U 缩宫素溶于 0.9% 氯化钠溶液 500mL 中即 0.5% 缩宫素浓度，以 20 滴/mL 计算相当每滴生理盐水液中含缩宫素 0.25mU。从 10 滴/min，即 2.5mU 开始，根据宫缩、胎心情况调整滴速，一般每隔 30min 调整 1 次。静脉滴注缩宫素推荐使用低剂量，最好使用输液泵。起始剂量为 2.5mU/min 开始，根据宫缩调整滴速，一般每隔 30min 调整 1 次。①等差方法：即从 2.5mU/min→5.0mU/min→7.5mU/min 直到出现有效宫缩。②等比方法：即从 2.5mU/min→5.0mU/min→10mU/min，直到出现有效宫缩。有效宫缩的判定标准为 10min 内出现 3 次宫缩，每次宫缩持续 30~60s，子宫收缩压力达 6.67~8.0kPa（50~60mmHg），伴有宫口扩张。最大滴速一般不得超过 10mU/min（即 40 滴/min），如达到最大滴速，仍不出现有效宫缩可增加缩宫素浓度。增加浓度的方法是以 0.9% 氯化钠溶液中尚余毫升数计算，一般 100mL 生理盐水中再加 0.5U 缩宫素便成 1% 缩宫素浓度（或以 0.9% 氯化钠溶液 500mL 中加 5U 缩宫素即 1% 的缩宫素浓度），相当于液体含 10mU/mL 缩宫素，先将滴速减半，再根据宫缩情况进行调整，增加浓度后，最大增至 20mU/min，原则上不再增加滴数和浓度，因为高浓度或高滴速缩宫素滴注，有可能引起子宫过强收缩而诱发胎儿窘迫、羊水栓塞甚至子宫破裂。

（4）缩宫素催产的方法：适用于协调性宫缩乏力、宫口扩张≥3cm、胎心良好、胎位正常、头盆相称者。原则是以最小浓度获得最佳宫缩，一般将缩宫素 2.5U 加于 0.9% 氯化钠溶液 500mL 中，使每滴液体含缩宫素 0.33mU（每毫升 15 滴计算），从 4~5 滴/min 即 1~2mU/min 开始，根据宫缩强弱进行调整，调整间隔为 15~30min，每次增加 1~2mU/min 为宜。最大给药剂量通常不超过 20mU/min（60 滴/min），维持宫缩时宫腔内压力达 50~60mmHg，宫缩间隔 2~3min，持续 40~60s。对于不敏感者，可酌情增加缩宫素剂量。

五、使用中管理与注意事项

（1）美国妇产科学院建议，应用缩宫素时对胎心率和宫缩的监测应该同高危妊娠一样受重视。在缩宫素使用中应有医师或助产士在床旁守护，监测宫缩、胎心、血压、羊水性状（如已破膜）及产程进展等情况。评估宫缩强度的方法有 3 种：①触诊子宫。②电子胎儿监护。③宫腔内导管测量子宫收缩力，计算 Montevideo 单位（MU），MU 的计算是将 10min 内每次宫缩产生的压力（mmHg）相加而得，假如 10min 内有 4 次宫缩，每次宫缩的压力分别为 52mmHg、57mmHg、48mmHg 和 60mmHg，则宫缩强度为 217MU。一般临产时宫缩强度为 80~120MU，活跃期宫缩强度为 200~250MU，应用缩宫素促进宫缩时必须达到 200~300MU 时，才能引起有效宫缩。若 10min 内宫缩≥5 次或 15min 内有超过 7 次宫缩，或宫缩持续 1min 以上或胎心率异常，应立即停止滴注缩宫素。外源性的缩宫素在母体血中的半衰期为 1~6min，故停药后能迅速好转，必要时加用镇静药和抑制宫缩的药物。若发现血压升高，应减慢滴注速度。如已破膜应观察羊水性状。

（2）警惕过敏反应。

（3）缩宫素避免肌内、皮下穴位注射及鼻黏膜用药。

（4）缩宫素引产与缩宫目的不同，切不可混为一谈，连在一起使用缩宫素可导致胎儿宫内窒息，甚至死产的恶果。

（5）引产时缩宫素使用剂量小，可延长使用时间，但也以用完 1 000mL 溶液为限。待诱发有效宫缩成功后，宫颈开始扩张，即应减量或停用。

（6）如产妇正式临产后，引产目的已达到，就应逐渐停止使用，切不可在产程中继续使用，除非出现继发性子宫收缩乏力再考虑使用。

（7）用于产程早期时，待产程进展正常后也应减量或停用。在产程中使用时最好不要超过 2～3h。因缩宫素所导致的子宫收缩与生理性子宫收缩不完全一样，收缩过后子宫不能完全放松，久而久之影响胎儿循环导致胎儿宫内窒息。

（8）宫口开大 2～3cm，发现潜伏期延长，需用缩宫素时，首先行人工破膜，同时了解羊水情况，根据情况观察 1～2h，再决定是否静脉滴注缩宫素。

（9）活跃期继发宫缩乏力者（排除头盆不称）。使用缩宫素的目的就是催产。方法为缩宫素 2.5U +0.9% 氯化钠溶液 500mL，4～5 滴/min 开始，每 15～30min 增加 1～2 滴/min，根据宫缩调整滴速，待产程进展正常后方可停药。

（10）宫口扩张速度不但与宫缩强度和频率有关，也取决于宫颈本身条件，当宫颈质硬、宫颈厚或水肿时，增加缩宫素用量是无效的。应配合应用降低宫颈肌张力及解除痉挛的药物，才能使产程进展。在调整缩宫素用量的同时，静脉推注地西泮 10mg 可使宫颈平滑肌松弛，提高宫颈顺应性，同时与缩宫素产生协同作用更有利于产程进展。

（11）若出现宫缩过强、过频，过度刺激综合征，胎儿窘迫及梗阻性分娩，子宫先兆破裂，羊水栓塞等证候，应：①立即停止药物使用。②立即左侧卧位、吸氧、静脉输液（不含缩宫素）。③静脉给予子宫松弛药，如 25% 硫酸镁液 20mL 加入 5% 葡萄糖溶液 100mL 静脉快滴 30min 滴完，然后硫酸镁 15g 加入 5% 葡萄糖溶液 500mL 静脉滴注，1～2g/h 即维持 25 滴/min 滴速。④立即行阴道检查，了解产程进展，未破膜者给予人工破膜，观察羊水有无胎粪污染及其程度。⑤经上述综合处理，尚不能消除其不良因素，短期内又无阴道分娩可能，或病情危重，为保母子平安应迅速选用剖宫产终止妊娠。

（12）引产失败：缩宫素引产成功率与宫颈成熟度、孕周、胎先露高低有关，如连续使用 2～3d 仍无效，应改用其他方法引产。

（13）在胎儿肩娩出 1min 内触摸检查腹部以除外多胎，肌内注射缩宫素 10U。

（14）预防性应用缩宫素可有效减少产后出血的发生率。用法：10U 肌层或宫颈注射，以后 10～20U 加入 500～1 000mL 晶体液静脉滴注，给药速度根据患者反应调整，常规速度 250mL/h，约 80mU/min。但由于缩宫素的半衰期较短，需要持续静脉滴注以维持药效。近年来，卡贝缩宫素越来越多地被用于防止产后出血，其优点在于半衰期是缩宫素的 4～10 倍，并可以单剂量静脉注射，与缩宫素相比更加安全和耐受。

（15）由于缩宫素有抗利尿作用，当用量≥20mU/min 时，肾脏对水的重吸收增加，大量液体的输入可引起水中毒，导致抽搐、昏迷，甚至死亡。

第三节　阴道、肛门检查与阴道窥器使用

一、阴道检查

每位临产产妇都应该进行个体化评估和护理，根据她的需求评估产程进展，意味着不能预先制订产程中的检查次数和间隔时间，或依据相关规章进行检查，当有必要并得到产妇理解和同意后，才能进行阴道检查。在进行阴道检查前应先采用 Leopold 四步触诊技术，开始稳固和温和的腹部触诊，操作前与

孕妇进行沟通并获得口头允许。检查前让孕妇排空膀胱，以免膨胀的膀胱使胎头移位，同时孕妇也会感到不舒适。通过内外部的检查，有经验的助产士可以具体了解到产程的进展情况。

（一）适应证

阴道检查不是了解孕妇信息的唯一手段，对孕妇产程仔细持续的观察可以避免不必要的阴道检查，尽量减少阴道检查次数。如果有不明原因的阴道出血时禁忌阴道检查，除非明确胎盘位于子宫上部。

（1）明确胎先露。

（2）判断胎头是否衔接。

（3）查明前羊水囊是否已破，或者进行人工破膜。

（4）排除前羊水囊破后引起的脐带脱垂，特别是胎先露不合或是胎心率有变化的情况。

（5）了解宫颈位置及软硬度、宫颈管消退情况及宫口扩张情况，胎先露下降位置，评估产程的进展或延迟。

（6）评估胎头俯屈程度、胎先露塑形、产瘤大小、胎头对宫颈的作用。

（7）了解阴道情况及骨盆情况。

（8）在多胎妊娠时，证实胎儿的轴线和双胎的胎先露，明确是否需要破膜。

（二）时机

（1）在护理产妇之初，需要获取产妇条件的基本信息，这样对此后的产程进展或产程进展不佳者能做出更好的评估。

（2）活跃期已持续3h以上，产程各指标仍没有进展（宫缩时间没有更长、更频繁、更强烈），或产程进展没有更多的外在表现（母亲的表现、自发的向下用力等）。

（3）采取措施进行干预后，经过一段时间的观察，需要评估干预措施是否达到了干预目的（包括支持性的护理干预和医疗干预）。

（4）产妇希望评估其产程进展，或表现出沮丧及渴望药物镇痛时。

（5）产妇的自发性用力已经持续很长时间，但缺乏胎头下降的其他迹象。

（6）令人不安的胎心率变化或其他迹象，如阴道血性分泌物过多。

（7）需要内监护（胎儿头皮血或内置压力导管）。

（三）方法

分娩过程中进行阴道检查是一项无菌操作。助产士首先应该向孕妇仔细解释操作流程并且允许孕妇提问。为了方便检查最好让孕妇平躺取膀胱截石位，也可以调整为孕妇舒适的体位。操作过程中要尊重孕妇和保护其隐私，避免不必要的暴露，操作之前请孕妇配合。助产士常规进行会阴冲洗消毒后，使用正确的手消毒技术和戴无菌手套，着无菌衣，打开无菌阴道包铺巾后再进行操作。

（四）结果

（1）助产士应该观察：①阴唇是否静脉曲张、水肿、疣或者溃疡，注意会阴部是否有曾经撕伤或者行会阴侧切术后留下的瘢痕。②注意从阴道口流出的液体或血液，如果胎膜已破应注意羊水的性状和气味。有刺激性气味说明有感染存在，羊水颜色为绿色表明混有胎粪，有胎儿受到危害或过度成熟的可能。

（2）宫颈位置：当检查者手指伸到阴道的底端，指腹朝上触摸宫颈。环绕穹隆部位触摸，感受胎儿先露部分。用检查手指左右触摸以确定宫颈口的位置，宫颈口居中、居前还是居后。极少数的囊状后倾妊娠子宫，宫颈有可能非常靠前。当宫颈口居后时，有时仅能刚刚触及，不能评估其扩张与否，这时检查者可以温和而稳固地用力触到宫颈口，用手将其推向前方。另一种方法是让产妇在臀下放一个拳头而使骨盆向前倾斜，这样能使宫颈更容易触及。

（3）评估宫颈消退：临产前宫颈管长度从1~4cm不等，宫颈管完全消退时，宫颈像"纸"一样薄。对于初产妇可能出现宫颈管完全消失但完全闭合，这种情况是由于宫颈与先露部非常接近很容易误认为宫口开全。直到摸到宫颈正中的小凹陷才能区分开来。

（4）评估宫颈口扩张：检查者不用手扩张宫颈，以厘米（cm）为单位测量宫颈张开的程度。6~7cm以下各值对宫颈扩张程度的评估，手指的宽度和手指间不同程度的张开距离需要从实践中获得认知。最后3cm（从7cm到宫颈完全扩张）较容易评估，因为此时能够估测一侧宫颈边的宽度、张开的宫颈边间的距离和子宫下段形成是否良好。常用"10cm"表示宫颈完全扩张，但是实际测量的完全扩张程度可能与此有所不同，可能在9~12cm，其大小取决于胎头直径。

（5）胎膜是否破裂：检查者应该学会辨别胎头顶部胎膜光滑的感觉，它与破膜后胎儿头皮的触觉不同。宫缩间歇期胎膜的触感很松弛，当宫缩时胎膜的触感很紧，这时胎膜更容易被触摸到。胎膜的连贯性就像紧贴的胶片，前羊水少时很难触摸到胎膜。当胎先露没有衔接时，后羊水会流到前羊水，使得胎膜突出宫颈口，难产时更加明显。膨胀的胎膜更易破裂，在这种情况下更难触摸到。一旦破膜，助产士必须在宫缩期听胎心以确定脐带是否脱垂。

（6）胎先露：重要的是要先考虑到先露部可能不是头，否则有可能遗漏臀位的诊断。单臀的检查结果酷似一个胎位不正的头，但是它没有骨缝和囟门的感觉，其主要部分感觉软而有弹性，就像产瘤。鉴别方法有超声和阴道窥器检查，发现有露出的毛发就可以断定是头先露。

（7）胎头下降：使用母体的坐骨棘评估胎先露下降程度。胎先露与母体的坐骨棘之间的距离用厘米表示，坐骨棘水平标记为"0"，棘上1cm标记为"-1"，棘下1cm标记为"+1"。中骨盆正常产妇的坐骨棘是钝的，有时不易触及，因此要找到它需要反复实践，检查者要比较胎头最低点与坐骨棘水平的关系，评估胎头高低。胎头位置下降的评估，就像产时许多其他侵入性检查一样，一个检查者与另一个检查者的检查结果都是不精确且相互间有所不同的。当第二产程较慢时，产程进展可能是渐进的，胎头是以毫米（mm）而非厘米（cm）的速度下降。当产程进展出现问题时，由同一检查者进行连续性检查是很重要的。

（8）胎方位判断：触诊胎头矢状缝和囟门，判断胎头与骨盆的关系。96%的枕先露可以通过触摸颅骨的穹隆、囟门、骨缝与母体骨盆的关系识别。①触摸胎儿先露部的特征之后，助产士可以推测出先露部的方位。尽管头部的诊断性特征最少，因为最常见，所以助产士应该最熟悉。②通常最先触摸到的部位就是矢状缝，应注意它的倾斜方向。通常矢状缝方向与母体骨盆的左右斜径一致，也有可能与横径方向一致，在第二产程，当内旋转正常发生时，胎头旋转45°~90°，接着矢状缝就会位于母体骨盆前后径线上。如果在耻骨弓下触及矢状缝，即表明胎头倾势不均。③胎头俯屈时，胎头以后囟（后囟较小呈三角形，由三条骨缝围绕而成）通过产道。前囟是菱形的，有膜覆盖，由4条骨缝围绕而成。即使无法查找囟门，胎头位置异常也常常被发现，重要的是要注意胎头与骨盆的适应程度。当胎头位置异常时，它与骨盆的适应较差，检查时会感觉胎头占满了骨盆前部，就像坐在耻骨联合上，同时感觉骨盆后部空虚。

（9）胎头塑形：塑形是指胎头颅骨发生重叠，是产时胎头对压力的一种正常反应。塑形会使胎头顺应骨盆形状，紧密贴合骨盆内壁而通过。塑形常常是胎头下降时所必需的。然而，如果胎头塑形发生过度或塑形发生较早，那么塑形就可能是一个难产的迹象。胎头塑形会使囟门不易扪清，而骨缝扪起来感觉是凸的。胎头塑形分度临床判断标准：①正常，颅缝无重叠，之间有间隙，无产瘤。②1+，颅缝不重叠，可以相互靠近。③2+，颅缝有重叠，但检查时用手指很容易分开。④3+，颅缝重叠严重，检查时用手指不能分开，产瘤进行性增大。

（10）产瘤评估：产瘤是胎儿头皮组织内液体积聚，是压力作用于胎头的结果。常发生于第二产程胎头快速下降期，也可以发生于胎膜破裂后的第一产程活跃期。产瘤较大时，难以准确评估胎方位和胎头下降程度，有严重的产瘤常表现为胎头很低，但事实上胎头根本没有下降。

（11）骨盆评估：尽管孕前已进行过骨盆的容量评估，助产士仍应该在进行阴道检查时确定骨盆的容量是否合适、是否存在明显的骨盆异常，如骶骨平直、对角径短小、耻骨弓狭窄、尾骨上翘等。

（12）在分娩过程中，助产士应向产妇提供相关信息以满足产妇的需求。

二、肛门指诊

肛门指诊是了解产程进展的一种检查方法，操作简便易行，检查次数和时间应根据胎产次、宫缩的情况和产程的各阶段而决定。因其有效、准确性不及阴道检查，多次检查会增加感染机会，且操作让产妇很不舒适，目前大多数医院已逐渐被阴道检查所代替。

（一）适应证

（1）骨盆内测量，特别是中骨盆以下骨盆后半部情况。

（2）了解产程进展，判断宫颈口扩张程度、胎先露位置及下降程度、胎膜是否破裂及宫口周围有无脐带等情况。

（3）初产妇在潜伏期每4h检查1次，活跃期后每2h检查1次，一般整个产程中检查次数不应超过10次。

（二）方法

肛门指诊会增加产妇的不适和痛苦，故检查目的一定要明确，动作要轻柔，检查前应向产妇解释目的，取得其同意和配合。嘱产妇放松臀部肌肉，取仰卧位，两腿放在床上，两下肢尽量屈曲分开。检查者站在产妇右侧，右手戴手套或指套，蘸肥皂水或润滑剂，先将检查的示指置于肛门外口轻轻按摩使之放松，然后将示指轻轻伸入直肠内，并以消毒的卫生纸或纱布遮盖阴道入口避免粪便污染，然后依次进行检查，与此同时检查者左手在腹部轻压子宫底以辅助肛门指诊检查，嘱产妇轻轻哈气，以减轻不适感。肛门指诊最好在宫缩间歇时进行，以便了解到真实的宫口开大情况。

（三）结果

（1）了解骨盆情况：示指伸入直肠后先向后触及尾骨，并与在体外的拇指共同捏住尾骨摇动，了解尾骨的活动情况，可活动为正常，固定不动可呈钩形；示指再沿骶尾关节向上触及骶骨内面，了解骶骨的弧度（分为直型、浅弧型、中弧型、深弧型），如为深弧型可触及骶岬，是骶骨严重弯曲的表现；然后示指向两侧摸清坐骨棘，测量骶坐切迹宽度，正常 >3 横指，若 ≤2 横指即有中骨盆后矢状径缩短。肛门指诊较阴道检查更能了解骨盆后半部情况。

（2）检查宫口扩张情况：示指先触到胎儿的先露部，再向外滑动摸清一侧的宫颈口边缘，然后从宫颈缘一侧滑到对侧，测量宫颈口扩张直径，以厘米（cm）表示。宫口扩张10cm（已摸不清边缘）即表明宫口已开全。

（3）检查胎方位及先露部位置：示指触及先露部时应分清是顶先露、面先露或是臀先露，如是顶先露，沿胎头矢状缝两端查明大小囟门位置，以明确胎方位。当胎儿先露部骨质的最低点在坐骨棘水平时为"0"位，以厘米（cm）为单位，坐骨棘水平上1cm为"-1"，下1cm为"+1"，依次类推。

（4）了解胎膜情况：胎膜未破时，在先露部的前方可触及一个有弹性的囊即前羊水囊，在宫缩时张力会增大，与宫颈边缘的界限清楚，如果胎膜已破可直接触及先露部。

（5）检查宫口周围情况：如胎头未衔接，应注意宫口周围有无条索状物，特别注意有无血管搏动，警惕脐带先露或脐带脱垂。

三、阴道窥器使用

（一）意义

阴道窥器检查可直视观察阴道及宫颈的情况，可辅助阴道的各种手术治疗，同时可辅助阴道和宫颈分泌物做病原学及细胞学检查。

（二）适应证

（1）阴道、宫颈分泌物异常需要采集标本。

（2）观察羊水性状、颜色。

（3）经阴道的各种手术、治疗。

（三）方法

临床常用的阴道窥器为鸭嘴形，可以固定，便于阴道内治疗操作，阴道窥器有大小之分，可根据阴道宽窄选用。

放置阴道窥器时，先将前后两叶并合，表面涂润滑剂，操作者用一手示指、拇指分开两侧小阴唇，暴露阴道口，另一手持阴道窥器以 45°沿阴道后壁缓缓插入阴道内，边推边旋转正两叶，逐渐扩开两叶，直至暴露宫颈及穹隆，然后旋转窥器，充分暴露阴道各壁。需要辅助手术、治疗时，固定阴道窥器两叶。检查治疗结束后，松开固定的两叶，使两叶前端并合，逐渐缓慢取出阴道窥器。

（四）结果

（1）检查者应该观察外阴发育，是否经产式，有无皮炎、溃疡、赘生物等情况，分开小阴唇，暴露阴道前庭，观察尿道口及阴道口，查看尿道口周围色泽及有无赘生物。如为经产妇，处女膜仅余残痕或可见会阴后一侧切口瘢痕。检查时还应让患者用力向下屏气，观察有无阴道前后壁脱垂、子宫脱垂或尿失禁，观察阴道口流出分泌物色泽、性状、气味，注意有无感染存在。

（2）观察阴道前后壁和侧壁及穹隆黏膜颜色，有无充血水肿、出血，注意阴道内分泌物的量、色泽、性状及有无臭味。阴道分泌物异常者应做滴虫、假丝酵母菌、淋球菌及线索细胞等检查。

（3）观察宫颈大小、厚薄，有无水肿，外口形状，有无出血、撕裂、外翻、腺囊肿、息肉、赘生物等。如产程中宫颈水肿，可行宫颈封闭治疗。

（4）如疑有胎膜破裂，可用阴道窥器小心插入至后穹隆寻找羊水，观察羊水是否被胎粪污染，如阴道流水不明确，可做阴拭子进一步检查。

（5）要做宫颈细胞学检查或取阴道分泌物做涂片检查时，阴道窥器不应使用润滑剂，以免影响涂片质量。

第四节　人工破膜

正常情况下，胎膜破裂一般是在宫口近开全或开全时。根据国内外文献报道和临床观察，羊膜张力大时行人工破膜，有利于胎头下降，直接降至子宫下段压迫宫颈，引起子宫反射性收缩，从而加速产程进展。助产士应该知道，自然分娩是正常生理现象，无指征的破膜往往弊大于利。

一、适应证

（1）过期妊娠者，于宫口开大 2cm 时行破膜术，宫缩加强宫颈扩张。
（2）怀疑胎儿窘迫时，为了解胎儿宫内情况，可人工破膜，根据羊水量、颜色及性状，有无胎粪，及时判断和处理。
（3）产程进展延缓或阻滞，但无明显头盆不称等异常胎位时（臀位与横位）可行人工破膜。
（4）宫口已开全仍未破膜者可人工破膜。

二、术前准备

（1）询问了解病史，体格检查，无阴道分娩禁忌证。
（2）排除生殖道炎症。
（3）B 超检查排除前置胎盘。

三、操作要点

（1）产妇排空膀胱后，取膀胱截石位。外阴常规消毒，铺巾，产妇不能自解小便，膀胱充盈者导尿，术者洗手消毒穿消毒衣，戴消毒手套。
（2）在阴道窥器下查看阴道黏膜、宫颈（有无水肿、糜烂、新生物）情况，消毒阴道。
（3）用右手示指、中指伸入阴道，了解软产道及骨产道有无异常，然后将两指伸入子宫颈内，了解有无脐带，同时稍扩张子宫颈，左手执鼠齿钳或长弯钳，在右手指指导下，触到前羊膜囊，钳破胎膜。如羊水量不多可上推胎头或用手指扩张破口，以利羊水流出。

（4）前羊膜囊充盈者，在两次宫缩之间，用手指引导注射针头（9#、12#）刺破前羊膜囊，让羊水缓慢流出，以防脐带脱垂。

（5）无明显羊膜囊时，为避免伤及胎儿头皮，可在阴道窥器直视下，用长钳行人工破膜。

四、注意事项

（1）破膜后见羊水流出，呈清白色液体。

（2）羊水呈黄色或黄绿色或稠厚糊状、深绿色均提示有胎粪污染，疑胎儿窘迫，羊水过少者须及时处理。

（3）破膜后应立即听胎心，观察胎心变化。

（4）人工破膜引产时应避免在胎头尚未入盆时操作。

（5）臀位者禁止人工破膜。

（6）破膜后应及时观察胎心变化。

（7）发生脐带脱垂，应立刻抬高臀部，在严格消毒条件下，徒手上推胎头，用手保护脐带，避免脐带受压，立即行剖宫产术挽救胎儿生命。回纳脐带往往脐带仍滑出，延误抢救时间。

（8）为防止羊水栓塞，破膜操作应在两次宫缩间隙进行。

（9）破膜12h没有分娩者，应做外阴无菌护理，减少阴道检查次数，常规应用抗生素，缩短产程，尽可能在24h内结束分娩。

（10）人工破膜属于无菌操作技术，助产士应严格执行无菌操作规程。

五、并发症

（1）脐带脱垂：破膜可能增加脐带脱垂的发生。

（2）胎儿窘迫：破膜后宫缩加强，胎头直接受压，胎儿负荷有所增加，迷走神经兴奋，出现一过性胎心减慢。

（3）羊水栓塞：破膜后，出现较强宫缩，羊水及其内容物可进入血液循环，有可能发生羊水栓塞。

（4）破膜后的宫内感染：有学者报道，破膜24h以后分娩者中，菌血症的发生率为17%，由于抗生素的运用，临床症状可以不明显。

第五节　正常分娩助产

妊娠37周后，经产前检查各项指标正常，符合自然分娩条件，有规律宫缩，宫颈管消失，可根据具体情况（如住家离医院较近、交通便利）迅速到达医院，或选择宫口开大3cm进入产房待产分娩。

一、接诊注意事项

助产士接待产妇首要注意排除紧急情况、异常情况后，才接收产妇入院待产。查看孕妇保健手册、询问孕期情况时应注意以下3个方面。

1. 一般情况

姓名、年龄、孕产次、职业、住址等基本情况，复核预产期，询问现病史、月经史、孕产史、既往史、家族史、伴侣健康状况、有无烟酒嗜好等。

2. 全身检查

注意步态，测量身高、体重、体温、脉搏、呼吸、血压，查看心肺及各器官检查结果是否正常。

3. 产科检查

（1）视诊：注意腹部外形、大小、妊娠纹，有无手术瘢痕、水肿、悬垂腹等；四步触诊确认胎位、是否入盆，注意腹壁肌紧张度、有无腹直肌分离、羊水多少、子宫肌敏感度等。听诊：听胎心，头位左右下腹听诊，臀围左右上腹听诊，横位脐部周围听诊。

（2）骨盆测量：外测量——髂前上棘间径、髂嵴间径、骶耻外径、坐骨结节间径、耻骨弓角度、后矢状径，必要时可行骨盆内测量（如对角径等）。

（3）妊娠初期阴道检查：了解阴道有无炎症、瘢痕、肿瘤、畸形等。

二、正常产助产

通过阴道检查，了解产程进展，确定产程分期。

（一）第一产程

从有规律宫缩，宫口开大至宫口开全为第一产程。入院后了解孕期情况，并记录床号、姓名、住院号、ID 号、家庭住址、孕产次、体温、脉搏、呼吸、血压、预产期、骨盆外测量各径线值，头盆评分，听胎心，观察宫缩，阴道检查宫口开大情况和先露下降情况，产程中注意产妇大小便观察。其中血压每 4h 测量 1 次；潜伏期每 2～3h 阴道检查 1 次，活跃期每小时阴道检查 1 次，以了解产程进展情况和先露下降情况；潜伏期每小时听 1 次胎心，活跃期每 30min 听 1 次胎心；每 4～6h 督促产妇自解小便 1 次，保持每日大便通畅。目前英国皇家护理助产协会根据保险条款要求规定每 4h 应有胎心监护 1 次，每 4h 或助产士认为更长时间阴道检查 1 次，普遍认为的证据显示过多过频的阴道检查增加产妇不适感、宫颈水肿的可能性，增加产妇、陪产人员、助产士的紧张感，并不是产妇所需要的，不利于顺利分娩。待产期间采取自由舒适的体位，较多行走、坐立、下蹲等有利于自然分娩，有证据证实，产妇采取平卧位时腔静脉的压力增加，导致血压降低，胎盘的血供减少，胎儿的氧供随之减少，同时会减少有效宫缩。

（二）第二产程

从宫口开全至胎儿娩出为第二产程。

1. 一般指导与协助

（1）每 5～10min 听 1 次胎心，或使用胎心监护，过多使用胎心监护可能妨碍产妇采取自由体位。通常情况，胎头尚未拨露，产妇已开始屏气用力。为了阻止产妇用力以让阴道组织充分扩张，这时应该指导产妇不要用力。为了达到这个目的，通常需要指导产妇选择舒适的体位，最好是左侧卧位，控制呼吸，吸入氧化亚氮，甚至使用镇静药物或是硬膜外麻醉镇痛。尽管如此，以上的方法仍在观察中。

（2）普遍认为，主动屏气用力有相反的结果。当产妇觉得可以用力的时候鼓励她用力。产妇几乎不需要指导她们怎么用力，除非在她们接受了镇痛分娩的情况下。这时需要根据宫缩，鼓励她们规律地进行用力，大多数产妇经过几次用力后就能形成有节奏的用力。产妇最清楚什么时候该用力。有些产妇在用力的时候往往会大叫，通过这种方式会使她们缓解宫缩的疼痛，让她们释放压力。助产士的鼓舞可以增强产妇的自信，助产士的赞美可以使产妇感到她们可以掌控自己的情况。这时需要保持平静、从容不迫的氛围。

（3）产妇需要助产士的帮助才能有效用力。半卧位和坐位双腿展开是西方国家最常用的分娩体位。虽然平卧位可以充分暴露会阴部，对于助产士比较方便，但产妇的重量集中在骶骨，这使得尾骨朝前，降低了骨盆出口。除此之外，产妇采取这种体位助产士需要弯着腰接生，容易造成疲劳，不利于助产士的身体健康。目前我国各医院妇女分娩均采用膀胱截石位分娩，欧洲国家除采用膀胱截石位分娩外，部分产妇采用蹲位、跪位、趴着和站立位分娩。

（4）当胎头拨露使会阴后联合紧张时，按常规会阴冲洗，消毒铺巾，助产者位于产妇右侧，右手大鱼际肌部分轻按胎头上部，让胎头俯屈，右手四指（除拇指外）伸入阴道后壁会阴联合处用指腹用力向外向下扩张，宫缩间歇时停止，如此反复数次，让其充分扩张。这时胎头逐渐下降，助产者右手放于会阴后联合处边牵拉边观察会阴扩张情况，要防止会阴撕裂，待胎头着冠后，右手停止扩张。

2. 会阴切开术

目的是避免产妇会阴不规则撕裂。对胎儿是否可减少发生新生儿缺氧性脑病及损伤性颅内出血尚不明确。

（1）指征：①初产妇在产钳助产、胎头吸引及足月臀位产时。经产妇可根据阴道、会阴松紧情况从严掌握。②如有第二产程延长、严重妊娠期高血压、胎儿宫内窘迫者，尽快缩短第二产程。③早产儿预防颅内出血。④胎儿较大，估计在分娩过程中可能引起会阴严重撕裂者。

（2）掌握适宜切口及时机：①若行产钳术，切口应从5点起；正常分娩切口应从6点起；切口长度为3~4cm；会阴正中切开术，切口长度应短，以防切口延长时损伤直肠壁。②在会阴体变薄、皮肤发白时切开，切开后2~3次子宫收缩，胎儿头即可娩出。

（3）阴部神经阻滞及局部浸润麻醉。

3. 手法助产

当胎头枕部在耻骨弓下露出时，助产者右手的大鱼际肌及手掌按于产妇会阴体的中心处，但要露出距会阴后联合边缘约0.5cm处，便于观察产妇用力的大小。助产者根据产妇的用力情况，适时掌握按压力的大小，同时助产者以左手拇指轻剥胎头双侧，随着胎头的娩出，左手的拇指和示指将产妇的小阴唇轻剥向下推，右手保护会阴托肛贯穿于整个分娩过程中。当胎头拨露产妇肛门松弛会阴隆起时，助产者的右手随着宫缩的起伏自然托起，宫缩间歇时稍放松，以免压迫过久，引起组织水肿，但要原位保护不要放松，以防宫缩时产妇突然用力，助产者来不及保护会阴造成会阴撕伤。接生技术方面的措施采用会阴扩张与托肛法相结合的会阴保护法，在胎头拨露期不急于托肛，多次徒手扩张会阴胎头着冠时才托肛，帮助胎头仰伸，并指导产妇与助产人员密切配合，宫缩时张口呼气，宫缩结束时助产士右手托肛，左手帮助胎头仰伸缓慢娩出。胎儿双肩娩出停止托肛，胎头娩出后（尤其是巨大胎儿），娩胎肩时还应继续保护会阴，不要急于娩出胎肩。先挤出胎儿口鼻内的黏液和羊水，然后协助胎头复位和外旋转，使胎儿双肩径与盆骨出口前后相一致，双肩娩出后，右手方可放松选择适宜的会阴侧切时机。会阴切开后出血较多，不应过早切开，过早切开会阴未得到充分的扩张与伸展，切开太迟会有裂伤的危险。手术助产时，侧切口要足够大，术者与助手应密切配合，严格按分娩机制进行操作，控制胎头娩出的速度，以胎先露最小的径线通过产道。

（三）第三产程

从胎儿娩出到胎盘娩出为第三产程。子宫收缩越强，第三产程就越短，胎盘剥离娩出就越快，子宫出血量也就越少。子宫收缩乏力和胎盘因素是引起产后出血的两大原因且相辅相成。子宫收缩乏力导致胎盘剥离不全、延缓或滞留，阴道出血量增多；而胎盘不能及时剥离、排出又影响子宫的收缩，导致第三产程延长，产后出血增多。可以采用手法按摩，胎儿娩出后手法持续宫底按摩5min，适度牵拉脐带。其具体方法是：一只手的拇指、示指呈"人"字分开，其余三指弯曲后，按压子宫底部，适度用力按压、按揉宫底，刺激促进子宫收缩。另外，有控性牵拉脐带可加速胎盘剥离，并将胎盘剥离后子宫内膜未关闭的血窦直接压迫止血。同时，经过一定加压力度仍不能排出胎盘时，应考虑胎盘粘连或植入的可能，可及时采取相应措施，避免盲目等待。预防产后出血的有效处理措施包括：在待产过程中防止产程延长、产妇疲劳，及时采用有控性牵拉脐带方法加缩宫素静脉输注，协助胎盘尽早娩出，挤尽宫腔内积血。助产人员认真检查宫颈及阴道有无裂伤，侧切伤口有无延伸，及早发现并处理。此法是一种简单、安全、高效的预防产后出血的方法，值得推广应用。

缩短第三产程是预防产后出血的关键措施，因此，通过不同方法缩短第三产程是研究的热点。静脉滴注、肌内注射、宫体注射缩宫素以及按摩子宫底方法是传统的处理第三产程的常规措施，对缩短第三产程有一定的作用，但给药的时间和按摩的时机很难准确把握，因此难以达到理想的效果。近年来，许多学者采用脐静脉推注缩宫素等方法缩短第三产程，预防产后出血，但药物通过脐带作用于子宫的效果有待于进一步的研究。

三、陪伴分娩

20年的研究一致认为，产程过程中采取一对一的陪伴分娩，提供给产妇安全感和满足感，而且对妊娠结局有积极的影响。2001年Hodnett的统计荟萃分析证实了一对一陪伴的益处。这些益处包括：缓解疼痛，减少阴道手术分娩，减少剖宫产，缩短产程。在此分析中没有指出一对一的陪伴分娩有害处。

陪伴人选由产妇决定。陪伴可以是性伴侣、朋友或是家庭成员。陪伴应该参与产前准备，决策制定，参与编辑分娩计划，在产程过程有异常情况时参与突发事故计划制订。住院往往被看作是一段痛苦的经历，有陪伴的伴随能够减轻焦虑感。在产程早期，陪伴可以陪着产妇四处走动，帮助她缓解疼痛，给予鼓励。

四、鼓励和安慰产妇

当夫妇两人意识到孩子即将诞生，他们感到兴奋和高兴的同时，又会因巨大的改变而感到焦虑和惶恐。助产士保持镇定，适时告诉产妇产程进展情况可以使她相信自己能够掌控自己，顺利分娩。产妇如果感到不能控制自己，可能会产生恐慌感。这时，产妇可能要求止痛，特别是当陪伴不在她身边时。这种情况下，如果在产程早期助产士和产妇已经建立了相互信任的关系，有助于帮助产妇树立自信心，并且信任助产士。助产士可以通过提供助产护理帮助产妇度过这一时期而不必用药物镇痛。选择怎样的方式缓解疼痛应遵从产妇的意愿，因此最好是由同一位助产士全程陪伴分娩。对于夫妇或是个人而言，同一位助产士的连续护理是保证顺利分娩的关键之一。

在过渡期和第二产程，应该时刻告知产妇及其陪伴产程进展情况。助产士应该赞美产妇的努力，并意识到产妇此时承受的可能已经超越了身体的极限。分娩是很隐私的，却又经常发生在公共场合，因此助产士必须尽力保护产妇的隐私和尊严。助产士可以给产妇按摩和合适的饮食，建议临产妇改变体位，更改环境和服饰，或提供辅助治疗。无论采取何种姿势，产妇都有可能腿抽筋，因此按摩腓肠肌，伸展大腿，绷紧脚踝，都可以减轻症状或减少发生腿抽筋的次数。

助产士同时应该关心产妇的伴侣和其他陪伴，应该意识到目击分娩过程对他们可能会造成情感负担。助产士对待分娩的态度将会给产妇及其伴侣和其他陪伴留下深刻的印象或深远影响，也很有可能影响到产后的家庭关系。因此，助产士应该尊重他们，明白孩子对于他们的意义，不管现在还是将来。

第六节　产后胎盘检查及相关处理

第三产程结束后，进行胎盘胎膜的检查。如果胎盘胎膜残留宫腔，或未及时发现胎盘胎膜的异常情况，则可能会引起产后出血或产褥期感染等严重的不良后果，故应对产后的胎盘胎膜进行认真的检查。

一、胎盘检查

将胎盘平铺，先检查胎盘母体面的胎盘小叶有无缺陷，然后将胎盘提起，检查胎盘是否完整，再检查胎盘胎儿面边缘有无血管破裂，以便及时发现副胎盘。副胎盘为一小胎盘，与正常胎盘分离，但两者间血管相连。若有副胎盘、部分胎盘残留或大部分胎盘残留时，应在无菌操作下深入宫腔取出残留组织。

（一）胎盘形状

1. 正常胎盘

为盘状，多呈卵圆形或圆形。有些形状异常的胎盘娩出时，要特别注意胎盘边缘部有无断裂血管，胎膜上有无圆形的绒毛膜缺损区。

2. 异常胎盘

（1）带状胎盘：胎盘围绕孕卵形成一个环状，宫底及宫颈两极均为胎膜者称为带状胎盘或环状胎盘。若是不完全的环，则胎盘在平面上展开呈肾形。

（2）膜状胎盘或弥漫性胎盘：是异常伸展的胎盘，直径可达 35cm，而厚度仅为 0.5cm。膜状胎盘常有部分滞留而需徒手剥离。

（3）有缘胎盘及轮廓胎盘：胎盘的胎儿面有一黄白色环，宽约 1cm，环的内缘与胎盘的边缘距离不等，将胎儿面分成略凹陷中央部分和周围部分。在胎膜皱褶外的周围部分绒毛组织缺乏绒毛膜板，故称绒毛膜外胎盘。轮廓胎盘的环为一环形皱褶，皱褶的内缘下有一环形壁，轮廓胎盘也可分为完全性及部分性。有缘胎盘和轮廓胎盘尚可混合存在。有缘胎盘和轮廓胎盘常有产前出血者，其产后出血量也显著增加，需徒手剥离胎盘者也增加。

（4）多部胎盘：是一个胎盘分成两叶、三叶或更多，但有一共同的部分互相连在一起。

（5）多叶胎盘：由大小几乎相等的两叶、三叶或多叶胎盘组成，这些叶的血管汇合入 1 个血管后进入脐带。

（6）多个胎盘：由完全分开的两三叶或多个叶构成，每个叶的血管很清晰，这些血管仅在进入脐带时才汇合。

（7）副胎盘和假叶胎盘：副胎盘为一小胎盘，与正常胎盘分离，但两者间有血管相连。副胎盘和主胎盘之间无血管相连，则称为假叶胎盘。主胎盘娩出后，副胎盘可遗留在宫腔内造成胎盘残留，导致母体产后出血及感染。副胎盘由于无血管与主胎盘相连，更易造成胎盘残留而不被发觉。故在胎盘娩出后应详细检查，注意胎盘上有无大块残缺，并仔细查看邻近胎膜上有无断裂的血管，以便及早发现副胎盘残留，即使无出血，也应将其取出。有时连接主、副胎盘的血管可能脱垂于先露部之前，形成前置血管，在妊娠期或分娩期发生破裂或断裂，引起产前或产时出血，易导致胎儿窘迫，甚至死亡。

（二）胎盘大小及重量异常

正常胎盘重量约为胎儿体重的 1/6，为 500～600g。胎盘重量超过 800g 或 800g 以上者，称为巨大胎盘；胎盘重量与胎儿体重不成比例，一般均伴有某种疾病，应引起注意。

1. 大胎盘

在某些疾病如先天性梅毒，胎盘重量可能是胎儿重量的 1/4 或 1/3，甚至达 1/2，最大的胎盘通常发生于患母红细胞症的胎儿。其他如先天性结核、弓形体病、巨细胞病毒感染等也可引起大胎盘。妊娠期高血压的患者也可出现大胎盘，有时胎盘重量约为胎儿体重的 1/4。另外，某些免疫性疾病如 Rh 或 ABO 血型不合引起新生儿溶血时，常有大胎盘，胎盘重量可与胎儿重量相等，甚至超过胎儿体重，这种情况胎盘绒毛常呈增生肥大性病变。

内分泌疾病（如糖尿病）也可出现大胎盘。偶尔在胎儿患有某种严重疾病，如先天性充血性心力衰竭，或母亲有红细胞增多症时，胎盘也可有绒毛增生肥大的改变，且与疾病的严重程度成正比，胎儿常有水肿，胎盘也水肿，胎盘显著增大，胎盘与胎儿重量之比可达 1∶2 左右。

2. 小胎盘

胎盘重量小于 400g，常见于早产或未成熟产，由于妊娠月份及胎盘本身的变化，如母体面钙化、胎盘退行性变等，常并发胎盘功能不全，因而易引起胎儿宫内发育迟缓及新生儿营养不良。

（三）胎盘种植异常

1. 前置胎盘

胎盘边缘或部分胎盘有黑紫色陈旧血凝块附着，胎膜自破，破口距胎盘边缘＜7cm。

2. 粘连性胎盘、植入性胎盘及穿透性胎盘

此类病变的胎盘均系胎盘与子宫的异常附着。

（四）胎盘循环障碍

1. 绒毛周围大量纤维蛋白沉积

纤维蛋白沉积较广泛者可形成一肉眼可见的斑块，多位于胎盘的边缘带，也可发生于胎盘的中央带。其发生率在正常足月胎盘中约 22%，在未成熟胎盘中约 6%，在重度妊娠期高血压、慢性高血压或过期妊娠胎盘中发生率为 12%～13%。

2. 绒毛膜下纤维蛋白沉积

在胎儿面绒毛膜下呈白色斑块，质硬，散在或融合，与正常组织间界限清晰。正常足月胎盘中约 20% 可见此种病变，对胎儿的生长发育无不良影响。

3. 绒毛膜间血栓

大部分血栓位于胎盘的中央部，少数病变也可发生于胎盘底部，与底板相连。病灶呈圆形或卵圆形，单个或多个，多个者较多，最多一个胎盘可有 20 余个大小不等、形成时间不等的血栓。血栓直径

自数毫米到数厘米不等，一般为 1~2cm。

4. 胎盘梗死

梗死灶往往为多发性，直径从数毫米到数厘米不等。罕见整个胎盘或大部分呈急性梗死者，这种情况仅见于产妇分娩时突然死亡、暴发性子痫、子宫胎盘卒中等。

5. 干绒毛动脉血栓

在胎盘上产生一个界限清晰的无血管绒毛区。正常足月胎盘中有单个干绒毛动脉血栓形成者约为5%，糖尿病胎盘干绒毛动脉血栓发生率高达 10%，而死胎胎盘约 14% 有多发性干绒毛动脉血栓。

（五）胎盘其他异常

1. 绒毛膜囊肿

位于胎盘的胎儿面，在羊膜和绒毛膜血管下。有的囊肿位于脐带附着处附近，像残留的卵黄囊。囊肿往往为单个，直径从数毫米到数厘米不等。

2. 胎盘隔囊肿

位于母体叶间隔中，是胎盘组织中常见的小囊肿，11%~20% 的胎盘均有此种囊肿。多见于水肿的胎盘、糖尿病或母胎 Rh 血型不合的胎盘。囊肿呈圆形或卵圆形，直径从数毫米至 1cm 大小。

3. 钙化灶

肉眼可见的足月胎盘钙化灶发生率为 14%~37%。

4. 绒毛膜羊膜炎

肉眼观察典型的绒毛膜羊膜炎，病程长者，羊膜粗糙呈黄色或失去正常光泽，且常有恶臭，羊膜脆。

5. 脐带炎

有些感染如白色念珠菌感染，脐带表面可见典型的颗粒状。陈旧性渗出在脐带中可聚集成血管周围的同心环状，易发生钙化，脐带脆而不易钳夹。

6. 羊膜带综合征

羊膜带综合征的胎盘其胎膜上有一个或数个洞孔，胎儿面羊膜呈不规则条索状，胎盘或羊膜与胎儿畸形部位，如面部、头部、腹部或肢体有粘连，借粘连带相连。脐带往往较短。

7. 无脐带

极罕见。此种发育异常导致胎盘直接与胎儿腹部相连，并发内脏外翻（无脐带综合征），是一种致死性畸形。

8. 脐带附着异常

脐带附着于胎盘边缘者称球拍状胎盘，发生率为 0.1%~15%。脐带附着于胎膜上的胎盘称帆状胎盘，发生率为 0.1%~13.6%，在足月分娩单胎中的发生率平均为 1%。

二、胎盘人工剥离术

胎盘人工剥离术是用人工的方法使胎盘与子宫内壁分离。助产者不应干预过早，如果在胎盘尚未剥离时用力按揉、下压宫底、牵拉脐带会引起胎盘剥离不全或子宫内翻，因此正确识别胎盘剥离征象以及掌握好胎盘人工剥离术的指征及实施方法非常重要。

正确处理第三产程是预防产后出血的关键，而正确处理胎盘娩出，能够减少产后出血的发生。第三产程中发现胎盘滞留、胎盘粘连时，如果能准确及时地行胎盘人工剥离术，可以有效预防和减少产后出血。

（一）适应证

（1）胎儿娩出后，胎盘部分剥离而引起子宫大量出血时（活动性出血 >150mL）。

（2）第三产程超过 30min，虽出血不多，但经排空膀胱、使用宫缩药、轻轻按压宫底仍不能娩出胎盘者。

（3）检查娩出的胎盘或胎膜不完整，胎盘边缘有断裂的血管，可疑有副胎盘残留者。

（二）术前准备

（1）交叉配血，建立静脉双通道，备好各种子宫收缩药（缩宫素、米索前列醇、卡前列甲酯栓、卡贝缩宫素等）及止血药物，从而最大限度地保证产妇安全。当出血较多时，应立即启动产后出血抢救预案，无胎盘植入者应尽快将胎盘剥离出来，同时密切观察产妇的情况，如失血过多，一般情况较差，应及时输血。

（2）更换手术衣及手套，外阴再次消毒。

（3）排空膀胱。

（4）若检查发现宫颈内口较紧者，应肌内注射阿托品 0.5mg 及哌替啶 100mg。也可全身麻醉，应用异丙酚。

（三）手术步骤与注意事项

见图 7-8。

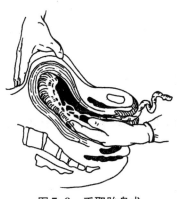

图 7-8　手取胎盘术

1. 术中注意要点

（1）术者将一手手指并拢呈圆锥状直接伸入宫腔，手掌面向着胎盘母体面，手指并拢以手掌尺侧缘缓慢将胎盘从边缘开始逐渐自子宫壁分离，另一手在腹部协助按压宫底，待确认胎盘已全部剥离后，用手牵拉脐带协助胎盘娩出。

（2）胎盘娩出后，并立即应用子宫收缩药，加强宫缩，减少继续出血。

（3）术者注意操作动作轻柔，避免暴力强行剥离或用手指抠挖子宫壁导致穿破子宫。

（4）若找不到疏松的剥离面，无法剥离者，应想到胎盘植入的可能，不应强行剥离，否则容易造成子宫壁损伤甚至子宫破裂，而应行床旁 B 超检查，确诊胎盘植入者，可行子宫动脉栓塞术，或行子宫切除术。

（5）胎盘植入或胎盘子宫附着粘连，不可强行牵拉脐带，以免造成子宫内翻。

（6）取出的胎盘应立即仔细检查胎盘、胎膜是否完整，有无副胎盘，若有缺损应行清宫术或再次徒手伸入宫腔，清除残留胎盘和胎膜，但应尽量减少进入宫腔的次数。

2. 术后注意要点

（1）实施人工胎盘剥离术后应常规应用抗生素预防感染。

（2）加强产后观察，产后 2h 是产后出血发生的高危时段，应严密观察产妇生命体征、子宫收缩及阴道出血情况，发现异常及时处理。

（3）鼓励产妇多饮水，督促其产后 4~6h 内将膀胱排空，以免影响子宫收缩，定时按压宫底、测量宫高。

（4）鼓励母婴皮肤早接触、早吸吮，能反射性引起子宫收缩，减少出血量。

三、产后清宫术

正常产后及引产后子宫大且软，剖宫产术后子宫有瘢痕，复旧差，无 B 超引导行清宫术时因不能直视宫腔内情况，术中吸刮部位无针对性，稍有不慎即可能引起严重的损伤，如子宫穿孔、清宫不全以及在先天性子宫畸形时易漏吸。而 B 超能清晰地显示子宫内情况，指示吸刮器的行径，并能动态观察宫内情况的变化，手术针对性强，创伤面小，手术时间缩短，出血量减少，从而可减少并发症的发生。

（一）适应证

（1）阴道分娩时因胎盘粘连、胎盘嵌顿等而行手取胎盘后发现胎盘、胎膜组织娩出不完整。

（2）产时胎盘、胎膜组织娩出基本完整，但产后 B 超发现宫腔内有组织残留，行药物非手术治疗无效。

（3）产后晚期出血是因胎盘胎膜残留引起，如生命体征平稳，出血不多，先抗炎缩宫治疗，3～5d 后行清宫术。如患者病情危重，出血较多，甚至休克，均应在抗感染、纠正休克的同时行清宫术，术后予抗感染及缩宫治疗。

（4）排除胎盘植入，无特殊禁忌（包括心、肺等内脏疾病，血液病，感染等）。

（二）禁忌证

并发严重内外科并发症，无法耐受手术者。

（三）麻醉方法

一般不需要麻醉，特殊情况下可行全身短效麻醉或注射镇痛药。

（四）体位

膀胱截石位。

（五）手术步骤

（1）建立静脉通路。

（2）常规冲洗消毒外阴、阴道，铺无菌巾。

（3）用宫颈钳固定宫颈上唇，沿子宫体方向将探针送至子宫底部，了解子宫大小。

（4）将卵圆钳顺子宫体方向送入宫腔内，钳夹宫腔内组织，特别是胎盘附着面，将较多量组织钳夹后，以大号刮匙顺序搔刮整个宫腔。必要时可以在无负压下，将大号宫腔吸引器送入宫腔，然后维持负压，进行刮吸。整个操作过程动作要轻柔。如感觉到子宫壁已变粗糙或观察到吸瓶内出现血性泡沫，检查宫腔深度显著缩小，意味着子宫内已清空，可结束手术。对瘢痕子宫的产妇，在清宫过程中避免接触手术瘢痕处。

（5）手术过程中出血多时，可予缩宫素静脉滴注促进子宫收缩。

（6）清宫手术必要时可在 B 超引导下进行。

（六）术后处理

1. 组织送检

必要时将刮取物送病理检查。

2. 预防感染

口服抗生素 3～5d。

3. 促进子宫复旧

适当应用药物促进子宫收缩。

（七）并发症

1. 子宫穿孔

妊娠使子宫壁变得脆弱，清宫术时易造成子宫穿孔。对出血较少的子宫穿孔，可行抗炎、止血等非手术治疗；若穿孔较大，并发大出血，则需剖腹探查止血，行穿孔创面的修补，或行子宫切除术。

2. 感染

术前准备充分，严格无菌操作，术后预防性抗生素治疗，可减少感染的发生。

3. 子宫腔粘连

如清宫时搔刮过度，会出现宫腔粘连，其后果为不孕、流产、闭经、痛经等。

4. 出血

产后子宫尚未恢复正常，清宫过程中可能因子宫收缩不良而出血，可予缩宫素静脉滴注以促进子宫收缩，减少出血量。

第七节　产道损伤修补术

一、会阴切开及其缝合术

会阴切开，是在分娩第二产程中为避免会阴及盆底组织严重裂伤，减轻盆底组织对胎头的压迫，缩短第二产程，加速分娩的手术；也是初产妇臀位助产或施行产钳、胎头吸引术的辅助手术。会阴切开分侧切开和正中切开两种，由于正中切开多并发Ⅲ度会阴裂伤，故临床上多以会阴侧切为主。

（一）体位

取膀胱截石位。

（二）麻醉

1. 会阴及外阴局部浸润麻醉

一般采用 5mL 0.5% 利多卡因加 0.9% 氯化钠溶液 5mL。需要 3~4min 麻醉才能起效。两个指头沿着将要进行的切口插入阴道以保护胎头。针插入皮下沿着同样的切口线进入 4~5cm。在注射前回抽注射器以检查是否穿刺入血管。如果抽出血液应该重新置针直到没有回抽出血液。在针头缓慢退出同时连续注入利多卡因。向预定切开部位扇形区域的皮内及皮下和阴道前庭黏膜下注射麻醉药。

2. 会阴阻滞麻醉

一般采用 0.5% 利多卡因 5mL 加 0.9% 氯化钠溶液 5mL。阴部神经主要支配阴道、会阴部和外阴，阻滞时的主要解剖标志为坐骨棘和骶棘韧带。用腰椎穿刺针在坐骨结节内侧 2cm 处先注一皮丘，阻滞左侧时以手术者左手作向导，阻滞右侧时以手术者右手作向导。先将示指和中指伸入阴道，向外向后摸到坐骨棘，向坐骨棘方向前行，当针尖触及坐骨棘时，后退少许，转向坐骨棘尖端的内侧约 1cm，再进 1.5~2cm，当阻滞针穿过坐骨棘时有一突破感，是穿刺成功的标志，阴部神经就在其前方。回抽如无回血，可注入麻醉药。

（三）术式选择

会阴切开分侧切开和正中切开两种。会阴切开可充分扩大阴道口，适于胎儿较大及辅助难产手术，其缺点为出血多，愈合后瘢痕较大。正中切开出血少，易缝合，愈合后瘢痕小为其优点，但容易并发Ⅲ度会阴裂伤为其缺点，故仅适用于会阴体较高、胎儿不大的产妇，不适用于难产手术的辅助切开。会阴侧切时切开球海绵体肌，会阴深、浅横肌及部分肛提肌，出血较多。正中切开时切开球海绵体肌及中心腱，出血较少。

（四）手术步骤

1. 切开手术

一般行会阴左侧切口。手术时以左手示、中指伸入阴道与胎头之间，撑起阴道左侧壁，用会阴切开剪以阴唇后联合为起点开始向外旁开 45°，向坐骨结节方向，在宫缩开始时剪开会阴 4~5cm，若会阴高度膨隆则需向外旁开 60°~70°。若会阴体短则以阴唇后联合上 0.5cm 处为切口起点。当胎儿大或需行臀位或产钳助产时，会阴切开宜大，切开后即用纱布压迫止血。

2. 会阴侧切切口缝合

胎儿或胎盘娩出后，用甲硝唑溶液 250mL 冲洗阴道，在阴道内填入大纱布 1 块，阻止血流，以免影响手术视野。

（1）阴道黏膜缝合：用 2-0 快薇乔自阴道黏膜顶端上方 1cm 处开始，连续缝合阴道黏膜及黏膜下组织，左手示指探及黏膜下组织，引导缝合，防止遗留死腔，形成血肿。缝合至处女膜环处，缝线经处女膜下穿到处女膜外，将处女膜创缘对齐，缝合 1 针，再继续至阴道口。黏膜下组织内有丰富的静脉丛，缝合时应注意缝好缝紧，以免术后发生血肿。

（2）缝合皮下脂肪层：用 2-0 快薇乔对深部脂肪层先行 8 字缝合，防止遗留死腔，再间断缝合脂肪层，对齐上下切口端，使切口宽约 1cm，便于行皮内缝合。

（3）缝合皮肤：用 1-0 丝线间断缝合皮肤，现多用 3-0 快薇乔行皮内连续缝合，术后不需拆线，瘢痕小。

（五）注意事项

缝合完毕后，应该仔细检查缝合区域，以确保止血。应进行阴道检查以确保阴道入口没有狭窄。在完成操作时还应该检查直肠，确认缝合没有穿入直肠。任何有穿入直肠的缝合必须拆掉以防止瘘管的形成。确认无误后取出阴道填塞纱布。向产妇说明损伤的性质和缝合状况，并告知是否需要拆线。

二、宫颈裂伤修补术

宫颈裂伤为分娩期并发症，是阴道分娩中最常见的软产道损伤之一，几乎每例病例都有发生轻度宫颈撕裂的可能性，特别是初产妇。较深的宫颈裂伤可延及阴道穹隆部、阴道上 1/3 段甚至子宫下段，损伤严重者发生盆腔血肿，甚至危及生命。当宫颈撕裂超过 1cm，伴有出血，需要缝合时才称为宫颈撕裂。宫颈撕裂的发生率初产妇约为 10%，经产妇约为 5%。

子宫颈侧壁的肌肉组织成分少，易发生撕裂。根据撕裂的程度可以分为完全性撕裂，隐形黏膜下撕裂和肌肉及纤维撕裂并黏膜外翻 3 种。撕裂一般发生在 3 点钟、9 点钟处，深度常不超过 1cm，常无明显出血，无须特殊处理。产后可自然愈合而遗留横行的裂口痕迹，临床上常常以此作为辨认妇女是经产妇还是初产妇。但在某些情况下发生的子宫颈撕裂较深，而且会引起不同程度的出血。这些较重的撕裂常常发生在子宫颈的两侧 3 点钟、9 点钟方向处，以全程的纵行撕裂居多，可以是单侧、双侧或多处撕裂。撕裂的程度不等，轻者长度可为 2~3cm，较重的撕裂可以延至阴道穹隆部，甚至子宫下段，引起子宫血管或其大的分支血管的破裂而造成产妇大出血。还有一种类型的宫颈撕裂发生在宫颈前唇，甚至整个子宫颈阴道部的环形撕脱，由于这种横行的撕裂罕有大血管伤及，且有胎先露的长期压迫、血管栓塞，故出血量不多。

宫颈撕裂可伴有不同程度的出血，出血多表现为持续性少量的活动性出血，血色鲜红。临床上易被忽略或误诊为子宫收缩乏力而未作处理，致使患者失血过多而发生休克。有时不表现为外出血而是隐性出血，可以形成阔韧带血肿或腹膜后血肿。同样，因出血过多，患者出现休克，甚至危及生命。

（一）损伤类型

1. 自发性撕裂

常见于急产，或宫缩过强、宫颈未充分扩张时胎儿过快娩出；宫口未开全，产妇过早使用腹压向下用力；产程长，特别是第二产程延长，宫颈长时间受压发生宫颈水肿，局部缺血，严重时可因坏死而造成宫颈前唇或宫颈阴道部部分环状脱落。宫颈瘢痕过硬、先天性发育过长，可发生自发性不完全破裂或撕脱。

2. 损伤性撕裂

宫颈未开全即强行施行助产手术，如臀位或足先露分娩时，因后出头困难而强行牵拉；产钳助产上产钳位置不当夹住宫颈，造成部分宫颈撕裂。第一产程阴道检查上托扩张宫颈；缩宫素促产速度过快或浓度过高使宫缩过强，造成急产，产生宫颈撕裂。

（二）临床表现

第三产程发现持续阴道流鲜血，但查子宫收缩良好即应考虑产道损伤，特别是宫颈损伤的可能。行阴道检查及宫颈检查时可以发现宫颈撕裂。产程进展不顺利的分娩以及阴道助产后应常规检查宫颈。检查宫颈应在良好的照明下进行。

直视下宫颈检查：用阴道拉钩牵拉开阴道，充分暴露宫颈，再用两把卵圆钳按顺时针方向依次交替钳夹宫颈，循序检查宫颈1周。检查中如果发现宫颈有撕裂，应将两把卵圆钳分别夹住撕裂的宫颈向下牵拉，以暴露撕裂的全貌，直视撕裂的顶端。

（三）修补原则

（1）以往认为宫颈撕裂深度不超过1cm，无明显出血，无须特殊处理，目前建议行缝合术。

（2）较深的宫颈撕裂、伴有活动性出血的宫颈撕裂应立即修复。

（3）宫颈撕裂深达阴道穹隆、子宫下段，甚至子宫破裂者，应进行缝合。必要时开腹修补。

（4）腹膜后的撕裂，伤及子宫动静脉或分支，引起严重的出血或阔韧带血肿时，应剖腹探查。

（5）宫颈的环形撕裂或撕脱，即使出血不多，也应进行缝合。

（6）术后填塞阴道纱条压迫止血，应用抗生素防止感染。

（7）发生休克的患者应及时行输血、补液治疗。

（四）手术操作

阴道拉钩扩开阴道，用两把无齿卵圆钳钳夹裂伤两侧，向下牵拉宫颈暴露撕裂的顶端，用2-0可吸收线间断全层缝合撕裂的宫颈。注意第1针应超出顶端以上0.5~1cm，以有效缝扎撕裂处已经回缩的断裂血管，达到止血目的，这是缝合宫颈撕裂的关键。最末1针应距宫颈外口0.5cm，不能缝至子宫颈的边缘，以免以后形成宫颈狭窄。延至子宫下段、阔韧带的撕裂，应行剖腹探查术，按子宫破裂处理。

（五）预防

（1）产前及产时向孕妇做产前宣教，宫口未开全时嘱产妇不要过早使用腹压、屏气用力，医务人员不要人为推压子宫底加大腹压。

（2）正确处理第二产程，避免发生滞产。

（3）严格掌握阴道助产指征，强调按操作常规进行阴道助产手术。宫口未开全时不应行阴道助产操作，如产钳、胎吸、臀牵引等。对于宫颈有病变者应适当放宽剖宫产指征。在进行产钳助产时，应由经验丰富的医师谨慎操作。术中为防止损伤，要注意手术技巧。放置产钳时应将引导手放在胎头与子宫颈之间，防止产钳夹住尚未开全的宫颈而造成宫颈撕脱。牵引产钳时应按分娩机制缓慢牵引，牵引的力量要均匀，产钳不能左右摇晃。阴道助产后应常规检查宫颈有无裂伤，发现裂伤立即缝合。

（4）正确使用缩宫素，防止宫缩过强，避免发生急产或胎头过快通过宫颈。

三、会阴、阴道损伤修补术

除最浅表的会阴撕裂外，大部分会阴撕裂伴有阴道下段的撕裂，这种裂伤称为会阴阴道撕裂。在分娩的过程中，由于胎先露对盆底的压迫，肛提肌向下、向外扩展，肌纤维伸长并与肌束分离，使会阴体的厚度由原来的5cm变为数毫米，同时阴道皱襞伸展、变薄、变长，因此会阴与阴道是分娩时最易损伤的部位。在过去的100年，随着医学的进步，在医院分娩常规做会阴侧切术，会阴撕裂的发生率也开始增加。在行会阴正中侧切，胎头吸引或产钳助产时常发生会阴撕裂。

（一）损伤原因

1. 胎儿原因

胎儿过大；胎先露异常；胎头以较大的径线通过产道，如持续性枕后位或面先露的胎位娩出；过期妊娠时胎头不易变形等均易导致会阴阴道的撕裂。胎头娩出过速时由于会阴与阴道没有充分扩张，常导致会阴阴道的撕裂。

2. 产妇原因

（1）会阴体过长，或会阴体过于坚硬，缺乏弹性；或阴道狭窄，或会阴阴道有瘢痕等，会阴阴道均可因为在分娩时不能有效扩张而在分娩的过程中发生撕裂。产妇年龄过小，尤其年龄＜20 岁的初产妇，阴道较紧，阴道撕裂的可能性较大。

（2）耻骨弓狭窄，伴骨盆的出口横径小，胎头在利用后三角时会阴体受压而过度伸展，也可造成会阴体的严重撕裂。

（3）产道轴方向不正常，如悬垂腹孕妇的子宫过度前倾；或曾经做过子宫固定术，子宫颈常向后、向上移，这些均可以造成阴道后穹隆过度伸展而撕裂。

3. 接产时处理不当

初产、第二产程长、会阴水肿易引起会阴阴道的撕裂；接产时未能很好地保护会阴或保护不当；不恰当的会阴切开，研究发现正中切开造成会阴阴道的撕裂概率大于会阴侧切；阴道助产操作不当，产钳助产撕裂会阴阴道的概率高于胎头吸引术；产时处理医师的经验很重要，如果为了节省人员不能准确确定接产时机，未能在产妇运用腹压时保护会阴，或帮助胎头俯屈不充分，或保护会阴不当，过分用力和连续压迫会阴，或在胎肩娩出前未能继续保护会阴，均能造成会阴阴道的撕裂。宫口未开全使用缩宫素导致宫缩过强，胎儿娩出过快，产道未能充分扩张，可以造成会阴阴道的撕裂。

（二）损伤类型

单纯阴道裂伤，不伴有会阴裂伤者很少见。会阴、阴道裂伤常呈纵形，且多发生在会阴阴道口的正中。为了有助于评估和讨论损伤的程度，进行适当的修复处理以及研究工作的需要，构建了分类系统。在美国采用四级分类，欧洲则采用三级分类（欧洲的Ⅲ度撕裂与美国的Ⅳ度撕裂相当）。我国根据会阴、阴道壁撕裂程度，采用四度分类法。

1. Ⅰ度

会阴部皮肤和（或）阴道黏膜撕裂，出血不多。

2. Ⅱ度

会阴部皮肤及其皮下组织和（或）阴道黏膜撕裂，出血较多。

3. Ⅲ度

（1）不完全撕裂：在Ⅱ度撕裂基础上，肛门括约肌筋膜及部分（不是全部）肛门括约肌撕裂。

（2）完全撕裂：在Ⅱ度撕裂基础上，肛门括约肌完全撕裂。

4. Ⅳ度

累及直肠黏膜撕裂在内的完全性Ⅲ度撕裂。

（三）临床表现

胎儿娩出后，阴道有持续不断的鲜红色血液流出，而子宫收缩良好者，应考虑软产道损伤的可能。可以通过阴道检查进行准确的诊断，并排除有无宫颈撕裂。

（四）诊断

分娩后应常规行阴道检查，检查会阴切口上端有无延长、会阴阴道下段有无撕裂，如果有撕裂，应评估损伤程度，并警惕会阴阴道撕裂的同时伴有宫颈撕裂，甚或累及膀胱、直肠的撕裂，以便尽早、及时修补。

（五）麻醉

会阴侧切或会阴阴道撕裂修复前应进行麻醉，满意的麻醉效果和患者的配合对良好的暴露和正确的修复非常重要。将局部麻醉药注射入阴道黏膜、会阴、直肠括约肌内，可以提供良好的麻醉效果。会阴阻滞麻醉适合大多数的修复手术，是修复Ⅲ、Ⅳ度会阴阴道撕裂理想的局部麻醉，通过对阴蒂背部神经、阴唇神经和直肠下部神经的阻滞，对会阴正中和阴道下部产生良好的镇痛效果。研究发现利多卡因可迅速向胎儿传输，应在分娩前限量使用。对不能忍受在会阴阻滞麻醉下行撕裂修复手术者，可以选择静脉或硬膜外麻醉。采用硬膜外麻醉的产妇可以连续给药，有良好的麻醉效果。

（六）治疗原则

会阴阴道撕裂，常使盆底组织受损松弛，出血多，容易发生感染，应及时按解剖层次结构缝合修补。

（七）手术方法

1. Ⅰ度会阴阴道撕裂修复缝合术

Ⅰ度会阴阴道撕裂可能伴有阴蒂、尿道口周围、大小阴唇皮肤黏膜的损伤，处女膜环的断裂。Ⅰ度会阴阴道撕裂一般位置表浅，出血不多。修复时以处女膜缘作为恢复原来解剖关系的标志。处女膜环及阴道内黏膜用 2-0 可吸收线间断缝合，或酌情连续缝合。会阴皮肤用 1-0 丝线间断缝合或 2-0 可吸收线皮内缝合。

2. Ⅱ度会阴阴道撕裂修复缝合术

Ⅱ度会阴阴道撕裂常致会阴浅横肌、深横肌，甚至肛提肌及其筋膜受损。Ⅱ度会阴阴道撕裂常沿两侧阴道沟向上延长，导致蹄形裂伤，重则可达阴道穹隆。

（1）暴露撕裂的部位：用阴道纱条上推子宫，填塞阴道上部，达到暴露和止血的目的，探明裂伤部位、深度并进行分度，弄清解剖关系。

（2）缝合阴道黏膜：用 2-0 可吸收线间断缝合撕裂的阴道壁黏膜，或酌情连续扣锁缝合，缝合部位应超过顶端 1cm。

（3）缝合裂伤的肌层及皮肤黏膜下层：用 2-0 可吸收线间断缝合撕裂的肌层及皮肤黏膜下层。

（4）缝合会阴皮肤：用 1-0 丝线间断缝合皮肤或 2-0 可吸收线皮内缝合。

3. Ⅲ、Ⅳ度会阴阴道撕裂修复缝合术

Ⅲ、Ⅳ度会阴阴道撕裂致肛门括约肌断裂及直肠前壁撕裂，故应仔细检查撕裂的情况，弄清解剖关系。

（1）缝合直肠前壁裂伤：用小圆针、2-0 可吸收线作间断缝合，注意不穿透黏膜层。

（2）缝合断裂的肛门外括约肌：用鼠齿钳将两侧肛门括约肌之断端提出，并向中线牵拉，见肛门周围皮肤呈轮状收缩，即用 7-0 丝线或 12-0 可吸收线"8"字缝合。

（3）2-0 可吸收线间断缝合直肠壁筋膜。

（4）7-0 丝线或 2-0 可吸收线间断缝合会阴体肌层（主要为肛提肌）。应注意不能使阴道口过度狭窄或缝合过紧，否则会导致性交困难。

（5）2-0 可吸收线缝合阴道黏膜。

（6）2-0 可吸收线缝合会阴皮下组织。

（7）缝合皮肤（皮内连续缝合）。

（8）术毕肛诊有无缝穿直肠黏膜，如有应予以拆除，以免发生肠瘘。

（9）保留尿管，阴道压迫碘伏纱条 24h 后取出。

（八）注意事项

（1）损伤缝合完后应取出阴道纱条，常规行直肠指检，检查直肠黏膜的完整性，测试肛门应力，肛周外观应为皮肤皱襞紧缩呈轮状。对探及的缺损应即刻进行撕裂的重新探查及二次修复。修补术后应进行完整的手术记录，其内容应包括对撕裂的详细描述，修复的简单步骤，修复术检查后的结论。例如"术后检查表明阴道撕裂修复完好，无活动性出血或血肿。直肠检查表明括约肌对合正常，无缺损，无可触及的缝线和直肠缺损"。术后保持会阴部的清洁，便后局部冲洗。Ⅳ度撕裂者给予肠蠕动抑制药，3～5d 内进半流食，5d 后服用润肠药以利排便通畅，保障伤口的愈合。术后 3～5d 拆线，Ⅳ度撕裂者便后拆线。

（2）会阴阴道的撕裂伤是各种类型阴道分娩的常见并发症，适当止血、良好的组织对合以及防治感染，伤口可以良好愈合。修补术后最常见的并发症是血肿、感染、会阴胀肿、伤口裂开，以及直肠阴道瘘、肛门功能不全、性交困难等。清楚暴露、彻底冲洗消毒、按解剖层次快速对合尽量恢复解剖关系、消除死腔和止血、注意判断肛门括约肌是否断裂并正确缝合断端、避免缝合穿透直肠，以及术后填塞阴道纱条压迫、加强防治感染，是预防各种术后并发症的关键措施。

（九）预防

（1）产前发现软产道异常，如会阴阴道瘢痕、阴道纵隔、静脉曲张等，并评价阴道分娩风险。

（2）做好产前宣教工作，教会产妇运用腹压和进行深呼吸运动，配合接产者保护会阴。

（3）熟悉分娩机制，重视第二产程对会阴的保护。会阴坚硬缺乏弹性、会阴体长或胎头过大、先露异常者应做会阴切开。宫颈前唇长时间被压迫水肿者，高张性宫缩压力致产程进展缓慢者，静脉注射地西泮可加速宫颈扩张速度并消除宫颈水肿。会阴垫保护会阴，用纱布做成的垫盖住会阴，保护会阴时可增加手掌和会阴之间的弹性，不会影响会阴血液循环。当胎头拨露使阴唇后联合紧张时应开始保护会阴，宫缩时手掌大鱼际肌肉应向前上方托压，宫缩间歇手应放松，胎肩娩出后可不保护会阴，让胎体缓慢娩出。手术助产时如胎心无改变，可用1min的时间缓慢牵引，使会阴充分扩张，但时间不可过长，以免引起胎儿颅脑损伤。

（4）严格掌握缩宫素引产指征，禁止滥用缩宫素，静脉滴注时应严密观察子宫收缩情况，避免宫缩过强。产程中不用手法扩张宫颈。

参考文献

［1］谢幸，苟文丽. 妇产科学［M］. 北京：人民卫生出版社，2014.

［2］曹泽毅. 中华妇产科学［M］. 北京：人民卫生出版社，2014.

［3］丰有吉，沈铿. 妇产科学［M］. 北京：人民卫生出版社，2013.

［4］邓姗，郎景和. 协和妇产科临床思辨录［M］. 北京：人民军医出版社，2015.

［5］冯力民，廖秦平. 妇产科疾病学［M］. 北京：高等教育出版社，2014.

［6］李继俊. 妇产科内分泌治疗学［M］. 北京：人民军医出版社，2014.

［7］马宝璋，齐聪. 中医妇科学［M］. 北京：中国中医药出版社，2012.

［8］华克勤，丰有吉. 实用妇产科学［M］. 北京：人民卫生出版社，2013.

［9］王清图，修霞，戴淑玲，等. 妇产科疾病的诊断与治疗［M］. 北京：人民卫生出版社，2013.

［10］刘朝辉，廖秦平. 中国盆腔炎症性疾病诊疗策略［M］. 北京：人民军医出版社，2009.

［11］陈曦，陈焱. 艾滋病防治手册［M］. 长沙：湖南科学技术出版社，2008.

［12］乐杰. 妇产科学. 7版.［M］. 北京：人民卫生出版社，2008.

［13］张为远. 中国剖宫产现状与思考［J］. 实用妇产科杂志，2011，3：161.

［14］李燕娜，魏炜，张军. 腹腔镜在治疗剖宫产后子宫瘢痕妊娠中的应用［J］. 实用妇产科杂志，2012，28（4）：285-287.

［15］张慧琴. 生殖医学理论与实践［M］. 上海：世界图书出版社，2014.

［16］史常旭，辛晓燕. 现代妇产科治疗学［M］. 北京：人民军医出版社，2010.

［17］苟文丽，吴连方. 分娩学［M］. 北京：人民卫生出版社，2013.

［18］华嘉增，朱丽萍. 现代妇女保健学［M］. 上海：复旦大学出版社，2012.

［19］王子莲. 妇产科疾病临床诊断与治疗方案［M］. 北京：科学技术文献出版社，2010.

［20］冯琼，廖灿. 妇产科疾病诊疗流程［M］. 北京：人民军医出版社，2014.

［21］黄人健，李秀华. 妇产科护理学高级教程［M］. 北京：中华医学电子音像出版社，2018.

［22］安力彬，陆虹主. 妇产科护理学. 6版.［M］. 北京：人民卫生出版社，2017.